Ulfert Hapke

Sekundärpräventive Interventionen bei Patienten mit einer
Alkoholproblematik im Allgemeinkrankenhaus
Theoretische Grundlagen und empirische Befunde

Ulfert Hapke

Sekundärpräventive Interventionen bei Patienten mit einer Alkoholproblematik im Allgemeinkrankenhaus

Theoretische Grundlagen und empirische Befunde

LAMBERTUS

Die Deutsche Bibliothek - CIP-Einheitsaufnahme

Ein Titeldatensatz für diese Publikation ist bei
der Deutschen Bibliothek erhältlich

Alle Rechte vorbehalten
© 2000, Lambertus-Verlag, Freiburg im Breisgau
Umschlaggestaltung: Christa Berger, Solingen
Satz und Layout: texte + töne, Emmendingen
Herstellung: Druckerei F.X. Stückle, Ettenheim
ISBN 3-7841-1265-X

Inhalt

Zusammenfassung 9

1. Einleitung 11

2. Problemstellung, Theorie und empirische Befunde 12
2.1 Begriffsbestimmungen 13
2.1.1 Alkoholismus 13
2.1.2 Alkoholabhängigkeit 14
2.1.3 Alkoholmissbrauch 16
2.1.4 Sucht 18
2.2 Entstehungsbedingungen von Alkoholmissbrauch
 und -abhängigkeit 19
2.2.1 Merkmale der Substanz Alkohol 20
2.2.2 Individuelle Dispositionen 21
2.2.3 Familie und Partnerschaft 25
2.2.4 Soziokulturelle und ökonomische Faktoren 25
2.3 Psychologische Theorien zu Alkoholmissbrauch
 und -abhängigkeit 27
2.3.1 Lerntheoretische Modelle 28
2.3.2 Kognitiv-behaviorale Modelle 29
2.3.3 Psychoanalytische Modelle 34
2.4 Typologien und Verlaufsmodelle 39
2.4.1 Typologie und Verlauf des Alkoholismus nach Jellinek ... 40
2.4.2 Stadien der Alkoholabhängigkeit nach Ivanec 43
2.4.3 Weitere Typologien der Alkoholabhängigkeit 44
2.4.4 Langzeitverläufe und Remissionsprozesse 48
2.4.4.1 Katamnesestudien 48
2.4.4.2 Prospektive Bevölkerungsstudien 49
2.4.4.3 Studien zur Remissionsprozessen ohne formelle Hilfen ... 50

2.5	Modelle zur internationalen Veränderung des Alkoholkonsums und der Inanspruchnahme von Hilfen	54
2.5.1	Erwartungs-Wert-Theorien	55
2.5.2	Das Einstellungs-Verhaltensmodell von Ajzen und Fishbein	58
2.5.3	Das Stress-Coping-Modell von Finney und Moos	61
2.5.4	Das Stadien-Modell von Prochaska und DiClemente	67
2.6	Epidemiologische Befunde	73
2.6.1	Prävalenz von Alkoholfolgeerkrankungen im Allgemeinkrankenhaus	73
2.6.2	Prävalenz von Alkoholmissbrauch und -abhängigkeit im Allgemeinkrakenhaus	75
2.7	Sekundärpräventive Ansätze	84
2.7.1	Screening im Allgemeinkrankenhaus	86
2.7.2	Beratung und andere Interventionen im Allgemeinkrankenhaus	90
2.7.3	Interventionen in anderen Bereichen der medizinischen Versorgung	102
2.7.4	Rahmenbedingungen von Sekundärprävention	105
2.8	Zusammenfassung und Bewertung der theoretischen und empirischen Befunde	107
3.	Zielsetzung, Fragestellung und Hypothesen der Studie	117
3.1	Zielsetzung	117
3.2	Fragestellung	118
3.3.	Hypothesen	118
4.	Methode: Studienablauf, Stichproben und Instrumente	121
4.1	Vorarbeiten und Pretest	122
4.2	Stichproben	124
4.2.1	Stichprobe 1: Patienten mit positivem Screening-Ergebnis	124
4.2.2	Stichprobe 2: Patienten, die von Ärzten zugewiesen wurden	125
4.3	Erhebungsinstrumente	125
4.3.1	Insrumente der Screening-Untersuchung	126
4.3.2	Diagnostik bei Patienten mit positivem Screening-Ergebnis	128
4.3.3	Intrumente der Katamneseuntersuchung	132

4.4.	Untersuchungsdurchführung	133
4.4.1	Interviewablauf	134
4.5	Beratungskonzept	135
4.5.1	Motivational Interviewing	136
4.5.2	Modifikation des Motivational Interviewing für die Beratung von Patienten mit einer Alkoholproblematik im Allgemeinkrankenhaus	139
4.5.2.1	Beratung in der Phase der Vor-Absichtsbildung	139
4.5.2.2	Beratung in der Phase der Absichtsbildung	140
4.5.2.3	Beratung in der Phase der Umsetzung	141
4.5.2.4	Beratung in der Phase der Aufrechterhaltung	142
4.6	Dateneingabe und Auswertung	142
5.	Ergebnisse der Untersuchung im Städtischen Krankenhaus Süd	144
5.1	Taxonomie der Änderungsbereitschaft mit dem Readiness to Change Questionnaire (RCQ)	144
5.1.1	Hauptkomponenten-Analyse des RCQ	145
5.2	Vergleich von Stichprobe 1 mit Stichprobe 2	146
5.2.1	Soziodemographische Merkmale der Stichproben	147
5.2.2	Behandlungsdiagnosen der Krankenhausärzte	148
5.2.3	Teilnahme an Beratung und Diagnostik	149
5.2.4	Diagnostische Untergruppen von Alkoholmissbrauch und -abhängigkeit	150
5.2.5	Schwere der Alkoholabhängigkeit	151
5.2.6	Interpersonale und soziale Folgeprobleme	152
5.2.7	Stadien der Änderungsbereitschaft	153
5.2.8	Angst und Depression	154
5.2.9	Multivariate Analyse der Stichprobenunterschiede	155
5.3	Impetusfaktoren der Änderungsbereitschaft	158
5.3.1	Alkoholfolgeerkrankungen	158
5.3.2	Schwere der Alkoholabhängigkeit	159
5.3.3	Interpersonale und soziale Folgeprobleme	161
5.3.4	Angst und Depression	161
5.3.5	Prädiktion der Stadien der Änderungsbereitschaft durch die Impetusfaktoren bei alkoholabhängigen Patienten	162

6.	Ergebnisse der Katamnese-Studie	165
6.1	Vergleich von Stichprobe 1 mit Stichprobe 2	166
6.1.1	Reduktion der Häufigkeit von gesundheitlich riskantem Alkoholkonsum	166
6.1.2	Abstinenzraten der Patienten im Katamnesezeitraum	167
6.1.3	Inanspruchnahme von Hilfen der Suchtkrankenversorgung	168
6.2	Ergebnisse zur prädiktiven Validität des Stadien-Modells von Prochaska und DiClemente und des Stress-Coping-Modells von Finney und Moos	168
6.2.1	Abstinenzraten im Jahr nach dem Krankenhausaufenthalt, unterteilt nach den Stadien der Änderungsbereitschaft	169
6.2.2	Inanspruchnahme des Suchthilfesystems, unterteilt nach den Stadien der Änderungsbereitschaft	170
6.2.3	Impetusfaktoren der Inanspruchnahme des Suchthilfesystems	171
7.	Diskussion der Ergebnisse zu den Hypothesen der Studie	173
7.1	Unterschiede zwischen Stichprobe 1 und 2 (Hypothese I)	173
7.2	Gesundheitlich riskanter Alkoholkonsum, Abstinenz und die Inanspruchnahme des Suchthilfesystems im Katamnesezeitraum (Hypothese II)	176
7.3	Impetusfaktoren und Änderungsbereitschaft (Hypothese IIIa)	176
7.4	Impetusfaktoren der Inanspruchnahme des Suchthilfesystems (Hypothese IIIb)	178
7.5	Zur Validität des Stadien-Modells von Prochaska und DiClemente (Hypothese IV)	179
8.	Kritik	181
9.	Ausblick	182
Literatur		185
Anhang		212
Der Autor		232

Zusammenfassung

Vor dem Hintergrund theoretischer und empirischer Befunde zum Verlauf von Alkoholmissbrauch und -abhängigkeit sowie bereits vorliegender Studien zur Epidemiologie und zu Interventionskonzepten bei Patienten mit einer Alkoholproblematik im Allgemeinkrankenhaus wird ein Konzept zur Sekundärprävention vorgeschlagen, das die Elemente Screening und Beratung umfasst.

In einer eigenen empirischen Studie werden Grundannahmen des Konzeptes evaluiert. Eine wichtige Fragestellung ist, ob der Einsatz von Screening-Fragebögen die Zielgruppe für Beratung lediglich quantitativ vergrößert oder ein verändertes Merkmalsprofil der Interventionsgruppe generiert. Weiterhin wird die Änderungsbereitschaft der Patienten hinsichtlich ihres Alkoholkonsums und die Inanspruchnahme des Suchthilfesystems auf der Basis des *Stadienmodells zur Änderungsbereitschaft* von Prochaska und DiClemente und des *Stress und Coping Modells* von Finney und Moos näher untersucht.

Von 1309 internistischen und chirurgischen Patienten eines Allgemeinkrankenhauses im Alter von 18 bis 64 Jahren hatten 298 ein positives Screening-Ergebnis. Sie werden mit 87 Patienten verglichen, die von den behandelnden Krankenhausärzten in einem vergleichbaren Zeitraum an einen eigens für die Studie etablierten Sucht-Liaisondienst verwiesen wurden. Bei 289 Patienten wurde eine vertiefende Diagnostik und Beratung durchgeführt. Das Beratungskonzept basiert auf Grundprinzipien, Techniken und Vorgehensweisen des *Motivational Interviewing* und wurde für die Durchführung der Studie an die Spezifika des Settings im Allgemeinkrankenhaus adaptiert. Nach einem Jahr wurde bei 187 Patienten eine Katamnese durchgeführt.

Die Ergebnisse zeigen, dass der Einsatz von Screening-Fragebögen die Einbeziehung von Patienten in frühen Stadien der Änderungsbereitschaft und mit weniger schwer ausgeprägten Formen alkoholbezogener Störungen in ein sekundärpräventives Interventionskonzept fördert. Die Hypothese, dass die behandelnden Ärzte Patienten mit einer komorbiden Angststörung oder Depression bevorzugt an den Liaisondienst verweisen, findet keine Bestätigung.

In *Logistischen Regressionsanalysen* erweisen sich das Vorliegen von *typischen Alkoholfolgeerkrankungen,* einer *Alkoholabhängigkeit mit ständigem Substanzkonsum,* die *Schwere der Alkoholabhängigkeit* sowie die Bereitschaft des Patienten, an seinem Alkoholkonsum etwas zu ändern, als ärztliche Leitlinien der Weiterleitung zum Suchtberater.

Die Katamnesedaten ergeben für beide Stichproben eine Abnahme von gesundheitlich riskantem Alkoholkonsum und eine Zunahme der Inanspruchnahme des Suchthilfesystems. Die Abstinenzraten der beiden Stichproben unterscheiden sich nur in den ersten drei Monaten des Katamnesezeitraums.

Bei der Bearbeitung des gewählten Forschungsgegenstands bewähren sich das *Stadien-Modell der Änderungsbereitschaft* von Prochaska und DiClemente und das *Stress-Coping-Modell* von Finney und Moos als geeignete Rahmenkonzepte. Es lässt sich exemplarisch aufzeigen, das eine Verknüpfung der beiden Modelle die Beziehung zwischen *Impetusfaktoren, Stadien der Änderungsbereitschaft, Inanspruchnahmeverhalten,* der *Abstinenz* sowie der Vermeidung *gesundheitlich riskanter Trinkmengen* verstehbarer macht.

Die Ergebnisse unterstreichen die Potentiale des Allgemeinkrankenhauses als Ort der Sekundärprävention von Alkoholmissbrauch und -abhängigkeit. Die Verwendung von Screening-Fragebögen als Einstieg in den Dialog mit den betroffenen Patienten und ein Beratungskonzept, das auf die Heterogenität dieser Zielgruppe ausgerichtet ist, verspricht eine größere Anzahl und breiteres Spektrum von Menschen mit Alkoholproblemen zu erreichen, als dieses innerhalb der bestehenden Strukturen des Suchthilfesystems möglich ist.

1. Einleitung

Allgemeinkrankenhäuser sind neben den psychiatrischen Krankenhäusern die Orte, an denen die meisten Entzugsbehandlungen Alkoholabhängiger durchgeführt werden. Prävalenzstudien in Deutschland und vergleichbaren westlichen Industrienationen belegen, dass ca. 11 bis 25% der Patienten im Allgemeinkrankenhaus eine Alkoholproblematik aufweisen. Darunter finden sich Patienten, bei denen die Alkoholproblematik bereits Einweisungs- bzw. Behandlungsdiagnose ist, sowie andere, bei denen ein Alkoholmissbrauch oder eine Alkoholabhängigkeit neben der somatischen Behandlungsdiagnose besteht. Obwohl viele Erkrankungen als alkoholbedingte Folgeerkrankungen anzusehen sind und der fortgesetzte Alkoholkonsum prognostisch für die Genesung ungünstig ist, findet die Alkoholproblematik bei Diagnostik und Therapie im Allgemeinkrankenhaus nur wenig Berücksichtigung. Ärzte und Pflegepersonal haben keine entsprechende Ausbildung und Konsiliar- bzw. Liaisondienste für betroffene Patienten sind seltene Ausnahmen. Patienten mit einer Alkoholproblematik werden durch das suchtspezifische Hilfesystem häufig nicht erreicht. Für die Suchtforschung und die Einrichtungen der Suchtkrankenversorgung ist das Allgemeinkrankenhaus ein unbekanntes Feld. Der geringe Bestand an Kenntnissen und Erfahrungen in diesem Bereich erschwert die Implementierung adäquater Formen der Beratung und Behandlung alkoholbedingter Störungen im Allgemeinkrankenhaus.
Die Epidemiologie und Sekundärprävention von Alkoholmissbrauch und Alkoholabhängigkeit in der medizinischen Versorgung sind zentrale Forschungsschwerpunkte der *Arbeitsgruppe Substanzmissbrauch und -abhängigkeit* an der Medizinischen Universität zu Lübeck. Ergänzend zu bereits vorliegenden epidemiologischen Arbeiten, die in den Jahren 1992 bis 1995 vom Bundesministerium für Gesundheit gefördert wurden, werden im Rahmen dieser Arbeit Grundlagen und Befunde zur Sekundärprävention von Alkoholmissbrauch und -abhängigkeit bei Patienten im Allgemeinkrankenhaus theoretisch und empirisch näher bestimmt.

2. Problemstellung, Theorie und empirische Befunde

Der Pro-Kopf-Alkoholkonsum in der Bundesrepublik Deutschland betrug 1950 umgerechnet 3.1 Liter Reinalkohol. Er stieg bis 1980 auf 12.5 Liter an und bewegte sich in den Jahren danach zwischen 11.4 und 13.1 Litern. Zusammen mit Frankreich nimmt Deutschland damit weltweit eine Spitzenposition ein (Junge, 1995).
Es gibt hinreichende empirische Belege dafür, dass eine Steigerung des Alkoholkonsums in der Bevölkerung eine exponentielle Zunahme von alkoholbedingten gesundheitlichen Störungen, Verletzungen und Erkrankungen zur Folge hat (Aasland, 1996; Bühringer, 1996; Duffy, 1992; Edwards et al., 1994; Lelbach, 1995). Der ansteigende Alkoholkonsum einer Gesellschaft wird in hohem Masse durch die Zunahme von Hochkonsumenten und deren Trinkmenge erklärt und weniger durch einen Anstieg der Trinkmenge bei Menschen mit mäßigem Konsum (Aasland, 1996; Edwards et al., 1994). Anhaltend hoher Alkoholkonsum in der Bevölkerung lässt folglich eine Zunahme von Alkoholmissbrauch und -abhängigkeit sowie resultierende gesundheitliche und soziale Folgen erwarten. International wird seit einiger Zeit auf die Kumulierung von Alkoholfolgeproblemen in der medizinischen Basisversorgung hingewiesen (Babor, Ritson & Hodson, 1986; Edwards et al., 1994; Longnecker & MacMahon, 1988; WHO, 1993a).
Die deutsche Gesundheitspolitik und Wissenschaft hat bis Ende der 80er Jahre kaum auf diese Entwicklung reagiert. Die medizinische Basisversorgung und ihre erhebliche Bedeutung für die Versorgung von Abhängigkeitserkrankungen fand durch die deutsche Suchtforschung fast keine Berücksichtigung. Für groß angelegte, multizentrische Studien, wie z.B. das *WHO Collaborative Project on Identification and Treatment of Persons with Harmful Alcohol Consumption* (WHO Brief Intervention Study Group, 1996; Saunders & Aasland, 1987; Saunders, Aasland, Amundsen & Grand, 1993), hat sich in Deutschland bisher kein Kooperationspartner gefunden.
Ein erstes Eingehen auf die geschilderte Problematik zeichnet sich mittlerweile im Rahmen der Forschungs- und Modellförderung der Bundesregierung ab. Durch die von 1992-1995 geförderten *Lübecker Studien* zur Prävalenz von Alkoholmissbrauch und -abhängigkeit in der medizinischen Basisversorgung liegen aktuelle epidemiologische Daten vor (John, Hapke, Rumpf, Hill & Dilling, 1996). Es konnten spezifische diagnostische Instru-

mente für das Allgemeinkrankenhaus entwickelt und evaluiert werden, die bereits in Forschung und Versorgung Eingang gefunden haben (Rumpf, Hapke, Hill & John, 1997). Von 1994 bis 1997 wurde in Bielefeld ein größerer Modellversuch gefördert, der Konzepte der Sekundärprävention in der medizinischen Basisversorgung erprobte und ergänzte (Kremer, Dormann & Wienberg, 1996). Im Jahre 1996 begann ein weiterer Modellversuch zur Vernetzung der medizinischen Basisversorgung mit dem Hilfesystem der Suchtkrankenversorgung, der in allen Bundesländern durchgeführt und wissenschaftlich begleitet wird. Der weitaus größte Teil der seit Anfang der 90er Jahre bereitgestellten Forschungsförderung wird jedoch in die biologische, neurobiologische und neuropharmakologische Forschung investiert. Trotz der Fortschritte seitens der Forschungsförderung spielt die deutsche Suchtforschungsförderung im internationalen Vergleich immer noch eine untergeordnete Rolle (John, 1995; Rommelspacher, 1996).

In den folgenden Kapiteln 2.1 bis 2.7 dieser Arbeit werden theoretische Grundlagen und empirische Befunde dargestellt, die für die Herleitung sekundärpräventiver Konzepte für Patienten mit einer Alkoholproblematik im Allgemeinkrankenhaus für bedeutsam erachtet werden.

2.1 BEGRIFFSBESTIMMUNGEN

Zentrale Begriffe wie Alkoholismus, Alkoholabhängigkeit, Alkoholmissbrauch und Sucht sind nicht allgemeingültig definiert. In der Literatur finden sich unterschiedliche Definitionen und Operationalisierungen. Deshalb sollen diese zentralen Begriffe für ihre weitere Verwendung im Text näher bestimmt werden.

2.1.1 Alkoholismus

Mit der Abhandlung *Chronische Alkoholkrankheiten oder Alkoholismus chronicus* prägte Huss (1852) den Begriff *chronischer Alkoholismus*. Er subsumierte unter diesen Begriff alle Krankheitssymptome des Nervensystems, die infolge längerem, übermäßigem Alkoholkonsums auftreten. Der Begriff wurde später auf alle körperlichen und psychischen Schäden erweitert, die auf übermäßigen Alkoholkonsum zurückzuführen sind (Chick & Cantwell, 1994; Feuerlein, 1988, 1989). Der Begriff *Alkoholismus* und *Alkoholiker*, im englischen *alcoholism* und *alcoholics*, sind gebräuchliche, zugleich aber auch sehr unklare Begriffe, um eine Alkoholproblematik bzw. Menschen mit einer Alkoholproblematik zu bezeichnen. Definitionen des Begriffs Alkoholismus variieren erheblich. Die Verwendung des Be-

griffs Alkoholismus erschwert eine differenzierte Betrachtung und stigmatisiert die Betroffenen, weil er eng mit dem „Elendsalkoholismus" (Feuerlein, 1989, S. 64) verknüpft ist, der im Zuge der Industrialisierung in den westlichen Industrienationen gehäuft auftrat und gesellschaftlich geächtet wurde (Watzl, 1996; vgl. Kap. 2.2.4). Am häufigsten wird der Begriff Alkoholismus im Sinne der Definitionen der WHO von 1952 und 1955 verwendet (Feuerlein, 1989; WHO, 1952, 1955). Entsprechend der Definition von 1952 ist Alkoholismus ein exzessiver Alkoholkonsum mit negativen Folgen auf körperlichem, geistigem, sozialem oder wirtschaftlichem Gebiet. Im Jahre 1955 ist zusätzlich die mangelnde Kontrolle über Beginn, Beendigung und Menge des Konsums und die Unfähigkeit, sich des Alkohols zu enthalten, hinzugekommen.
Im Rahmen dieser Arbeit wird der Begriff Alkoholismus und Alkoholiker lediglich im Zusammenhang mit zitierten Studien verwendet.

2.1.2 Alkoholabhängigkeit

Mitarbeiter einer Expertenkommission der WHO führten eine Differenzierung zwischen dem *Alkoholabhängigkeitssyndrom* und *alkoholbezogenen Folgeschäden* ein (Edwards & Gross, 1976; Edwards, Gross, Keller, Moser & Room, 1977; Edwards, 1986).
Das Abhängigkeitssyndrom nach Edwards und Gross (1976) tritt in beobachtbarem Verhalten, subjektivem Erleben und physiologischen Prozessen in Erscheinung. Insgesamt werden hierbei sieben Kriterien genannt:
(1) Einengung des Trinkrepertoires, übliches sozial angepasstes Trinkverhalten tritt hierbei zurück hinter einem Trinkstil, der durch den psychischen und physischen Bedarf an Alkohol bestimmt ist;
(2) Beschaffung und Bevorratung von Alkohol gewinnt gegenüber anderen Aktivitäten an Bedeutung (drink-seeking-behaviour);
(3) Toleranzbildung, das heißt für alkoholbedingte Effekte müssen erheblich größere Mengen getrunken werden und bei gleichen Konsummengen treten deutlich geringere Effekte auf;
(4) wiederholtes Auftreten von Entzugssymptomen;
(5) wiederholtes Trinken zur Vermeidung oder Erleichterung von Entzugssymptomen;
(6) starkes subjektives Bedürfnis, Alkohol zu trinken;
(7) erneutes Auftreten des Entzugssyndroms nach einer Abstinenzzeit.
Die inhaltlich sinnvolle Differenzierung von Symptomen, die durch das Abhängigkeitssyndrom dargestellt werden, sowie negative, z.B. gesund-

heitliche oder soziale Konsequenzen des Trinkens, erwies sich als empirisch evident (Drummond, 1990; John, 1992, 1993a, 1993b).
Das Auftreten und die Schwere sozialer Konsequenzen des Alkoholmissbrauchs sind von den gesellschaftlichen Rahmenbedingungen und der sozialen Unterstützung für den Betroffenen abhängig. In der Regel haben Menschen, die ohnehin im sozialen Abseits stehen, häufigere und schwerere negative Konsequenzen in Kauf zu nehmen als andere, die über ein komplexes System sozialer Unterstützung verfügen. Auf der Basis des Abhängigkeitssyndroms gemäß Edwards und Gross lässt sich eine Substanzabhängigkeit sozial fairer diagnostizieren, als es das frühere Konzept des „Alkoholismus" ermöglichte (Chick & Cantwell, 1994; s.o. Kap. 2.1.1).
Die *American Psychiatric Association* (APA) und die *World Health Organization* (WHO) knüpften bei ihren Definitionen von Alkoholabhängigkeit an die Arbeiten von Edwards und Gross (1976; Edwards et al., 1977; Edwards, 1986) an. Das Grundkonzept des Abhängigkeitssyndroms findet sich in der *Internationalen Klassifikation psychischer Störungen, ICD-10, Kapitel* V (F) der WHO (1991; Dilling, Mombour & Schmidt, 1991) und dem *Diagnostischen und Statistischen Manualen psychischer Störungen*, DSM-III-R und DSM-IV der APA (1987; Wittchen, Sass, Zaudig & Koehler, 1991; APA, 1995) wieder. Bis auf das erneute Auftreten des Entzugssyndroms nach einer Abstinenzzeit und der Einengung des Trinkverhaltens im Sinne eines eingeengten Verhaltensmusters im Umgang mit Alkohol wurden alle Kriterien des Abhängigkeitssyndroms in beiden Klassifikationssystemen berücksichtigt. Die Einengung des Trinkverhaltens ist lediglich in den *Klinisch-diagnostischen Leitlinien* (WHO, 1991; Dilling, Mombour & Schmidt, 1991), nicht aber in den *Forschungskriterien* der ICD-10 (WHO, 1993; Dilling, Mombour, Schmidt & Schulte-Markwort, 1994) berücksichtigt worden und das erneute Auftreten des Entzugssyndroms nach einer Abstinenz wird nur im Kommentar zum Abhängigkeitssyndrom erwähnt. Die Herausnahme der Einengung aus den Forschungskriterien erhöht die internationale Vergleichbarkeit, weil das Eintreten dieses Kriteriums kulturabhängig ist. Gleichzeitig wurde eine höhere Übereinstimmung mit dem DSM-III-R erreicht.
Zusätzlich zu den Kriterien des Abhängigkeitssyndroms nach Edwards und Gross (1976a; Edwards et al., 1977; Edwards, 1986) wurden bei beiden Klassifikationssystemen Kontrollverlust und Unfähigkeit zur Abstinenz als Merkmale der Abhängigkeit mit aufgenommen. Kontrollverlust ist besonders stark mit dem Typ des *Gamma-Alkoholismus* gemäß der Typologie von Jellinek (1960a, 1960b) verknüpft (vgl. Kap. 2.4.1). Jellinek bezeichnet mit Kontrollverlust das Phänomen, dass einige Menschen bei einer Trinkgelegenheit wesentlich größere Trinkmengen als beabsichtigt zu sich

nehmen und somit eine unbeabsichtigt schwere Intoxikation erleiden. Der Begriff Kontrollverlust wird unterschiedlich verwendet und häufig konfundiert mit der Unfähigkeit zur Abstinenz, z. B. in dem 2. Kriterium für Abhängigkeit nach ICD-10 (s. Anhang C). Die eindeutige Definition des Begriffs Kontrollverlust ist jedoch eine wesentliche Voraussetzung für eine befriedigende Operationalisierung des dahinterstehenden Konzeptes (Chick & Cantwell, 1994; Room, 1989).

Die Diagnosen *Abhängigkeitssyndrom* nach ICD-10 und *Abhängigkeit* nach DSM-III-R und das mittlerweile eingeführte DSM-IV haben eine hohe inhaltliche und konzeptionelle Übereinstimmung (Üstün & Wittchen, 1992). Erwartungsgemäß hoch ist auch die empirische Übereinstimmung der beiden diagnostischen Kategorien (Hasin, Li, McCloud & Endicott, 1996; Rounsaville, Bryant, Babor, Kranzler & Kadden, 1993). Hasin et al. resümieren auf der Basis einer Bevölkerungsstudie (n = 962), in der sie die Übereinstimmung der Klassifikationssysteme untersuchten: „The levels of agreement supported the hypothesis that all three classification systems were measuring the same underlying construct, the Alcohol Dependence Syndrome" (S. 1523).

Im weiteren Text wird der Begriff der Alkoholabhängigkeit im Sinne der Operationalisierungen der ICD-10 (Anhang C) und des DSM-III-R (Anhang D) verwendet.

2.1.3 Alkoholmissbrauch

Unter Missbrauch versteht man den Gebrauch einer Sache in einer Weise, die von der üblichen Verwendung bzw. vom ursprünglich dafür gesetzten Zweck abweicht, und zwar in qualitativer und/oder quantitativer Hinsicht (Feuerlein, 1989). Da Alkohol zugleich Nahrungs, Genuss- und Rauschmittel ist, in Abhängigkeit vom Kulturkreis auch als Heil- und Kultmittel Verwendung findet und außerdem in vielen Kulturkreisen fester Bestandteil des sozialen und öffentlichen Lebens ist, lässt sich der Begriff Alkoholmissbrauch nur schwer präzisieren.

Formal schließt der Begriff Alkoholmissbrauch den Begriff Alkoholabhängigkeit mit ein, weil eine Abhängigkeit mit einem Konsummuster einhergeht, das vom üblichen Gebrauch erheblich abweicht. Im Gegensatz zur Alkoholabhängigkeit impliziert der Begriff Alkoholmissbrauch jedoch keine Chronizität. Alkoholmissbrauch kann durchaus als singuläres Ereignis auftreten, z.B. in Form einer Trunkenheitsfahrt mit dem Auto. Da ein singulärer Alkoholmissbrauch in unserem Kulturkreis in den meisten Biographien auftritt, und durchaus im Bereich von Normalität liegt, wird gern der Begriff *chronischer Alkoholmissbrauch* verwendet. In Einrichtungen der medizinischen Versorgung wird diese „Diagnose" häufig bevorzugt, weil sie auf das erhöhte Risiko für gesundheitliche Störungen hinweist, in der Regel jedoch erheblich weniger diagnostischen Aufwand bedarf als die Diagnose Alkoholabhängigkeit.

Der *Missbrauch psychotroper* Substanzen ist nach DSM-III-R eine Restkategorie zur Beschreibung unangepassten Gebrauchs psychotroper Substanzen. Es werden zwei diagnostische Kriterien genannt, von denen mindestens eines erfüllt sein muss:

(1) Fortgesetzter Gebrauch trotz des Wissens um ein ständiges oder wiederholtes soziales, berufliches, psychisches oder körperliches Problem, das durch den Gebrauch der psychotropen Substanz verursacht oder verstärkt wird.

(2) Wiederholter Gebrauch in Situationen, in denen der Gebrauch eine körperliche Gefährdung darstellt (z. B. Alkohol am Steuer) (Wittchen, Sass, Zaudig & Koehler, 1991, S. 216).

In *der Internationalen Klassifikation psychischer Störungen* der WHO wird seit der Einführung der ICD-10 (WHO, 1991; Dilling, Mombour & Schmidt, 1991) der Begriff Missbrauch lediglich im Zusammenhang mit psychotropen Substanzen, die keine Abhängigkeit verursachen (z.B. Antidepressiva, Laxantien und Analgetika), verwendet. An Stelle des Missbrauchs psychotroper Substanzen mit Abhängigkeitspotential wird die diagnostische Kategorie *schädlicher Gebrauch* eingeführt, der lediglich dann besteht, wenn eine tatsächliche Schädigung der psychischen oder physischen Gesundheit auf den Konsum einer psychotropen Substanz zurückzuführen ist. Negative soziale Folgen, z. B. Inhaftierung, Arbeitsplatzverlust oder Eheprobleme, werden als Kriterien für schädlichen Gebrauch explizit ausgeschlossen, weil sie eine hohe kulturelle Varianz aufweisen und folglich keine interkulturell gültige Diagnostik erlauben. So kann bereits ein geringfügiger Alkoholkonsum in Abstinenzgesellschaften gravierende soziale Folgen nach sich ziehen, ohne dass der Alkohol irgendeine psychisch oder physisch schädliche Wirkung auf den Konsumenten hätte. Bei einer permissiven Alkoholkultur, wie sie in Deutschland besteht, ist diese Restriktion kaum zu rechtfertigen.

In den ICD-10 Forschungskriterien werden „negative Konsequenzen in den zwischenmenschlichen Beziehungen" (S. 75) wieder in den Katalog der Kriterien aufgenommen, jedoch nur für den Fall, dass diese auf ein alkoholinduziertes, gestörtes Verhalten zurückzuführen sind. Die unterschiedlichen und zudem wenig präzisen Operationalisierungen von *Missbrauch* im DSM-III-R und *schädlicher Gebrauch* in den *Klinisch-Diagnostischen Leitlinien* und den *Forschungskriterien* von ICD-10 finden ihre Entspre-

chung in einer geringen diagnostischen Übereinstimmung der Klassifikationssysteme (Hasin, Li, McCloud & Endicott, 1996; Rounsaville, Bryant, Babor, Kranzler & Kadden, 1993).
Das ICD-10 erfasst mit dem *schädlichen Gebrauch* nur ein sehr eingegrenztes Spektrum von substanzinduzierten Störungen, das für viele diagnostische Vorhaben unzureichend ist. Am Missbrauchskonzept des DSM-III-R wird die implizite Annahme kritisiert, dass Missbrauch ätiologisch in der Regel eine Vorstufe der Abhängigkeit darstellt, obwohl es empirische Evidenz für Formen des Substanzmissbrauchs gibt, die von der Substanzabhängigkeit abzugrenzen und durch eigenständige Verlaufsformen charakterisiert sind (Chick & Cantwell, 1994; Hasin, Grant & Endicott, 1990). Die Schwierigkeit einer allgemeingültigen validen Operationalisierung für Alkoholmissbrauch lässt sich mit dem Mangel eines validen Konstruktes erklären. Insgesamt subsumiert der Begriff *Missbrauch* Konsummuster, die zu unterschiedlichsten negativen Konsequenzen führen.
Im weiteren Text wird der Begriff *Alkoholmissbrauch* im Sinne der Operationalisierung im DSM-III-R und den ICD-10 Forschungskriterien verwendet. Die diagnostischen Kriterien finden sich im Anhang F und G.

2.1.4 Sucht

Der Begriff *Sucht* ist im alltagssprachlichen und wissenschaftlichen Sprachgebrauch fest verwurzelt. Fachzeitschriften (z. B. *Addiction, Sucht),* Institutionen (z. B. *Deutsche Hauptstelle gegen die Suchtgefahren* oder *Deutsche Gesellschaft für Suchtforschung und Suchttherapie)* oder auch Suchtberatungsstellen, Suchtforschung oder Suchttheorien verwenden diesen Begriff. Er wird einmal bei der Bezeichnung von Krankheiten (z. B. Wassersucht, Gelbsucht) verwendet, zum anderen aber auch mit negativen Eigenschaften assoziiert (Habsucht, Eifersucht) (Feuerlein, 1989). Der Begriff *Trunksucht* oder *Drogensucht* beinhaltet zugleich pathologische und lasterhafte Aspekte des zu bezeichnenden Phänomens. In der Literatur findet sich keine einheitliche Definition des Begriffs Sucht.
Die definitorischen Probleme haben die Weltgesundheitsorganisation 1964 zu dem Vorschlag veranlasst, auf den Begriff Sucht im Zusammenhang mit der Einnahme von Substanzen zu verzichten (Feuerlein 1989). In den Klassifikationssystemen ICD-10 und DSM-III-R und DSM-IV wird der Begriff Sucht nicht mehr verwendet.
Unabhängig von den biologischen und psychologischen Entstehungsbedingungen einer Sucht wird sie in der Regel als eine entscheidende Größe bei der Entstehung und Aufrechterhaltung von Alkoholabhängigkeit gewertet. Eine wichtige Voraussetzung für die Entstehung einer Sucht ist wiederum

die Gewöhnung sowohl in pharmakologischer als auch anthropologischer und psychologischer Hinsicht (Feuerlein, 1989). Süchte sind jedoch von Gewohnheiten abzugrenzen. Die Sucht beinhaltet im Gegensatz zur Gewohnheit eine erhebliche Bedürfnisspannung. Klinisch werden Süchte von *Zwangsstörungen* und der *Anorexia* sowie *Bulimia* abgegrenzt. In diesem Zusammenhang sind die Begriffe *Magersucht* und *Ess-Brechsucht* eher irreführend. Bei vielen anderen Störungen, wie z. B. pathologisches Spielen, pathologisches Stehlen oder Kaufen besteht eine erhebliche ätiologische und phänomenologische Nähe zu substanzgebundenen Süchten. Daher wird in diesem Zusammenhang häufig der Begriff der nicht-substanzgebundenen Süchte verwendet.

2.2 ENTSTEHUNGSBEDINGUNGEN VON ALKOHOLMISSBRAUCH UND -ABHÄNGIGKEIT

Die Entstehungsbedingungen von Alkoholmissbrauch und -abhängigkeit sind komplex und vielfältig. Multikonditionale Modelle, die die Interaktion zwischen der spezifischen Wirkung der Substanz, den spezifischen Eigenschaften des konsumierenden Individuums und den Besonderheiten der kulturellen, sozialen und ökonomischen Umwelt berücksichtigen, haben den höchsten Erklärungswert (Cook, 1994; Feuerlein, 1989). Biologische und psychische Personenmerkmale sowie gesellschaftliche Rahmenbedingungen haben einen entscheidenden Einfluss auf Entwicklung, Häufigkeit und Verlauf von Alkoholmissbrauch und -abhängigkeit (Cook, 1994). Zum Stand der ätiologischen Forschung über Alkoholmissbrauch und -abhängigkeit und den erwünschten Schlussfolgerungen für Behandlungskonzepte resümierte das *Committee for Study of Treatment and Rehabilitation Services for Alcoholism and Alcohol Abuse* (Institute of Medicine, 1990):

„1. There is no likelihood that a single cause will be identified for all instances of alcohol problems.

2. There is every likelihood that the range of causes that interact to produce alcohol problems in the population can be identified.

3. Alcohol problems will prove to be the result of different interactions of different etiological factors in different individuals.

4. While effective treatment will be served by a more precise knowledge of etiologie, effective treatment is possible in the absence of such knowledge" (S. 35).

Diese Betrachtungsweise findet sich, wenn auch mit anderen Worten, bereits bei Mulford (1982, zitiert nach Institute of Medicine, 1990):

„This way of thinking views every drinker as being at some stage of a dynamic lifelong process influenced by a multitude of weak, interacting, social, psychological, and physical forces with no single factor, except alcohol, being necessary, and none at all being sufficient to cause advancement in the process to the point of being labelled 'alcoholic' or 'problem drinker'. From this viewpoint the alcohologist's task of identifying the forces influencing the alcoholic process and untangling their complex interrelationships is much like that of the meteorologist's attempts to understand the process called 'the weather'" (S. 35).

Auch der weitere Verlauf einer bestehenden Alkoholabhängigkeit ist durch unterschiedlichste Einflüsse determiniert. Vaillant (1995) resümiert bei der Durchsicht von insgesamt zehn Langzeitstudien:

„In an illness like alcoholism, characterized by relapses and remissions, the style of an individual's patterns of abstinence, controlled drinking, and alcohol abuse can vary greatly depending on the individual's personality, culture, and social environment" (S. 151).

2.2.1 Merkmale der Substanz Alkohol

Die Substanz Alkohol hat ein verhältnismäßig hohes Missbrauchs- und Abhängigkeitspotential, das durch die Beeinflussung von Stimmung, Wahrnehmung und Antrieb und die mögliche Entwicklung psychischer wie physischer Abhängigkeit (Entzugserscheinungen) und Toleranz bestimmt wird (Feuerlein, 1989; Gold & Nickel, 1989; Way & Herz, 1975). Die Auswirkungen von Alkoholkonsum auf emotionale und kognitive Prozesse sind unmittelbar beobachtbar, die Gesetzmäßigkeiten dieser Wirkungen im Hinblick auf die Entwicklung von Missbrauch und Abhängigkeit jedoch weitgehend unklar. Empirische Untersuchungen hierzu haben widersprüchliche Resultate hervorgebracht (s. Kap. 2.3). Stimmungsänderungen stellen sich bereits bei einem Blutalkoholspiegel von 0.5‰ ein (Kissin & Begleiter, 1972, zitiert nach Feuerlein, 1989).

Es gibt Hinweise darauf, dass die Dosis-Wirkungs-Relation von Alkohol auf Emotionen nicht linear ist, sondern dass sich dosisabhängige, qualitative Sprünge einstellen. So wurde in verschiedenen experimentellen Untersuchungen die Tendenz gefunden, dass moderate Mengen von Alkohol eher stimmungshebend wirken, hohe Dosierungen jedoch häufiger zu ängstlichen und depressiven Stimmungen führen (Russel & Mehrabian, 1975; Tucker, Vuchinich & Sobell, 1982). Die Übersichtsarbeit von Tucker et al. macht aber auch deutlich, dass diese *stimulation/depression hypothesis* eine grobe Vereinfachung ist, die unter Realbedingungen außerhalb experimenteller Untersuchungen keinen Bestand hat.

Im Vergleich zu anderen Substanzabhängigkeiten dauert die Entwicklung einer Alkoholabhängigkeit relativ lange, meist mehrere Jahre. Bei regelmäßigem Konsum von Nikotin, Morphinen oder Benzodiazepinen stellen sich Symptome der Abhängigkeit in der Regel wesentlich schneller ein (Wittchen, Sass, Zaudig & Koehler, 1991).

Alkohol lässt sich einfach, preiswert und in großen Mengen produzieren und lagern. Die potentiell hohe Verfügbarkeit wird weiterhin dadurch unterstützt, dass er sich als Nahrungs-, Genuss- und Rauschmittel in weiten Teilen der Erde großer Beliebtheit erfreut. Gegenüber anderen Produkten ist die Spanne zwischen Herstellungspreis und dem Preis, den der Verbraucher bereit ist, für Alkohol zu bezahlen, extrem groß. Seine Produktion und Vermarktung birgt somit enorme Gewinnspannen. Unabhängig davon, ob diese als Unternehmensgewinne oder durch staatliche Abgaben abgeschöpft werden, wird die Alkoholpolitik durch wirtschaftliche Interessen entscheidend mitbestimmt.

2.2.2 Individuelle Dispositionen

Entwicklung und Verlauf von Alkoholmissbrauch und -abhängigkeit werden durch genetische und erworbene individuelle Dispositionen beeinflusst. Es findet sich z.B. eine erhebliche, interindividuelle Varianz der *dispositionellen Alkoholtoleranz*, also jener Toleranz, die von der Alkoholerfahrung unabhängig ist. Des weiteren unterscheiden sich die Menschen bezüglich der Entwicklung von Toleranz und Entzugserscheinungen bei regelmäßigem Alkoholkonsum (Feuerlein, 1989; Gold & Nickel, 1989; Wittchen, Sass, Zaudig & Koehler, 1991).

In Tierversuchen konnte gezeigt werden, dass neben biochemischen Vorgängen Lerneffekte eine entscheidende Rolle bei der Entwicklung einer Alkoholtoleranz spielen (Feuerlein, 1989). Zwillings- und Adoptionsstudien weisen darauf hin, dass die Wahrscheinlichkeit der Entwicklung eines Alkoholmissbrauchs oder einer Alkoholabhängigkeit eine Erbkomponente hat (Kaij, 1960; Zang, 1984). Umstritten ist jedoch, welche Merkmale von Alkoholmissbrauch und -abhängigkeit genetisch beeinflusst werden. Zwillingsstudien liefern widersprüchliche Ergebnisse (Feuerlein, 1989). Studien zu ethnischen Differenzen kommen übereinstimmend zu dem Schluss, dass Angehörige mongolischer Rassen häufiger eine physiologisch bedingte Minderverträglichkeit des Alkohols aufweisen (Agarwal & Goedde, 1991). Dieser Befund ist ein deutliches Beispiel für eine in diesem Falle protektive, genetische Prädisposition.

Die Annahme von prämorbiden Persönlichkeitsstrukturen, die für die Entwicklung von Alkoholmissbrauch oder -abhängigkeit spezifisch sind, fand bisher keine empirische Bestätigung (Barnes, 1983; Cook, 1994). Insgesamt liegen nur wenige prospektive Studien zu diesem Forschungsgegenstand vor.

Merkmale mit prädiktiver Valenz für eine spätere Entwicklung von Alkoholmissbrauch oder -abhängigkeit, wie z. B. *Psychopathie* und *Hypomanie* gemäß *Minnesota Multiphasic Personality Inventory* (MMPI) (Hoffmann, Loper & Kammeier, 1974; Kammeier, Hoffmann & Loper, 1973; Loper, Kammeier & Hoffmann, 1973) oder erhöhtes *Aktivitätsniveau*, verstärkte *Emotionalität*, mangelnde *Soziabilität*, geringe *Aufmerksamkeitsspanne* und verlangsamte *Rückkehr zu entspannter Ausgangslage* gemäß dem sogenannten Temperamentenansatz (Tarter, Alterman & Edwards, 1985; Tarter & Edwards, 1987; Tarter, 1988), sind jedoch ein möglicher Hinweis auf eine erhöhte Vulnerabilität von Menschen mit Störungen im Bereich interpersonaler Beziehungen sowie der Aktivierungs- und Affektregulierung.

McCord & McCord (1960, 1968) fanden in einer prospektiven Studie ein erhöhtes Risiko für die Entwicklung von Alkoholabhängigkeit bei Personen mit ungehemmter Aggression, Hyperaktivität, Leugnung von Ängsten und Minderwertigkeitsgefühlen. Aus einer beeinträchtigten Persönlichkeitsentwicklung resultieren nach Auffassung der Autoren Abhängigkeitswünsche und subjektiv empfundene Unzulänglichkeiten, die von zentraler Bedeutung für die Entwicklung einer Alkoholabhängigkeit sind:

> „We believe that the confirmed alcoholic increases his intake of alcohol because intoxication satisfies his dependency urges and obliterates reminders of his own inadequacies. We assume that his character is organized around a quest for dependency; in alcohol he finds a permanent, easily available, and, at first, nonthreatening method of satisfaction" (zitiert nach 2. Aufl. 1968, S. 155-156).

Vaillant (1995) kritisiert an dieser Hypothese, dass sie retrospektiv aufgestellt wurde:

> „But even the McCords allowed retrospective hypotheses to come between them and their prospective data" (S. 75).

Er stellt in diesem Zusammenhang die Existenz prämorbider Persönlichkeitsmerkmale in Frage und kehrt die Chronologie des Auftretens von Persönlichkeitsmerkmalen und Alkoholabhängigkeit in einer alternativen Hypothese um:

> „Not until several prospective studies were available could we seriously entertain the hypothesis that the 'alcoholic personality' might be secondary to the disorder, alcoholism, and discard the alternative hypothesis that alcoholism merely reflected one symptom of personatity disorder" (S. 76).

Ergebnisse seiner eigenen prospektiven Studie an College-Studenten wertet Vailland als Bestätigung seiner Auffassung und fasst die wichtigsten Resultate wie folgt zusammen:

> „Results from the College sample revealed that bleak childhoods, childhood psychological problems, and psychological stability in college did not differen-

tiate future social drinkers from future alcohol abusers; the same variables, however, predicted and presumably played a causal role in the development of 'oral traits' (pessimism, passivity, self-doubt, and heightened dependency in adult life). As might expected, men who displayed many such oral traits also showed evidence as young adults of personality disorders (a lifelong difficulty with loving, with perseverance, and with postponement of gratification). Such „oral-dependent" men were also more anxious and more inhibited about expressing aggression. Yet none of these traits assessed in young adulthood were significantly more common among the alcohol abusers. Once the College men began to abuse alcohol, however, oral-dependent traits were very common" (S. 76).

Neben den wenigen prospektiven Studien liegt eine Reihe von Querschnittsuntersuchungen zu Persönlichkeitsmerkmalen bei Alkoholabhängigen, insbesondere aus klinischen Settings, vor. Wegen der Persönlichkeitsveränderungen, die bei langjähriger Alkoholabhängigkeit zu beobachten sind, erlauben diese Studien jedoch keinen Rückschluss auf die ätiologische Relevanz von Persönlichkeitsmerkmalen. Bereits Barnes (1983) kritisierte die methodologische Insuffizienz dieser Studien und resümiert in seiner Übersichtsarbeit *Clinical and Prealcoholic Personality Characteristics:*

„.... it should no longer be sufficient to take a group of alcoholics, give them a personality test, and puplish the results. More emphasis should be placed on studying the personality characteristics of problem drinkers outside institutional settings. The ideal research would involve a general population survey including personality characteristics as part of an overall social-psychological model predicting drinking" (S. 183).

Insgesamt geben die bisher vorliegenden Studien keinen Hinweis darauf, dass spezifische Persönlichkeitsmerkmale eine notwendige oder hinreichende Voraussetzung für die Entwicklung einer Alkoholabhängigkeit sind. Eine mögliche ätiologische Relevanz von Persönlichkeitsmerkmalen lässt sich nach Cook (1994) nur im Kontext mit anderen Bedingungen erschließen. Auf psychoanalytische Ätiologiekonzepte zu prämorbiden Persönlichkeitsstrukturen wird im Kap. 2.3.3 noch näher eingegangen.

Dominicus (1990) postulierte ein Modell, nach dem zunächst eine primäre psychische Störung auftritt, die nur kurz oder gar nicht klinisch symptomatisch wird, jedoch die subjektive Befindlichkeit beeinträchtigt. Zur Kompensation dieser Beeinträchtigung wird häufiger und in größeren Mengen Alkohol konsumiert, was letztendlich die Entwicklung von Alkoholmissbrauch oder -abhängigkeit begünstigt.

Driessen (1996) kritisiert in einer Übersicht zur Komorbiditätsforschung die fehlende empirische Evidenz des Modells von Dominicus, insbesondere des Nachweises eines zeitlich versetzten Beginns beider Störungen. Er fand in seiner eigenen Studie bei 43.6% der zur Entgiftung aufgenommenen alkoholabhängigen, psychiatrischen Patienten eine zusätzliche psychiatrische Lebenszeitdiagnose und bei 37.3% eine Aktualdiagnose gemäß ICD-10. Im Vergleich mit Daten aus der Allgemeinbevölkerung war das Risiko einer psychiatrischen Zusatzdiagnose mit einer Odds Ratio von 1.4 bei den Alkoholabhängigen nur geringfügig erhöht, während das Risiko einer Aktualdiagnose (Odds Ratio = 3.0) dreimal so hoch war. Dieses Ergebnis ist ein Hinweis darauf, dass die aktuellen psychischen Störungen die Inanspruchnahme einer stationären Entgiftung begünstigen.

Die Ergebnisse von Driessen stimmen mit jenen von Helzer und Pryzbeck (1988) überein. Sie fanden mittels *Logistischer Regression* heraus, dass bei den alkoholabhängigen Probanden einer Bevölkerungsstudie die Anzahl zusätzlicher psychiatrischer Diagnosen, unabhängig von der Schwere der Alkoholabhängigkeit, ein signifikanter ($p < .001$, S. 223) Prädiktor für Inanspruchnahme von Behandlung ist. In der Studie von Driessen wiesen 66.7% der alkoholabhängigen Patienten mit einer zusätzlichen Lebenszeitdiagnose einen sekundären Alkoholismus auf.

Die Begriffe *secondary* und *primary alcoholism* wurden von M. A. Schuckit (1979, vgl. Kap. 2.4.3) eingeführt:

„..., a patient who develops his alcohol abuse after the onset of another major psychiatric disorder has *secondary alcoholism*, while one who showes no evidence of a preexisting major psychiatric problem would be labeled a *primary alcoholic*" (S. 40).

Eine Differenzierung nach diagnostischen Untergruppen ergab in der Studie von Driessen (1996), dass der gefundene sekundäre Alkoholismus ausschließlich auf die *Angststörungen*, die *dissoziativen* und die *somatoformen Störungen* gemäß ICD-10 zurückging. Die ätiologische Bedeutung dieser Störungen für die Entwicklung einer Alkoholabhängigkeit ist schwierig zu bestimmen, weil das frühere Auftreten der psychischen Störung auch aus einer kürzeren Entwicklungsdauer resultieren kann.

In einer repräsentativen Bevölkerungsstichprobe von Jugendlichen und jungen Erwachsenen fanden Lachner, Wunderlich und Reed (1996), dass Angststörungen signifikant häufiger bei Frauen als bei Männern im Vorfeld der Entwicklung von Substanzmissbrauch und -abhängigkeit auftraten.

In der Untersuchung von Driessen (1996) zeigten sich zwischen den Alkoholabhängigen mit einer psychiatrischen Zusatzdiagnose und jenen ohne psychiatrische Zusatzdiagnose keine Unterschiede im retrospektiv erhobenen Abhängigkeitsverlauf. Dagegen war der Verlauf von alkoholabhängigen Patienten mit einer zusätzlich diagnostizierten Persönlichkeitsstörung durch einen früheren Beginn und eine raschere sowie schwerere Abhängigkeitsentwicklung gekennzeichnet (vgl. Kap. 2.4.3).

Bei der Durchsicht der vorliegenden Studien zu prämorbiden und komorbiden psychischen Strukturen dominiert insgesamt die Suche nach Gesetzmäßigkeiten, die dem Ursache-Wirkungs-Prinzip folgen. Diese Suche erweist sich jedoch als offensichtlich wenig fruchtbar. Um allgemeine Gesetzmäßigkeiten im Wirkungs- und Entwicklungsgefüge von psychischen Strukturen und Alkoholabhängigkeit zu rekonstruieren, scheint es notwendig zu sein, komplexere ätiologische Modelle zu entwickeln, die sich wechselseitig beeinflussende und/oder verstärkende Prozesse beschreibbar machen.

2.2.3 Familie und Partnerschaft

Die empirisch gefundene familiäre Häufung von Alkoholmissbrauch und -abhängigkeit wird nicht allein durch genetische Einflüsse erklärt. Von ätiologischer Bedeutung ist darüber hinaus die Familie als Vermittlerin von grundlegenden Werten, Normen, Einstellungen und Gewohnheiten (Feuerlein, 1989). Allerdings wächst die Mehrzahl der Alkoholabhängigen nicht in familiären Verhältnissen auf, die spätere deviante Verhaltensweisen begünstigen (Antons & Schulz, 1977; Feuerlein, 1989). Wichtiger hingegen scheint das Verhältnis der Familienmitglieder untereinander zu sein. So fand Stimmer (1979) heraus, dass Alkoholabhängige signifikant häufiger aus Familien mit einer rigide geschlossenen und unflexiblen Kommunikation stammten gegenüber einer Vergleichsgruppe von Normaltrinkern.

Die Bedeutung des weiblichen Partners für die Entstehung und Aufrechterhaltung von Alkoholabhängigkeit bei Männern wurde vielfach untersucht. Über Struktur und Verhalten der Partner von alkoholabhängigen Frauen liegen hingegen nur wenige Studien vor. Entsprechende Untersuchungen über die Frage, ob die gefundenen Merkmale der Partner Ursache für oder Reaktion auf die Alkoholproblematik sind, ergaben, dass beide Hypothesen eine Berechtigung haben (Feuerlein, 1989). Neuere, in Norwegen durchgeführte Untersuchungen kommen zu dem Schluss, dass alkoholabhängige Männer vom Fortbestehen einer Partnerschaft nach einer Suchtbehandlung insgesamt eher profitieren im Sinne eines günstigeren Verlaufs ihrer Alkoholproblematik. Bei Frauen zeigte sich dagegen häufiger ein ungünstiger Einfluss, wenn die ehemalige Partnerschaft aufrechterhalten wurde (Skutle & Vadenskog, 1995). Die Ursachen für den gefundenen Geschlechterunterschied wurden in der Studie nicht näher untersucht.

2.2.4 Soziokulturelle und ökonomische Faktoren

Die soziokulturelle Umwelt reguliert weitestgehend die Verfügbarkeit von Alkohol und die jeweils vorherrschende Trinkkultur. Der resultierende Ein-

fluss auf die Konsumgewohnheiten und die Entwicklung von Alkoholmissbrauch und -abhängigkeit ist von hoher Evidenz. Es finden sich erhebliche regionale und epochale Unterschiede (Aasland, 1996; Edwards, 1994).
Auch singuläre Ereignisse haben gelegentlich nachhaltige Auswirkungen auf den Alkoholkonsum. So wurde im Jahr 1917 in Dänemark der Literpreis für Aquavit, das am meisten gebräuchliche, dänische, hochprozentige Getränk, von 0.9 auf 11 Kronen und für Bier von 0.15 auf 0.24 Kronen angehoben. Die unmittelbare Folge des Preisanstiegs war eine Verringerung des jährlichen Pro-Kopf-Verbrauchs von zehn auf zwei Liter reinen Alkohols pro Person (Aasland, 1996). In den folgenden fünf Jahren verringerte sich die jährliche Rate des Delirium tremens von 27.2 auf 1.8 pro 100.000 Einwohner und die Rate von alkoholbedingten Todesfällen von 13.7 auf 1.9 pro 100.000 Einwohner (Aasland, 1996; Nielson, 1965).
Den Prototyp einer gesellschaftlichen Krise in Zusammenhang mit Alkohol stellt nach Watzl (1996) die sogenannte *Gin-Epidemie* im England des späten 17. und frühen 18. Jahrhunderts dar. Die Industrialisierung bei kapitalistischen Produktionsverhältnissen hatte zu einem steigenden Lebensstandard von Mittel- und Oberschicht und einer Verelendung der Unterschicht geführt. Der Preisdruck bei Getreide aufgrund der billigen Sklavenarbeit in den Kolonien und die industrielle Destillierung führten zu einer enormen Verbilligung des Gins. Eine Kalorie Gin kostete zeitweise weniger als eine Kalorie Brot. Der Gin-Konsum stieg von etwa 2.27 Mill. Litern im Jahr 1685 auf ca. 49.94 Mill. Liter in 1750 an. Angesichts des eskalierenden Elendsalkoholismus wurde nach 1750 der Gin besteuert, der Verkauf lizenziert und das Eintreiben von Trinkschulden von über 20 Shillingen untersagt. In Folge dieser Maßnahmen verringerte sich der Konsum im Jahr 1751 auf 9.08 Mill. Liter und bis zum Jahr 1790 auf ca. 4.54 Mill. Liter (Watzl, 1996).
Das Beispiel der *Gin-Epidemie* macht deutlich, dass der Einfluss der Sozialschicht auf die Entwicklung von Alkoholkonsum, -missbrauch und -abhängigkeit nur im Kontext mit den gesellschaftlichen Rahmenbedingungen verstehbar ist. Wichtig ist, dass der Elendsalkoholismus eine auffällige Erscheinung in vielen Gesellschaften war oder ist und maßgeblich daran beteiligt, dass Menschen mit einem Alkoholmissbrauch oder einer Alkoholabhängigkeit von sozialer Stigmatisierung betroffen sind.
Die eng mit der Sozialschicht verknüpfte Arbeitssituation hat auf unterschiedliche Art und Weise Einfluss auf die Entwicklung und den Verlauf von Alkoholmissbrauch und -abhängigkeit. Eine überdurchschnittlich hohe Alkoholismusprävalenz findet sich bei alkoholnahen Berufen, d. h. unter Barkeepern, Kellnern und Menschen, die Alkohol produzieren oder mit ihm handeln, unter Durstberufen (Giesser, Heizer), Bau und- Metallberufen, Ha-

fenarbeitern und Seeleuten, Kontaktberufen (Vertreter, Journalisten) sowie Unternehmern und Freiberuflern (Feuerlein, 1989; Fillmore & Caetano, 1980, zitiert nach Davidson & Neale, 1988). Die von vielen Menschen erlebte, stimmungsaufhellende, spannungsmindernde sowie schlafanstoßende Wirkung von Alkohol führt häufig zu einem *utilitaristischen Konsum* bei Arbeitsbelastungen (Feuerlein 1989). Eine Abhängigkeitsentwicklung wird dann insbesondere durch die Chronizität vieler Arbeitsbelastungen begünstigt. Auf der anderen Seite hat Berufstätigkeit auch protektive Wirkungen. Häufig ist sie mit einem expansiven Alkoholkonsum nicht vereinbar. Zudem kann sie im günstigsten Fall aufgrund positiver psychologischer und sozialer Auswirkungen vor der Entwicklung von Alkoholmissbrauch oder -abhängigkeit schützen.

Henkel (1996) kommt vor dem Hintergrund vorliegender Studien zu dem Schluss, dass Arbeitslosigkeit eindeutige alkoholismus-ätiologische Effekte hat. Längsschnittstudien aus verschiedenen Ländern zeigen zum einen, dass sich bei 10 bis 30% der Arbeitslosen im Verlauf längerer Arbeitslosigkeit *drogenhafte* Alkoholkonsummuster zumindest vorübergehend herausbilden bzw. intensivieren. Drogenhafter Alkoholkonsum liegt dann vor, wenn der Alkohol zur Beeinflussung persönlicher Probleme eingesetzt wird, in Abgrenzung zum *konvivialen* Konsum, der zum kulturellen Lebensstil gehört und in erster Linie durch Genuss und Geselligkeit charakterisiert ist (Henkel, 1996; Feuerlein, 1989). Weiterhin kommt es zu einer Expansion im Suchtverhalten, d. h. zu multiplem Drogengebrauch, insbesondere zum gleichzeitigen Konsum von Alkohol, Nikotin und Psychopharmaka (Henkel, 1992, 1996). Eine besondere Risikogruppe sind nach Henkel (1996) jene Arbeitslosen, die schon längere Zeit alkoholabhängig waren, bevor sie arbeitslos wurden. Es kommt besonders oft, mindestens doppelt so häufig als unter den Bedingungen bei Berufstätigkeit, zu einer signifikanten Ausdehnung und Verdichtung der Suchtstrukturen. Andererseits führt die Arbeitslosigkeit bei einem Teil der Arbeitslosen zu einer deutlichen Reduktion des Alkoholkonsums, vor allem dann, wenn das Einkommen stark absinkt oder arbeitsbedingt gesellige Trinkanlässe entfallen (Henkel, 1992, 1996).

2.3 Psychologische Theorien zu Alkoholmissbrauch und -abhängigkeit

Psychologische Theorien zur Entstehung und Aufrechterhaltung von Alkoholmissbrauch und -abhängigkeit beruhen überwiegend auf bekannten Paradigmen der Psychopathologie und Psychotherapie. Lerntheoretische, kognitiv-behaviorale und psychoanalytische Konzepte haben die Theorie- und

Modellbildung zu Missbrauch und Abhängigkeit von Alkohol am nachhaltigsten beeinflusst.
Konzepte der Humanistischen Psychologie haben zwar einen relativ hohen Stellenwert in der Beratung und psychotherapeutischen Behandlung (s. Kap. 2.7.2 u. Kap. 4.5), ihr Beitrag zur Theoriebildung im Suchtbereich ist jedoch eher gering. Deshalb wird an dieser Stelle auf die Darstellung humanistischer Störungskonzepte verzichtet.

2.3.1 Lerntheoretische Modelle

Auf der Basis von Tierexperimenten wurde die Beeinflussung des Alkoholkonsums durch Prozesse der klassischen und operanten Konditionierung mehrfach untersucht. Von zentraler Bedeutung war hierbei die angst- oder spannungsreduzierende Wirkung von Alkohol.
Conger (1951) konnte zeigen, dass experimentell herbeigeführte Angstreaktionen bei Katzen durch die Applikation von Alkohol gegenüber Kontrolltieren reduziert werden konnte. Masserman und Yum (1946) haben Katzen während des Fressens einem kalten Luftstrom ausgesetzt. Sie magerten ab und verloren an Dominanz gegenüber einer Kontrollgruppe. Gleichzeitig hatten die Katzen der Experimentalgruppe eine Präferenz für Milch, die mit Alkohol versetzt war, während die Kontrollgruppe reiner Milch den Vorzug gab. Ergebnisse dieser Art wurden mehrfach repliziert (Davidson & Neal, 1988). Aufgrund des breiten Wirkungsspektrums von Alkohol können Prinzipien des Konditionierens als Erklärung für einen fortgesetzten Konsum herangezogen werden.
Im Tierexperiment ist das induzierte „süchtige" Verhalten in der Regel reversibel. Im Gegensatz dazu wird das süchtige Verhalten vieler Menschen auch bei erheblichen negativen Konsequenzen oder dem Ausbleiben positiver Konsequenzen aufrechterhalten. Dollard und Miller (1950; zitiert nach Davison & Neal, 1988) erklärten diese Löschungsresistenz durch das Konzept eines Belohnungsaufschubgradienten. Demnach nimmt die Wirkung von Belohnung und Bestrafung eines Verhaltens über die Zeit ab. Eine unmittelbare Spannungsreduktion durch Alkohol wirkt stärker als schwerwiegende Folgen, die erst später eintreten.
Weiter untermauert wurde die Spannungsreduktionshypothese durch Untersuchungen, in denen Versuchspersonen auf experimentell induzierte Stresserfahrung mit verstärktem Alkoholkonsum reagieren (Higgins & Marlatt, 1975; Marlatt, Kosturn & Lang, 1975; Miller, Hersen, Eisler & Hilsman, 1974). In späteren Untersuchungen konnten diese Befunde jedoch nicht oder nur mit erheblichen Einschränkungen repliziert werden (Holroyd, 1978; Tucker, Vucchinich, Sobell & Maisto, 1980).

Wilson (1987) kritisierte die Theorien, die Konditionierungsprozesse auf der Basis der spannungs- oder angstreduzierenden Wirkung von Alkohol auf die Entwicklung von Alkoholabhängigkeit beim Menschen verantwortlich machten. In seiner Übersichtsarbeit konnte er aufzeigen, dass Alkohol keineswegs immer eine Reduktion von Angstempfindungen herbeiführt, sondern in einigen Fällen sogar ihre Steigerung bewirken kann. Widersprüchliche Ergebnisse vorliegender Studien können größtenteils auf das Design der Studien zurückgeführt werden. Die Alkoholdosis, die Art der experimentell induzierten Spannung und die Erhebung kurzfristiger oder langfristiger Reaktionen und individueller Eigenschaften der Versuchspersonen variieren von Untersuchung zu Untersuchung erheblich.

In ihrer Übersichtsarbeit *Stress and Alcohol* verdeutlichen Powers und Kutash (1985) die Heterogenität der Paradigmen und die teilweise konfundierende Verwendung der Begriffe *stress, anxiety* und *tension* in diesem Forschungsbereich.

Insgesamt bleibt der Erklärungswert der Lerntheorien in Verbindung mit der Annahme einer nicht näher spezifizierten, spannungsreduzierenden Wirkung des Alkohols äußerst begrenzt.

2.3.2 Kognitiv-behaviorale Modelle

Kognitiv-behaviorale Modelle entwickelten sich auf der Basis lerntheoretischer Konzepte, die durch die Grundannahme des Einflusses kognitiver Prozesse auf das Verhalten erweitert wurden. Der Begriff Kognition umfasst die Prozesse des Wahrnehmens, Erkennens, Begreifens, Urteilens und Schließens. Es handelt sich um aktive Interpretationsprozesse, die das Verhalten maßgeblich beeinflussen.

Hull (1981) spezifizierte die im vorangegangenen Abschnitt beschriebene Spannungsreduktionstheorie. Aufgrund experimenteller Befunde herabgesetzter Selbstaufmerksamkeit unter Alkoholeinfluss sowie der Beobachtung eines gesteigerten Alkoholkonsums bei induzierter Frustration vermutet er, dass die spannungsreduzierende Wirkung auf eine herabgesetzte Selbstaufmerksamkeit unter Alkoholeinfluss zurückzuführen sei. Negative Gedanken über die eigene Person würden durch den Alkohol sozusagen weggespült.

Ellis (1982; Ellis, McInerney, DiGiuseppe & Yeager, 1988) formuliert, vor dem Hintergrund seines rational emotiven Therapiekonzepts die sogenannte ABC-Theorie psychischer Störungen. Er postuliert, dass ein Ereignis A (*activating experience or events*) auf kognitiver Ebene durch bestimmte Überzeugungen B (*beliefs, attitudes, thoughts, self-statements*) mehr oder weniger adäquat interpretiert wird. Die Reaktionen C (consequences, emotional and behavioural) auf das Ereignis werden maßgeblich durch die

Überzeugungen determiniert. *Irrationale Überzeugungen* liegen dann vor, wenn sie von einer rational nachvollziehbaren Interpretation von Ereignissen abweichen. Ellis geht davon aus, dass vor allem die *irrationalen Überzeugungen* für die Entwicklung und Chronifizierung von situationsunangemessenen, emotionalen Störungen und Ängsten verantwortlich sind. Die *irrationalen Überzeugungen* veranlassen den Betroffenen zu persistierenden, negativen Selbstwahrnehmungen.

Eine Herabsetzung der Selbstaufmerksamkeit durch Alkoholkonsum im Sinne von Hull (1981) kann den Betroffenen von seinen negativen Selbstwahrnehmungen entlasten. Eine Chronifizierung des Alkoholkonsums wäre wahrscheinlich, weil die irrationalen Überzeugungen als relativ stabile Merkmale angesehen werden. Ellis et al. (1988) gehen davon aus, dass irrationale Überzeugungen die Frustrationstoleranz erheblich herabsetzen und einen affektiven Zustand herbeiführen, den sie als „discomfort anxiety" oder „discomfort disturbance" bezeichnen (S. 24). Damit ist eine Emotion gemeint, die auftritt, wenn Schmerzen, Beschwerden oder Unannehmlichkeiten antizipiert werden. Der Alkoholkonsum dient dabei zur Pufferung dieser negativen Emotionen. Hierbei wird die Entstehung und Aufrechterhaltung von Substanzabhängigkeit durch die unmittelbare Wirksamkeit der Droge gefördert.

> „The reason addictions are too easy to create and maintain is that no cognitive or behavioral strategy can eliminate the discomfort anxiety as quickly and as effortlessly as chemicals" (S. 27).

In retrospektiven Untersuchungen unterscheiden sich rückfällige von nicht rückfälligen Alkoholabhängigen sowohl im Ausmaß allgemeiner als auch alkoholspezifischer irrationaler Kognitionen (Riedesel, 1993; Terhaar & Tigges-Limmer, 1993). In prospektiven Untersuchungen von Terhaar und Tigges-Limmer (1993) an stationären Patienten einer Entwöhnungseinrichtung hatten irrationale Denkgewohnheiten keine prädiktive Valenz für Rückfälle.

Steele, Southwick and Critchlow (1981) untersuchten in sozialpsychologischen Experimenten den Zusammenhang von Alkoholkonsum und kognitiver Dissonanz. Unter *Dissonanz* wird ein unangenehmer Zustand psychischer Anspannung verstanden. Die *Kognitive Dissonanztheorie* besagt, dass eine Diskrepanz zwischen Einstellung und Verhalten *Dissonanz* induziert. Ihr Abbau wird als wesentlicher Impetus der Änderung von Einstellung oder Verhalten angesehen (Aronson, 1969; Zanna & Cooper, 1976). Steele et al. (1981) fanden, dass der Alkoholkonsum bei experimentell induzierter Dissonanz ansteigt und Einstellungsänderungen bei Alkoholkonsum weniger wahrscheinlich sind.

Das Konzept der *Gelernten Hilflosigkeit* (Seligman, 1973, 1974, 1975, 1979) wurde von Mantek (1979) zur Interpretation von Geschlechterunterschieden bei der Entstehung von Alkoholismus herangezogen. Sie stellte in einer eigenen Studie fest, dass Alkoholikerinnen sich überdurchschnittlich häufig den Forderungen anderer fügten und Schwierigkeiten aus dem Weg gingen. Diese geschlechtsspezifische Hypothese wurde ursprünglich in der Depressionsforschung untersucht. Radloff (1975) sieht in der *Gelernten Hilflosigkeit* eine Ursache für das höhere Depressionsniveau bei Frauen.

Später wurde das Konzept der *Gelernten Hilflosigkeit* auf der Basis der Arbeiten von Weiner et al. (1971) zu einer attributionsorienten Fassung revidiert (Abrahamson, Seligman & Teasdale, 1978). Anschließende empirische Evaluationen belegen einen höheren Aussagewert des revidierten Konzepts (Peterson & Seligman, 1984). Zentraler Bestandteil des revidierten und erweiterten Konzepts der *Gelernten Hilflosigkeit* ist ein Attributionsschema, das eine Einteilung von Misserfolgsattributionen erlaubt. Es unterscheidet zwischen interner versus externer, stabiler versus instabiler und umfassender versus spezifischer Misserfolgsattribution.

In Anlehnung an Weiner wird insbesondere eine interne, stabile und umfassende Attribution als prognostisch ungünstiges Merkmal im Verlauf von Alkoholabhängigkeit angesehen (Marlatt & Gordon, 1985).

Die beschriebenen theoretischen Ansätze implizieren, dass insbesondere negative Aspekte des Denkens und Empfindens unter Alkoholeinfluss einer reduzierten Wahrnehmung unterliegen. Nach Scherer und Scherer (1994) bedarf es einer differenzierteren Betrachtung der Beziehung zwischen Alkohol und Emotion. Die Autoren benennen drei wesentliche Fragen, die es in diesem Zusammenhang zu beantworten gilt:

„(1) Welche Auswirkungen hat der Alkoholkonsum auf die Emotionslage des Individuums?

(2) Wie wirkt sich die Emotionslage des Individuums auf den Alkoholkonsum aus?

(3) Führen Unterschiede in der habituellen emotionalen Reagibilität zu Unterschieden im Alkoholkonsum?" (S. 76)

Die Auswirkung des Alkohols auf die Emotionslage ist zwar evident, aber bisher nicht eindeutig bestimmbar (s. Kap. 2.3). Es besteht eine erhebliche interindividuelle Varianz, die durch biologische, kognitive, biographische und situative Faktoren moderiert wird.

Scherer und Scherer sehen *emotionale Reagibilität* als wesentliche Voraussetzung für die Entwicklung von Alkoholmissbrauch und -abhängigkeit an. Sie definieren *emotionale Reagibilität* in Anlehnung an Tarter, Alterman und Edwards (1985) als Instabilität im Sinne einer Disposition, leicht und schnell affektiv zu reagieren, verstärkt durch eine verlangsamte Rückkehr zu einem beruhigten, homöostatischen Zustand (s. o. Kap. 2.2.2). Scherer & Scherer (1994) sehen den Alkoholkonsum als Coping-Verhalten, also als Versuch, die als Stressor empfundene Affektlage zu bewältigen. In eigenen Untersuchungen fanden Scherer & Scherer (1991, zitiert nach Scherer & Scherer, 1994), dass Personen mit positiven Alkoholerwartungen, insbesondere in Bezug auf sein Potential zur Stressreduktion, eher zum Missbrauch von Alkohol neigen.

Eine Reihe von Arbeiten im Bereich der kognitiv-behavioral orientierten Coping-Forschung hat den Mangel an Coping-Fertigkeiten als wesentliche Bedingung der Entwicklung und Aufrechterhaltung von Alkoholmissbrauch und -abhängigkeit bestimmt (Marlatt, 1979; Marlatt & Gordon, 1985; Wills & Shiffman, 1985).

Marlatt (1976, 1979) fand fünf spezifische Situations- und Personenmerkmale, die Einfluss auf die Wahrscheinlichkeit exzessiven Alkoholkonsums haben:

(1) Die Intensität der subjektiv erlebten Belastung;

(2) die Wahrnehmung individueller Kontrollmöglichkeiten;

(3) die Verfügbarkeit alternativer Coping-Fertigkeiten und die Ausprägung dazugehöriger Kompetenzüberzeugungen;

(4) die Erwartung eines alkoholspezifischen Effektes (z. B. Entspannung);

(5) die Verfügbarkeit von Alkohol und sozial erwarteter Alkoholkonsum.

Krampen (1987) verbindet in seinem hierarchischen *handlungstheoretischen Partialmodell* der Persönlichkeit differenzierte *erwartungs-wert-theoretische* Modellvorstellungen (s. Kap. 2.5.1) mit persönlichkeitspsychologischen Konstrukten. Der Situationswahrnehmung und -strukturierung wird eine entscheidende Rolle für das Verhalten zugewiesen (Krampen & Fischer, 1988). Auf der untersten Stufe des Modells werden situationsspezifische Erwartungen lokalisiert, die auf der zweiten Stufe zu bereichsspezifischen Erwartungshaltungen generalisiert werden. Eine dritte Ebene enthält Erwartungshaltungen, die über alle Lebensbereiche verallgemeinert werden und schließlich auf der obersten Ebene als generalisierte Erwartungshaltungen Persönlichkeitsmerkmale repräsentieren.

Scheller und Lemke (1994) ergänzten Marlatts Modell der Prädiktion von exzessivem Alkoholkonsum durch die Modellbildung von Krampen. Für sie steht die Überlegung im Vordergrund, dass sich aus den ersten vier der fünf situationsspezifischen Variablen durch Generalisierungslernen übergreifende handlungstheoretische Persönlichkeitsmerkmale ausbilden können.

"(1) Unterschiedliche Situationen, denen das Erleben von Streß gemeinsam ist, werden von einer Person als gleichartig wahrgenommen. Sie aktivieren daher auch funktional ähnliche Handlungen (Coping-Strategien).

(2) Die Wahrnehmung eigener Kontrollmöglichkeiten in spezifischen Streßsituationen wird zur bereichsspezifischen Kontrollüberzeugung für die Klasse der belastenden Situationen generalisiert. Diese bereichsspezifische Kontrollüberzeugung beeinflußt die Ausbildung der allgemeinen Kontrollüberzeugung.

(3) Die Verfügbarkeit unterschiedlicher Bewältigungsfertigkeiten steht in enger Beziehung zum Konzept der Selbstwirksamkeitserwartung (vgl. z. B. Bandura 1982; Maddux 1991). Die Selbstwirksamkeitserwartung in bestimmten Streßsituationen wird zum Selbstkonzept eigener Problemlösefähigkeit verallgemeinert. Diese Fähigkeit trägt zusammen mit anderen bereichsspezifischen Erwartungen zur Ausbildung des Selbstkonzepts eigener Fähigkeiten bei (Kompetenzüberzeugung).

(4) Die Erwartung, daß Alkohol Spannungen zu lösen vermag, wird auf die gesamte Klasse der streßinduzierenden Situationen bezogen" (S. 233).

Die Annahmen von Scheller und Lemke implizieren keine von vornherein vorliegenden prämorbiden Persönlichkeitsstrukturen mit entsprechend fehlangepassten Coping-Strategien. Sie gehen vielmehr davon aus, dass sich die Persönlichkeitsmerkmale, die die Entstehung von Alkoholmissbrauch und -abhängigkeit begünstigen, erst durch entsprechende Lernerfahrungen im Umgang mit Alkohol herausbilden.

In einer eigenen Studie untersuchten Scheller und Lemke (1994) alkoholabhängige Patienten einer Entwöhnungseinrichtung (n = 63), remittierte Alkoholabhängige (n = 63) sowie eine Kontrollgruppe (n = 63). Mit dem *Coping Responses Inventory* (CRI) von Moos (1988) und dem *Stressverarbeitungsfragebogen* (SVF) von Janke, Erdmann und Kallus (1985) wurden Stressbewältigungsstrategien erfasst und mit dem *Fragebogen zu Kompetenz- und Kontrollüberzeugungen* (FKK) von Krampen (1991) sowie der *Selbstkonzeptskala zur allgemeinen Problembewältigung*, einer Subskala der Frankfurter Selbstkonzeptskalen (FSKN) von Deusinger (1986) ergänzt. Die Patientengruppe erzielte in den Subskalen des CRI: *Kognitive Vermeidung, Akzeptieren oder Resignation* und *Emotionsentladung* sowie der Sekundärskala *Problemvermeidendes Coping* einen signifikant höheren Mittelwert (p < .05) als die Vergleichsgruppen. Weiterhin hatte die Patientengruppe in der Skala *Selbstkonzept eigener Fähigkeiten des* FKK und auf der *Selbstkonzeptskala zur allgemeinen Problembewältigung* des FSKN einen signifikant niedrigeren Mittelwert gegenüber den Vergleichsgruppen. Bezüglich der Kontrollüberzeugungen gemäß den Skalen *Internalität, Sozial bedingte Externalität* und *Fatalistische Externalität* des FKK ergaben sich keine signifikanten Unterschiede zwischen den Gruppen.

Die Ergebnisse erweisen sich als konsistent mit den Modellannahmen von Scheller und Lemke. Sie räumen aber selbst ein, dass eine ätiologische Relevanz des Modells damit nicht belegt ist. Aus den Befunden lässt sich jedoch die optimistische Hypothese herleiten, dass die fehlangepassten Bewältigungsstrategien, die mit der Entwicklung von Alkoholmissbrauch und -abhängigkeit einhergehen, reversibel sind und im Remissionsprozess durch adäquatere ersetzt werden können.

2.3.3 Psychoanalytische Modelle

Psychoanalytische Modelle führen die Entstehung von Alkoholmissbrauch und -abhängigkeit auf Störungen in der Persönlichkeitsentwicklung zurück. Zu dieser Aussage hat sich bisher keine allgemeingültige Erklärung herausarbeiten lassen. Nach Rost (1994) sollte sich die psychoanalytische Perspektive darauf konzentrieren, „welcher Sinn oder welche Bedeutung dem Symptom Alkoholismus bei einer bestimmten Person zukommt" (S.26). Mit dieser Zielsetzung werden von Rost (1994) folgende drei Perspektiven herausgearbeitet:

(1) das Konfliktmodell, das in Verfolgung der triebpsychologischen Perspektive im Suchtmittelgebrauch den Versuch erkennt, einen Triebkonflikt zu lösen,

(2) das Strukturmodell, demzufolge das Suchtmittel in einem Selbstheilungsversuch einem unentwickelten, schwachen Ich zu Hilfe kommt und

(3) das objektpsychoanalytische Modell, für das das Suchtmittel in einem vorwiegend selbstdestruktiven Prozess Ersatz bzw. Wiederholung einer frühkindlichen Beziehung darstellt.

Sigmund Freud hat in seinem umfangreichen Werk dem Missbrauch und der Abhängigkeit von Substanzen keine eigenständige Arbeit gewidmet, sondern einzelne Fragmente über sein Gesamtwerk verteilt. Er hat selbst über längere Zeit und recht häufig Kokain zu sich genommen, war jedoch zu keiner Zeit kokainabhängig (Rost, 1994). „Er empfahl und besorgte das Kokain Freunden und Kollegen wie seiner Braut und musste voll Bestürzung erfahren, dass es bei einzelnen dieser Personen verheerende Auswirkungen hatte und zur Sucht führte (z. B. bei seinem Freund Ernst von Fleischl-Marxow)" (S. 28). Die eigene Erfahrung der interindividuell differenten Wirkung des Suchtmittels ist konsistent mit Freuds Annahme, dass nicht die biochemische Wirkung und die Häufigkeit der Einnahme für die Entstehung einer Abhängigkeit maßgeblich sind, sondern die psychische Struktur des Konsumenten. Darüber hinaus wurde das Phänomen der Sucht von Freud in sein Triebmodell eingefügt. Entsprechende Belege wurden von Rost (1994) zusammengestellt:

> „'Gewöhnung' ist eine bloße Redensart ohne aufklärenden Wert; nicht jedermann, der eine Zeitlang Morphium, Kokain, Chloralhydrat u. dgl. zu nehmen

Gelegenheit hat, erwirbt hierdurch die 'Sucht' nach diesen Dingen. Genauere Untersuchung weist in der Regel nach, dass diese Narkotika zum Ersatze - direkt oder auf Umwegen - des mangelnden Sexualgenusses bestimmt sind, und wo sich normales Sexualleben nicht mehr herstellen lässt, da darf man den Rückfall des Entwöhnten mit Sicherheit erwarten" (GW I, S. 506, zitiert nach Rost, 1994, S. 29).

„Es ist mir die Einsicht aufgegangen, daß die Masturbation die einzige große Gewohnheit, die 'Ursucht' ist, als deren Ersatz und Ablösung erst die anderen Süchte nach Alkohol, Morphium, Tabak etc. ins Leben treten" (Brief an Wilhelm Fliess am 22. 12. 1897, in Freud, 1962, S. 205, zitiert nach Rost, 1994, S. 30).

„Die Veränderung der Stimmungslage ist das Wertvollste, was der Alkohol dem Menschen leistet, und weshalb dieses 'Gift' nicht für jeden gleich entbehrlich ist. Die heitere Stimmung, ob nun endogen entstanden oder toxisch erzeugt, setzt die hemmenden Kräfte, die Kritik unter ihnen, herab und macht damit Lustquellen wieder zugänglich, auf denen Unterdrückung lastet. Unter dem Einfluss des Alkohols wird der Erwachsene wieder zum Kinde, dem die freie Verfügung über seinen Gedankenablauf ohne Einhaltung des logischen Zwanges Lust bereitet" (GW VI, 142, zitiert nach Rost, 1994, S. 30).

Missglückte Lösung von Triebkonflikten und Ersatzbildung sowie die Durchsetzung des Lustprinzips durch Beseitigung von Hemmung und Abwehr sowie der Aufhebung von Sublimierung werden hier zur Erklärung von Suchtentstehung herangezogen.

In Freuds Schrift *Beiträge zur Psychologie des Liebeslebens* (1910) klingt der Objektcharakter des Alkohols an:

„Die Gewöhnung knüpft das Band zwischen dem Manne und der Sorte Wein, die er trinkt, immer enger ... Wenn man die Äußerungen unserer großen Alkoholiker, z.B. Böcklins, über ihr Verhältnis zum Wein anhört, es klingt wie die reinste Harmonie, ein Vorbild einer glücklichen Ehe" (GW VIII, 89, zitiert nach Rost, 1994, S. 30).

Später wurde von Freud die Unlustvermeidung gegenüber dem Lustgewinn durch den Substanzgebrauch mehr in den Vordergrund gerückt:

„Die roheste, aber auch wirksamste Methode solcher Beeinflussung (des Leidens) ist die chemische, die Intoxikation. Ich glaube nicht, daß irgendwer ihren Mechanismus durchschaut, aber es ist Tatsache, daß es körperfremde Stoffe gibt, deren Anwesenheit in Blut und Geweben uns unmittelbare Lustempfindungen verschafft, aber auch die Bedingungen unseres Empfindungslebens so verändert, daß wir zur Aufnahme von Unlustregungen untauglich werden. Beide Wirkungen erfolgen nicht nur gleichzeitig, sie scheinen auch innig miteinander verknüpft. Es muß aber in unserem eigenen Chemismus Stoffe geben, die ähnliches leisten, denn wir kennen wenigstens einen krankhaften Zustand, die Manie, in dem dies rauschähnliche Verhalten zustande kommt, ohne daß ein Rauschgift eingeführt worden wäre. Überdies zeigt unser normales Seelenleben

Schwankungen von erleichterter oder erschwerter Lustentbindung, mit denen eine verringerte oder vergrößerte Empfänglichkeit für Unlust parallel geht. Es ist sehr zu bedauern, daß diese toxische Seite der seelischen Vorgänge sich der wissenschaftlichen Erforschung bisher entzogen hat. Die Leistung der Rauschmittel im Kampf um das Glück und zur Fernhaltung des Elends wird so sehr als Wohltat geschätzt, daß Individuen wie Völker ihnen eine feste Stellung in ihrer Libidoökonomie eingeräumt haben. Man dankt ihnen nicht nur den unmittelbaren Lustgewinn, sondern auch ein heiß ersehntes Stück Unabhängigkeit von der Außenwelt. Man weiß doch, daß man mit Hilfe des 'Sorgenbrechers' sich jederzeit dem Druck der Realität entziehen und in einer eigenen Welt mit besseren Empfindungsbedingungen Zuflucht finden kann. Es ist bekannt, daß gerade diese Eigenschaft der Rauschmittel auch ihre Gefahr und Schädlichkeit bedingt. Sie tragen unter Umständen die Schuld daran, daß große Energiebeträge, die zur Verbesserung des menschlichen Loses verwendet werden könnten, nutzlos verloren gehen" (GW XIV, 436 f., zitiert nach Rost, 1994, S. 31-32).

Die Aufhebung sexueller Hemmung, Verdrängung und Sublimierung werden auch von anderen analytischen Autoren als Erklärung von Alkoholkonsum und Missbrauch herangezogen (z. B. Abraham, 1908). Weiterhin wurde eine Verbindung von Homosexualität und Alkoholismus von verschiedenen Autoren diskutiert (Abraham, 1908; Ferenczi, 1964; Kuiper, 1968). Die kausale Verknüpfung ist jedoch mehrfach kritisiert und in Frage gestellt worden (Glover, 1933, zitiert nach Rost, 1994; Radò, 1934; Goertz, 1972) und wird vor dem Hintergrund einer zunehmenden Entpathologisierung der Homosexualität (Morgenthaler, 1985) auch nicht mehr diskutiert. Die Symbolbedeutungen des Alkohols hatten alsbald eine inflationierende Anzahl (Glover, 1933, zitiert nach Rost, 1994). Heute ist wohl nur noch die Deutung von Alkohol als Ersatz für die Muttermilch sowohl im popularistischen Gebrauch der Psychoanalyse als auch im objektpsychologischen Ansatz von Bedeutung. Die schillernde Vielfalt triebpsychologischer Überlegungen zum Alkoholismus führt Rost (1994) zum Teil darauf zurück, dass Süchtige eine beliebte Projektionsfläche für abgewehrte Wünsche und Phantasien sind, von denen offenbar auch Psychoanalytiker nicht frei seien. Orale Fixierung wurde mehrfach als grundlegende Struktur für Alkoholabhängigkeit gesehen. Hierbei soll das Trinken die erlebte Zurückweisung durch die Mutter entweder nach übertriebener Verwöhnung (Bergler, 1946; Knight, 1937; Fenichel, 1931) oder bei durchgängiger Frustration frühkindlicher oraler Bedürfnisse (Anna Freud, 1968) wiedergutmachen. In der Sucht kommt es zu einer regressiven Wiederbelebung oraler Bedürfnisbefriedigung. Nach Rost (1994) wird dem „oralen Charakter" des Süchtigen heute kein erklärender Wert mehr beigemessen. Das Oralitätskonzept enttäusche insbesondere dann, wenn es auf die Erogenität der Suchtmittelzufuhr reduziert werde. Brauchbarer wäre das Konzept, würde es auf die Beziehungsmodalitäten und Abwehrmechanismen bezogen.

Abweichend von Freuds Konzept der oralen Entwicklungsphase wird *Oralität* oft als Abhängigkeit bestimmt, eine passiv-narzisstische Haltung, in der von der Umwelt uneingeschränkte Bedürfnisbefriedigung erwartet wird.

Von zentraler Bedeutung für die psychoanalytische Suchttheorie waren die Arbeiten von Radò aus den Jahren 1926 und 1934. Ihm ist es gelungen, unterschiedliche Phänomene des Suchtgeschehens in ein triebpsychologisches Modell zu integrieren. Er prägte den Begriff des *alimentären Orgasmus*. In seiner späteren Arbeit (1934) zeichnet sich ein Übergang vom trieb- zum ichpsychologischen Konzept ab.

Triebpsychologische Konzepte zu Substanzmissbrauch und -abhängigkeit sind, wenn auch diffus, bis heute gebräuchlich geblieben. „Es sind dies vor allem die Vorstellungen von der Oralität und einer unkontrollierten, unsublimierten, aber verschobenen Triebhaftigkeit" (Rost, 1994, S. 46). Zu kritisieren ist die Überschätzung des lustvollen Charakters des Substanzkonsums und die Annahme der übertriebenen Herbeiführung dieser Lust im Falle der Alkoholabhängigkeit (de la Vega, 1971; Matakas & Spahn, 1980; Rost, 1994).

In einem triebpsychologischen Ansatz sollte der bei Abhängigen häufig zu beobachtenden Unfähigkeit zur Lustbefriedigung Rechnung getragen werden (Ferenczi, 1911; Matussek, 1959). Insgesamt erklären triebpsychologische Modelle eher die Phänomene des Alkoholkonsums in dem Bereich, der unterhalb der Schwelle einer Alkoholabhängigkeit liegt. Hier hat der Alkohol seine kulturell untermauerte Funktion, sexuelle Hemmungen, Ängste und Widerstände aufzuheben, wobei dieses „normale Trinken" auf einem neurotischen Hintergrund teilweise entgleisen kann.

Phänomene der Abhängigkeit lassen sich nach Rost (1994) geeigneter durch das *ich-struktur-psychologische* Modell erklären. Alkoholmissbrauch wird dabei als Versuch gewertet, defizitäre Persönlichkeitsentwicklungen zu kompensieren. Die zentrale Instanz des *Ichs* wird beim Süchtigen als geschwächt und unentwickelt angesehen. „Es versagt dabei in seinen stabilisierenden und regulierenden Funktionen, in der Realitätsprüfung und der Auseinandersetzung mit der Außenwelt wie in seiner Regulationsfähigkeit nach innen, gegenüber dem Es (den Triebwünschen)" (Rost, 1994, S. 51). Auf diese Weise ließen sich die im Kap. 2.2.2 beschriebenen Störungen der Affekt- und Impulskontrolle sowie die von verschiedenen Autoren beschriebene *Frustrationsintoleranz* von alkoholabhängigen Menschen (Feuerlein, 1989; Goertz, 1972) auf der Basis einer angenommenen *Ich-Schwäche* psychodynamisch erklären. Der Konsum von Alkohol übernimmt Funktionen, die bei einem gesunden Ich durch psychische Prozesse, nämlich durch die Abwehrmechanismen, wahrgenommen werden (Rost, 1994).

Die Störung wird von vielen Autoren jedoch nicht von allein beim *Ich* gesehen. Auf der Grundlage der Arbeiten von Adams (1978), Feibel (1960), Goertz (1972), Heigl, Heigl-Evers und Ruff (1980), Heigl-Evers (1980), Kuiper (1968), Lürssen (1976) und Schwenk (1976) kommt Rost (1994, S. 60) zu dem Schluss, dass die meisten Autoren, die sich mit Sucht befassen, von einem unreifen und zugleich überstrengen und sadistischen *Überich* mit einem Mangel im *Ichideal* ausgehen.

Die Grundannahmen ich-psychologischer Ansätze sind in sich plausibel und nachvollziehbar. Gegenüber den triebpsychologischen Ansätzen handelt es sich bei diesen Ansätzen eindeutiger um Pathologie-Konzepte. Sie erklären aber nicht die spezifischen psychischen Bedingungen der Entstehung und Aufrechterhaltung von Substanzmissbrauch und -abhängigkeit, sondern sind eher als eine allgemeine Pathologie der Ich-Entwicklung zu werten. Die selbe Kritik gilt auch für die selbst-psychologischen Annahmen zur Entstehung von Sucht, die sich an das Narzissmus-Konzept von Kohut (1973) anlehnen. Sie unterscheiden sich nur graduell von ich-psychologischen Konzepten (Beese, 1981; Scheidt, 1976; Wurmser, 1974). In der Suchtdiskussion richtet die Selbstpsychologie ihr Hauptaugenmerk auf die Grandiositätsphantasien und den Selbstheilungscharakter der Droge und baut damit ich-psychologische Vorstellungen aus (Rost, 1994).

Basierend auf ich-psychologischen Modellen haben Wurmser (1974, 1978, 1983) sowie Krystal und Raskin (1970, deutsche Übersetzung 1983) komplexe ätiologische Suchtkonzepte entwickelt. Von den Autoren werden verschiedene Einzelaspekte der psychoanalytischen Sicht von Substanzabhängigkeit integriert. Eine prinzipiell neue Perspektive wurde durch die Arbeiten nicht aufgezeigt.

Objekt-psychologische Konzepte (Fairbairn, 1952; Kernberg, 1976, deutsche Übersetzung 1981; Klein, 1972; Minden, 1978) rücken Umwelt- und Beziehungsaspekte in den Vordergrund. Vor allem der frühen Beziehung zwischen Mutter und Kind wird eine exponierte Bedeutung für die Entwicklung späterer Störungen zugeschrieben. Der objekt-psychologische Ansatz ermöglicht eine Herleitung der destruktiven und selbstzerstörerischen Anteile des Suchtgeschehens. Die Arbeiten von Glover (1933) und Simmel (1948) waren in dieser Hinsicht richtungsweisend.

Aus den objekt-psychologischen Ansätzen arbeitete Rost (1994) zwei wesentliche Aspekte süchtigen Verhaltens heraus. Der erste Aspekt ist das *negative Selbst* in Verbindung mit der *idealen Mutter,* welche er als Folge einer gescheiterten Autonomieentwicklung des Betroffenen sieht. Der Mutter kommt hierbei eine entscheidende Rolle zu: „... so handelt es sich meist um

dominante und besitzergreifende, dabei kalte Frauen, bei denen untergründig eine ungeheure Aggression und Wut spürbar sind, die sie jedoch verleugnen und abspalten, häufig altruistisch sublimieren, indem sie anderen „helfen". Diese Frauen stellen sich selbst als ideale Mütter dar ..." (S. 90).
Die *gute Brust*, im Sinne Melanie Kleins (1972), ist zu schwach, um die Basis für eine sichere Identität zu liefern. Es kann kein ganzes mütterliches Objekt, das gute und böse Anteile vereinigt, verinnerlicht werden. Dadurch entwickelt sich ein negatives Selbst und ein idealisiertes Mutterbild: „Wenn der Alkoholiker also spaltet, so ist es eine Spaltung zwischen innen und außen. Die bösen bzw. die ambivalenten Objekte befinden sich in seinem Inneren, zerstören ihn, werden auf die Droge projiziert und inkorperiert, während die Mutter mit allen guten, idealen Eigenschaften ausgestattet wird und ferngehalten werden muss, um nicht ebenfalls von der bösen Brust vergiftet zu werden" (Rost, S. 91).
Der zweite Aspekt süchtigen Verhaltens ist nach Rost die selbstzerstörerische Tendenz der Sucht. Er sieht in den häufig fatalen Folgen des Alkoholkonsums nicht allein eine unerwünschte Nebenwirkung, die von dem Betroffenen aufgrund der angestrebten Effekte des Alkoholkonsums in Kauf genommen wird, sondern eine unbewusst intendierte Autodestruktion. Als Beleg führt er typische Beispiele autodestruktiver Trinkstile, die ausgeprägte „autodestruktive Unfallneigung" (S. 94), die auch im nüchternen Zustand oder bereits in der Kindheit zu finden sei, sowie die extrem hohe Suizidneigung von Alkoholabhängigen an.
Von Menninger (1938, deutsche Übersetzung 1986) wird in der Beziehung von Sucht und Suizid ein bedeutsamer ätiologischer Zusammenhang gesehen, wonach Alkoholabhängigkeit oft als verzögerter Selbstmord anzusehen ist, der vor seiner Vollendung schützt. Rost (1994) wertet einen *Symptomwechsel* zwischen psychosomatischen Symptomen und Trinkphasen, d. h., dass psychosomatische Symptome mit Beginn des süchtigen Trinkens verschwinden und bei Abstinenz wieder auftreten, als weiteren Beleg autodestruktiver Motive. Er geht davon aus, dass psychosomatische Erkrankungen und Sucht „austauschbare Erscheinungsformen einer schweren Grundstörung autodestruktiver Natur" (S. 100) sind.

2.4 Typologien und Verlaufsmodelle

Ausprägung, Schwere und Verlauf von Alkoholmissbrauch und -abhängigkeit weisen eine erhebliche interindividuelle Varianz auf. Ansätze, dieses heterogene Erscheinungsbild durch Typologien und Verlaufsmodelle zu systematisieren, verfolgten insbesondere zwei Zielsetzungen: Erstens die

Bestimmung von Kriterien differentieller Indikation für spezifische Interventionsformen und zweitens die Bestimmung des Anteils verschiedener Typen von Alkoholmissbrauch und -abhängigkeit in unterschiedlichen Populationen. Beide Zielsetzungen konnten bis heute nur ansatzweise realisiert werden (Babor, 1996).

2.4.1 Typologie und Verlauf des Alkoholismus nach Jellinek

Jellinek (1960a, 1960b) hat eine Einteilung des Alkoholismus in fünf Kategorien vorgeschlagen: *Alpha, Beta, Gamma, Delta* und *Epsilon Alkoholismus,* wobei er Alkoholismus sehr weit definierte: „... any use of alcohol beverages that causes any damage to the individual or society or both ..." (Jellinek, 1960a, S. 117).
Jellineks Einteilung erfolgt nach Kriterien der Abhängigkeit und des Trinkverhaltens. Als Kriterien der Abhängigkeit wählt er die Merkmale Kontrollverlust und Unfähigkeit zur Abstinenz (s. Kap. 2.1.2), das Trinkverhalten unterteilte er in ein periodisches und ein kontinuierliches Trinkmuster. Seine Typologie beinhaltet weiterhin Annahmen zu typspezifischen Merkmalen von Entstehung und Verlauf des Alkoholismus. Die folgende zusammenfassende Beschreibung basiert auf der Darstellung in dem Buch *The Disease Concept of Alcoholism* (Jellinek, 1960a, S. 35-41).
Alpha Alkoholismus beschreibt die rein psychologische Abhängigkeit oder Alkoholkonsum um körperlichen Schmerz oder seelischen Kummer zu mildert. Der Alkoholkonsum ist nicht den jeweils vorherrschenden Trinkkonventionen angepasst. Es entwickelt sich weder Kontrollverlust noch Unfähigkeit zur Abstinenz. Der Verlauf ist nicht progressiv.
Beta Alkoholismus ist ein schwerer Alkoholkonsum, der zu gravierenden körperlichen Folgeproblemen führt, ohne erkennbare Merkmale von psychischer oder physischer Abhängigkeit.
Gamma Alkoholismus ist durch 1. Toleranzentwicklung, 2. adaptierten Zellmetabolismus, 3. körperliche und psychische Entzugserscheinungen und 4. Kontrollverlust gekennzeichnet. Der Verlauf ist progressiv und durch schwere soziale, psychische und physische Folgen gekennzeichnet. Der Gamma Alkoholismus tritt in den USA, Australien, Nord- und Osteuropa gehäuft auf.
Delta Alkoholismus erfüllt ebenfalls die ersten drei Kriterien des Gamma Alkoholismus. Es ist jedoch kein Kontrollverlust im Sinne von unbeabsichtigten Trinkexzessen zu beobachten, sondern lediglich die Unfähigkeit zur Abstinenz. Besonders verbreitet ist der Delta-Typ in Ländern, in denen der Alkoholkonsum sehr stark in den Tagesablauf integriert ist. In Deutschland wird diese Form des Alkoholkonsums auch als *Pegeltrinken* oder in leichterer Ausprägung als *mediterraner Trinkstil* bezeichnet.

Epsilon Alkoholismus ist durch periodischen, exzessiven Alkoholkonsum gekennzeichnet, der in Europa und Lateinamerika auch als *Dipsomanie* (Quartalstrinken) bezeichnet wird.

Jellinek (1960a) legt sich nicht auf diese begrenzte Anzahl von Alkoholismus-Typen fest, sondern ist offen für Ergänzungen, wie z.B. *"excessive weekend drinking"* oder *"fiesta drinking"* (S. 39). Er räumt weiterhin ein, dass frühe Formen des Gamma Alkoholismus dem Alpha Alkoholismus gleichen und Gamma Alkoholiker mit Epsilon Alkoholikern verwechselt werden können, wenn sie in ihrem Remissionsprozess Rückfälle aufweisen.

In älteren Arbeiten hat Jellinek (1946, 1952) auf der Grundlage der Befragung von Mitgliedern der *Anonymen Alkoholiker* die Progression des Gamma Alkoholismus in drei Phasen unterteilt. Diese Phasen lassen sich nach Jellinek durch die in Tabelle 2.4.1.1 aufgeführten 42 Symptome charakterisieren.

Tabelle 2.4.1.1
Phasen des Alkoholismus nach Jellinek (1952, Übersetzung in Anlehnung an Feuerlein, 1989, S. 160)

A. Prodromalphase	
1.	Räusche mit Erinnerungslücken, „Blackout"
2.	Heimliches Trinken
3.	Dauerndes Denken an Alkohol, Sorge um Verfügbarkeit
4.	Gieriges Trinken der ersten Gläser
5.	Schuldgefühle
6.	Vermeidung von Anspielungen auf Alkohol
7.	Häufige Räusche mit Erinnerungslücken
B. Kritische Phase	
8.	Verlust der Kontrolle nach Beginn des Trinkens
9.	Alkoholikeralibis, scheinbare Trinkgründe
10.	Widerstand gegen Vorhaltungen
11.	Großspuriges Benehmen
12.	Auffallend aggressives Benehmen
13.	Dauernde Zerknirschung
14.	Perioden völliger Abstinenz mit ständigen Rückschlägen
15.	Änderung des Trinksystems, Begrenzung von Trinkzeiten
16.	Freunde fallenlassen
17.	Arbeitsplätze fallenlassen

18.	Das Verhalten auf den Alkohol konzentrieren
19.	Verlust der äußeren Interessen
20.	Neue Auslegung zwischenmenschlicher Beziehungen
21.	Auffallendes Selbstmitleid
22.	Gedankliche oder tatsächliche Ortsflucht
23.	Ungünstige Änderungen im Familienleben
24.	Grundloser Unwillen
25.	Bestreben, „seinen Vorrat zu sichern"
26.	Vernachlässigung angemessener Ernährung
27.	Einweisung ins Krankenhaus wegen „körperlicher" alkoholischer Beschwerden
28.	Abnahme des sexuellen Triebes
29.	Alkoholische Eifersucht
30.	Regelmäßiges morgendliches Trinken
C. Chronische Phase	
31.	Verlängerte, tagelange Räusche
32.	Bemerkenswerter ethischer Abbau
33.	Beeinträchtigung des Denkens
34.	Passagere alkoholische Psychosen
35.	Trinken mit Personen weit unter dem eigenen Niveau
36.	Zuflucht zu technischen Produkten (Haarwasser, Rheumamittel, Brennspiritus)
37.	Verlust der Alkoholtoleranz
38.	Angstzustände
39.	Zittern
40.	Psychomotorische Hemmung
41.	Das Trinken nimmt den Charakter der Besessenheit an
42.	Das Erklärungssystem versagt. Er wird leichter der Behandlung zugänglich

Auch wenn die Reihenfolge der Symptome in weiteren Studien nicht repliziert werden konnte (Park & Whitehead, 1973; Trice & Wahl, 1958) ist ihre Zusammenstellung bedeutsam geblieben. Eine Reihe von ihnen finden sich in aktuellen diagnostischen Klassifikationssystemen wieder (s. Kap. 2.1.2 und 2.1.3). Die Annahme, dass alkoholabhängige Menschen am Ende der chronischen Phase einer Behandlung leichter zugänglich und die vorherigen Phasen eher durch Abwehr der Problematik gekennzeichnet sind, hat die Angebotsstruktur der Suchtkrankenversorgung und den Umgang mit Alkoholabhängigen in vielen Ländern bis heute maßgeblich geprägt. Hilfen wurden insbesondere für den Zeitpunkt bereitgestellt, wenn der Betroffene bedingungslos vor der Macht des Alkohols kapituliert. Diese Forderung

findet sich auch im ersten der sogenannten zwölf Schritte der Anonymen Alkoholiker wieder: „Step 1: We admitted we were powerless over alcohol – that our lives had become unmanageable" (Alcoholics Anonymous, zitiert nach Cantwell & Chick, 1994, S. 149).
Die Typologie von Jellinek und seine Annahmen zum Verlauf der Alkolabhängigkeit sind eng mit den Grundsätzen der Anonymen Alkoholiker verbunden, die mit weltweit ca. 73.000 aktiven Selbsthilfegruppen (Mäkelä, 1991) die Versorgung von Alkoholabhängigen maßgeblich geprägt haben.

2.4.2 Stadien der Alkoholabhängigkeit nach Ivanec

Auf der Basis der Arbeiten von Ivanec (Ivanec & Igonin, 1983) beschreiben Richter, Ivanec und Morozov (1989) ebenfalls einen progredienten Verlauf der Alkoholabhängigkeit, der nach Ivanec in drei Stadien unterteilt wird. Die Zuordnung zu den Stadien erfolgt auf der Basis der festgestellten Ausprägung von vier symptomatischen Kriterien: *1. Pathologisches Verlangen, 2. Abstinenzsyndrom, 3. Rauschsymptomatik und 4. Form des Alkoholmissbrauchs* sowie psychische, soziale und somatische Störungen.
Im *Stadium I* ist das pathologische Verlangen situativ maskiert, d. h. an sozial akzeptierte Trinksituationen gebunden. Ein Abstinenzsyndrom tritt überhaupt nicht oder nur singulär nach schweren Intoxikationen auf. Die Rauschsymptomatik ist durch eine zunehmende Toleranz geprägt, wobei der Brechreflex auf der Basis hoher Toleranz am Ende des Stadium I erlischt. Es können narkotische Amnesien bei hoher Alkoholdosis auftreten. Der Alkoholmissbrauch ist durch häufige, eintägige Trinkexzesse geprägt. Psychische, soziale oder somatische Störungen sind nicht charakteristisch.
Im *Stadium II* tritt das pathologische Verlangen auch spontan außerhalb sozial akzeptierter Situationen auf, wobei der Betroffene sich entweder des Verlangens bewusst wird und versucht, gegen den Wunsch des Trinkens anzukämpfen *(mit Kampf der Motive)* oder den Konsum mit verschiedenen Vorwänden rechtfertigt *(ohne Kampf der Motive)*. Das Abstinenzsyndrom ist zunächst nur durch vegetative Symptome mit fehlendem oder verschobenem Nachtrunk gekennzeichnet und entwickelt sich erst im Verlauf des *Stadium II* zu einem voll entfalteten Abstinenzsyndrom mit schweren somatischen und psychopathologischen Symptomen. Die Rauschsymptomatik ist durch die Stabilisierung eines hohen Toleranzniveaus charakterisiert, spezielle Getränke werden über Jahre stabil bevorzugt, Amnesien treten systematisch auf, Euphorie tritt zugunsten von Reizbarkeit und Feindseligkeit zunehmend zurück. Der Alkoholmissbrauch ist (1) periodisch mit Kontrollverlust und rascher Progredienz, (2) kontinuierlich mit geringer Pro-

gredienz oder (3) eine Mischform, bestehend aus kontinuierlichem Trinken mit periodisch auftretendem massivem Alkoholkonsum mit Kontrollverlust. Psychische Störungen, soziale und somatische Störungen treten gehäuft auf.

Im *Stadium III* ist das pathologische Verlangen durch maximalen quantitativen und situativen Kontrollverlust charakterisiert, wobei bereits eine geringe Dosis Alkohol zu unüberwindbarem Trinkverlangen führt, dem der Betroffene mit beliebigen Mitteln nachgeht. Das Abstinenzsyndrom ist maximal ausgeprägt. Die Rauschsymptomatik ist durch Toleranzumkehr, ausgedehnte Amnesien und zunehmend stuporösem Verhalten geprägt. Der Alkoholmissbrauch ist gekennzeichnet durch (1) zyklisch auftretende schwere Trinkphasen bei rückläufiger Toleranz oder (2) durch kontinuierliches Trinken mit zunehmenden klinischen Erscheinungen und häufigen Übergängen zu Mischformen zwischen periodischem und kontinuierlichem Trinken. Psychische, soziale und somatische Schäden erlangen ihre maximale Ausprägung und chronifizieren zum Teil irreversibel. Auf der Basis der Toleranzumkehr kann es auf der Endstrecke von Stadium III auch zu kontinuierlichem Trinken geringer Mengen kommen.

Das Stadienmodell von Ivanec stimmt in seinen Grundzügen mit der Typologie nach Jellinek (s. o. Kap. 2.4.1) überein. Beide differenzieren zwischen episodischem und kontinuierlichem Trinkstil, und die Krankheitskonzepte sind kompatibel, wobei Ivanec sich stärker an der Symptomatologie orientiert und Jellinek soziokulturelle Aspekte mit einbezieht.

2.4.3 Weitere Typologien der Alkoholabhängigkeit

In der Literatur findet sich eine Reihe weiterer Typologien, die vor allem auf Arbeiten von Cloninger und Mitarbeitern basieren (Bohman, Sigvardsson & Cloninger, 1981; Cloninger, Bohman, Sigvardsson, 1981; Cloninger, 1987a; Cloninger, 1987b). Auf der Basis einer Adoptionsstudie wurde von den Autoren eine Differenzierung von Alkoholabhängigen in *Typ I* und *Typ II* vorgeschlagen:

Typ I ist durch einen späten Beginn (nach dem 25. Lebensjahr) und Kontrollverlust über den Alkoholkonsum gekennzeichnet. Die Persönlichkeit hat eher passiv-dependente oder ängstliche Züge und ist insbesondere durch drei Merkmale bestimmt (1987a, S. 411): (1) „high reward dependence", worunter eine hohe Abhängigkeit von positiven Rückmeldungen aus der sozialen Umwelt verstanden wird; (2) „high harm avoidance" (1987a, S. 411), die durch übertriebene Vorsicht, Ängstlichkeit, Gehemmtheit, Schüchternheit, Ermüdbarkeit und Pessimismus gekennzeichnet ist;

und (3) „low novelty seeking", was sich in einer hohen Rigidität, Nachdenklichkeit, Loyalität und Ordnungsliebe äußert.

Die *Typ II*-Alkoholproblematik beginnt in der Regel bereits vor dem 25. Lebensjahr und tritt ausschließlich bei Männern auf. Das Trinkverhalten ist durch spontanes Suchen von Trinkgelegenheiten oder Unfähigkeit zur Abstinenz charakterisiert. Die Persönlichkeit ist insbesondere durch drei Merkmale geprägt (S. 411): (1) „low reward dependence" im Sinne einer geringen sozialen Integrationsneigung, Gefühlskälte, geringer Sensibilität und ausgeprägter Eigenwilligkeit; (2) „low harm avoidance" in Form von ungezwungenem, sorglosem, energischem sowie optimistischem Verhalten und (3) „high novelty seeking" gekennzeichnet durch impulsives, exploratives, ungeordnetes und zerstreutes Verhalten.

Bei Typ II werden von Cloninger und Mitarbeitern genetische Faktoren als ätiologisch bedeutsam angesehen, wobei sie eine Vererbung neurobiologischer Dispositionen vom Vater auf den Sohn annehmen (1987a). Bei Typ I gehen sie von einer milieu- bzw. umweltverursachten Störung aus. Beim Vergleich von Söhnen, deren Väter Typ I-Alkoholiker waren mit Söhnen von Typ II-Alkoholikern fanden Schuckit und Irwin (1989) keine Bestätigung einer spezifischen Erbkomponente bei Typ II-Alkoholikern. Die von Schuckit und Mitarbeitern in einer früheren Arbeit (1979) vorgeschlagene Unterteilung in primären und sekundären Alkoholismus wurde bereits in Kap. 2.2.2 erläutert.

Babour et al. (1992) fanden in einer clusteranalytischen Studie mit Alkoholikern, die sich zur Behandlung ihrer Alkoholproblematik in eine stationäre Einrichtung begeben hatten (n = 321), zwei Prägnanztypen. In die Auswertung wurden 17 Merkmale aus vier Merkmalsbereichen einbezogen. Die erhobenen Merkmalsbereiche waren (1) prämorbide Risikofaktoren, (2) Alkohol und Drogenkonsum, (3) Chronizität und negative Konsequenzen sowie (4) psychiatrische Symptome.

Typ A war gekennzeichnet durch einen späteren Beginn (Frauen: M = 34.2, SD = 10.50; Männer M = 30.34, SD = 9.80), weniger Risikofaktoren in der Kindheit, eine geringere Schwere der Abhängigkeit, weniger körperliche und soziale Folgen, weniger Inanspruchnahme der Suchtkrankenversorgung, weniger psychopathologische Dysfunktionen und weniger familiäre und Arbeitsplatzprobleme.

Typ B war charakterisiert durch einen frühen Beginn der Störung (Frauen: M = 21.46, SD = 4.59; Männer M = 21.70, SD = 5.36), mehr Risikofaktoren in Kindheit und Familie, größere Schwere der Alkoholabhängigkeit, häufigeren multiplen Substanzmissbrauch, mehr schwere negative Konsequenzen, eine eher chronische Behandlungsanamnese (trotz des jüngeren Alters), mehr und schwerere psychopathologische Dysfunktionen und mehr

„live stress" (S. 605) (z. B. soziale Probleme). Im Jahr nach ihrer stationären Behandlung wurden 64% der Typ B-Alkoholiker rückfällig und bedurften einer erneuten stationären Behandlung, in der Gruppe der Typ A-Alkoholiker waren es signifikant ($p < .05$) weniger (45%).

Unverständlich bleibt, warum die Autoren Probanden mit Drogenkonsum nicht von den Studien ausgeschlossen haben. In der Stichprobe von Babour et al. (1992) wurde der Drogenkonsum (Amphetamine, Barbiturate, Marihuana, Opiate oder Kokain) für das letzte halbe Jahr vor der stationären Aufnahme mit einer Skala von 1 (niemals) bis 5 (täglich) erfasst (S. 601). In der Typ A-Gruppe ergab sich ein Mittelwert von 0.79 ($SD = 1.73$) bei den Männern und 1.07 ($SD = 1.91$) bei den Frauen. In der Typ B-Gruppe lagen die Mittelwerte mit 3.48 ($SD = 3.64$) bei den Männern und 3.17 ($SD = 3.05$) bei den Frauen signifikant ($p < .05$) höher (S. 603). Angaben über die Prävalenz von Drogenabhängigkeit in den Teilstichproben werden in der Veröffentlichung nicht gemacht. Daher stellt sich die Frage, welchen Einfluss der in den Mittelwerten der Skala zur Erfassung von Drogenkonsum deutlich werdende, hohe Anteil von Drogenkonsumenten in Cluster B auf die Clusterbildung hatte. Die Ableitung einer Typologie für Alkoholabhängige erscheint insgesamt gewagt, da die Datenauswertung nicht unter Ausschluss der Drogenabhängigen erfolgte.

Lesch und Mitarbeiter (1985; Lesch, Bonte, Walter, Musalek & Sprung, 1990) untersuchten in einer prospektiven Studie 444 „chronische Alkoholiker", die in einem Dreijahres-Zeitraum aus einem psychiatrischen Großkrankenhaus und einer „Spezialeinrichtung für Alkoholkranke" rekrutiert waren. In die Studie wurden nur Patienten aufgenommen, die mindestens die Symptome „Dosissteigerung", „Kontrollverlust" und ein „psychisches und/oder physisches Abhängigkeitssyndrom" aufwiesen (1985, S. 16). Der Beobachtungszeitraum umfasste vier bis sieben Jahre. Es wurden vier verschiedene Untergruppen im Langzeitverlauf bei chronischen Alkoholikern herausgearbeitet und jeweils mit therapeutischen Empfehlungen versehen. Die folgende Beschreibung der vier Typen basiert auf der Veröffentlichung von Lesch et al. (1990).

Typ I: Optimaler Verlauf (n = 66; 18,5%) Er basiert auf einer *primären Organschwäche,* in deren Rahmen der Alkoholkonsum nach einiger Zeit die Kriterien des chronischen Alkoholismus erreicht. Die Kindheitsentwicklung ist bei diesen Patienten unauffällig, ebenso zeige auch die Partnerbeziehung keine Auffälligkeiten. Die Trinkkarriere hat bis zur ersten Krankenhausaufnahme kaum soziale Auswirkungen. Spezifische psychiatrische, psychotherapeutische und soziale Therapieansätze seien bei diesen Patienten nicht notwendig.

Typ II: Guter Verlauf (n = 91; 25,6%) Er resultiert aus einer *primären Entwicklungsstörung*. Die Patienten setzen in Folge dieser Störung Alkohol als „Psychopharmakon" im Sinne einer Selbstmedikation ein. Als therapeutisches Konzept sind hier differenzierte psychotherapeutische Interventionen gefordert, da dynamische Faktoren der Persönlichkeit und das passive Rollenverhalten die wichtigsten Merkmale sind.

Typ III: Wechselnder Verlauf (n = 113; 31,7%) Bei dieser Patientengruppe findet sich eine Reihe auffälliger sozialer Faktoren, die bereits in der Herkunftsfamilie vorhanden waren, wobei die aktuelle soziale Lebenssituation die der vorangegangenen Entwicklung widerspiegelt. Sie zeigen Aggressionen auch ohne Alkohol sowie Delikte unter Alkoholeinfluss. Im weiteren Verlauf ergeben sich deutliche Zusammenhänge mit anderen psychiatrischen Störungen (Zyklothymie und Oligophrenie). Dieser Verlaufstyp muss als eher inhomogen angesehen werden, weil er sich sowohl aus Patienten mit sozialen Auffälligkeiten wie aus solchen mit psychiatrischen Störungen zusammensetzt. Das Trinkverhalten ist auch hier nur ein Faktor, der eher zweitrangig neben den sozialen und psychischen Auffälligkeiten steht. Das therapeutische Konzept beinhaltet als Therapieziel absolute Abstinenz. Man sollte versuchen, neben diesem Therapieziel vor allem Veränderungen der psychiatrischen Symptomatik und im sozialen Bereich zu verfolgen. Psychopharmaka wie Antidepressiva, Neuroleptika oder auch eine Lithiumprophylaxe können bei einem Teil dieser Patienten Verbesserungen erzielen. Eine regelmäßige Betreuung ist hier außerordentlich wichtig.

Typ IV: Schlechter, unbeeinflussbarer Verlauf (n = 86; 24,2%) Diese Gruppe von Patienten wird durch die stationäre Aufnahme weder im Trinkverhalten noch in der psychischen, somatischen oder sozialen Entwicklung positiv beeinflusst. Pathogenetisch handelt es sich um *Entwicklungsstörungen und primäre organische Schädigungen* (wie z. B. frühe zerebrale Schädigung) in deren Folge deutliche Verhaltensstörungen schon vor dem 14. Lebensjahr zu registrieren sind. Alkohol führt als eine zusätzliche Noxe dann zu den bekannten psychischen, somatischen und sozialen Folgeschäden. Das therapeutische Konzept, das für sie sinnvoll erscheint, sollte unbedingt eine längerfristige stationäre Aufnahme über mehrere Monate vorsehen sowie eine langfristige Betreuung in Übergangswohnheimen bzw. anderen sozialtherapeutisch ausgerichteten Institutionen. Nur unter diesen Bedingungen könnte das Therapieziel absoluter Abstinenz erreicht werden. Medikamente, die zur Behandlung der zugrundeliegenden Störungen und auch der Folgekrankheiten dienen, haben in dieser Gruppe einen hohen Stellenwert.

Lesch et al. räumen ein, „dass die Typen nur als Prägnanztypen vorliegen und die klinische Beurteilung noch operationalisiert werden muss" (S. 85).

Ein von Lesch entwickelter Entscheidungsbaum erlaubt nur „knapp die Hälfte" (S. 85) der Alkoholkranken zuzuordnen.
Als methodischer Mangel der Studie ist die retrospektive Erhebung wesentlicher Merkmale der einzelnen Typen anzusehen, die zu der Kategorisierung in einen *optimalen, guten, wechselnden* und *schlechten* Verlauf beigetragen haben.

2.4.4 Langzeitverläufe und Remissionsprozesse

Kenntnisse über Langzeitverläufe resultieren aus Katamnesestudien, die bei behandelten Alkoholabhängigen oder -missbrauchern durchgeführt wurden, sowie aus prospektiven Bevölkerungsstudien, in denen Risikokohorten nachuntersucht wurden. Einige wenige Studien befassen sich mit Remissionsprozessen, die ohne professionelle oder semiprofessionelle Unterstützung erfolgt sind.

2.4.4.1 Katamnesestudien

In einer Übersicht von Vaillant (1995) werden insgesamt zehn Katamnesestudien zusammenfassend dargestellt. Neun der untersuchten Stichproben waren ehemals stationär behandelte Alkoholabhängige. Eine Gruppe entstammte einem ambulanten Behandlungssetting. Sechs der Studien wurden zehn Jahre nach der Behandlung durchgeführt. Die übrigen Katamnesezeiträume variierten zwischen 11 und 21 Jahren. Bei einer der Studien wurde zusätzlich zu der Katamnese nach 10 Jahren eine weitere nach 20 Jahren durchgeführt.
Das konsistenteste Ergebnis der Übersichtsarbeit sind die Mortalitätsraten in den Stichproben. Nach zehn Jahren hatten jeweils zwei Studien eine Mortalitätsrate von 20 bzw. 22%. Die weiteren Raten betrugen 17 und 18%. In den anderen Katamnesestudien wurde nach 16 Jahren eine Mortalitätsrate von 42% und nach zwanzig Jahren eine von 40 und 43% festgestellt. In einer der Studien wurden nach elf Jahren ausschließlich Frauen nachbefragt. Die Mortalitätsrate betrug hier 31%. Diese vergleichsweise hohe Mortalitätsrate lässt sich durch eine erhöhte Vulnerabilität von Frauen für Alkoholfolgeerkrankungen und eine stärkere Progredienz des Verlaufs erklären.
Das Alkoholkonsumverhalten in den Katamnesezeiträumen zeigt eine erheblich geringere Übereinstimmung der einzelnen Stichproben. Die Angaben zu bestehender Alkoholabhängigkeit nach zehn Jahren variierten zwischen 22 und 60% und nach zwanzig Jahren zwischen 18 und 26%. Diese Differenzen führt Vaillant auf erheblich variierende Ausschöpfungsraten und Stichprobenmerkmale zurück.

Es finden sich jedoch auch stabile Effekte. So erhöhte sich in allen Studien die Abstinenzrate im Laufe der Jahre. Dieser Effekt geht zum Teil auf die Mortalität zurück. Die Studie von Edwards et al. (1983; Marshall, Edwards & Tayler, 1994, zitiert nach Vailland, 1995) zeigt aber, dass es sich nicht allein um eine Funktion der Mortalität handelt. In der Stichprobe steigerte sich die Anzahl der abstinent lebenden ehemaligen Alkoholabhängigen von 19 auf 23, die Anzahl der „asymptomatic drinkers" von 8 auf 16 und die der Verstorbenen von 18 auf 43. Die Kategorie „still alcoholic" verringerte sich von 40 auf 14 Personen (S. 154-155).

Nach näherer Analyse der in den Langzeitstudien erhobenen Daten zur Mortalität und zu Remissionsprozessen stellt Vailland fest:

> „Namely, the reason that alcoholism is relatively uncommon after the age of 60 is that roughly 2 percent of alcohol-dependent individuals become stably abstinent every year and after age 40 rougly 2 percent die every year" (S. 152).

Wesentlich schwieriger war es, aus den vorliegenden Arbeiten klare prognostische Kriterien für Langzeitverläufe herauszuarbeiten.

> „In part, this failure of predictive power is due to the fact, already noted, that alcohol abusers with the best prognosis come from two very divergent groups. Socially disadvantaged men with severe alcohol dependence are likely to become stably abstinent; they are also likely to die. Men with excellent social stability and little dependence are likely to survive and to return to controlled drinking, but they are also very unlikely to achieve stable abstinence" (S. 153).

2.4.4.2 Prospektive Bevölkerungsstudien

Langzeitstudien mit Populationen aus Behandlungseinrichtungen der Suchtkrankenversorgung erfassen nur ein begrenztes Spektrum von Menschen mit Alkoholproblemen. Diejenigen mit schweren Verläufen der Alkoholabhängigkeit haben ein deutliches Übergewicht. Remissionsprozesse in frühen Stadien von Alkoholmissbrauch oder -abhängigkeit bleiben dadurch häufig unberücksichtigt. Aus diesem Grunde verwundert es nicht, dass prospektive Bevölkerungsstudien Beobachtungen hervorbringen, die in klinischen Stichproben nicht möglich sind.

Fillmore (1987a, 1987b) fand in einer prospektiven Bevölkerungsstudien einen deutlichen Unterschied im weiteren Verlauf bei Alkoholmissbrauch in der Adoleszenz im Vergleich zum Erwachsenenalter. Sie stellte fest, dass „problem drinking" im Alter von 16 eher mit sozialer Devianz vergesellschaftet ist als mit einem späteren Alkoholmissbrauch im Alter von 26 Jahren.

Jessor (1987, zitiert nach Vaillant, 1995, S. 151) untersuchte eine Kohorte 16-jähriger High School Schüler, die als „problem drinkers" eingestuft wa-

ren. Nach zehn Jahren wurden nur noch 50% der Männer und 25% der Frauen als „problem drinkers" eingestuft.
Vaillant selbst (1983, 1995) untersuchte in einer prospektiven Studie 11- bis 16-jährige männliche Jugendliche unterer Sozialschichten mit Alkoholmissbrauch. Nach zwanzig Jahren waren 10% verstorben. Von den übrigen lebten 34% abstinent, 20% tranken asymptomatisch und 46% betrieben Alkoholmissbrauch. Alkoholabhängigkeit wurde nicht gesondert erhoben, sondern war in der Kategorie Alkoholmissbrauch mit enthalten. Den relativ hohen Anteil asymptomatisch trinkender Probanden führt Vaillant darauf zurück, dass Alkoholmissbrauch bei Jugendlichen zu einem erheblichen Anteil Bestandteil des Sozialisationsprozesses ist und prognostisch ein geringeres Chronifizierungsrisiko hat als im Erwachsenenalter.
Chronisch progrediente Verläufe und die Häufigkeit von Alkoholabhängigkeit nehmen in der Bevölkerung ab ca. dem 30. Lebensjahr kontinuierlich zu. Dieses resultiert einerseits aus der Zunahme der Inzidenzraten für Alkoholabhängigkeit im Sinne des Abhängigkeitssyndroms nach Edwards und Gross (1976; Edwards et al., 1977; Edwards, 1986; s. Kap. 2.1) bei gleichzeitiger Abnahme der Trinkmuster wie sie in der Adoleszenz häufig zu finden sind (Vaillant, 1995). Ab ca. dem 50. Lebensjahr geht die Häufigkeit von Alkoholabhängigkeit dann deutlich zurück. Grund hierfür ist die Zunahme der Mortalität und der Remissionsprozesse bei gleichzeitig rückläufigen Inzidenzraten (Fillmore, 1988, Vaillant, 1995).

2.4.4.3 Studien zu Remissionsprozessen ohne formelle Hilfen

Eine erste Studie zur Remission bei unbehandelten Alkoholikern wurde von Lemere (1953) vorgelegt. Er rekonstruierte post mortem die Lebensgeschichte von 500 Alkoholikern. 11% hatten abstinent gelebt, ohne irgendwelche formelle Behandlung in Anspruch genommen zu haben, 10% hatten kontrolliert getrunken, 22% hatten den Alkoholkonsum erst angesichts ihrer tödlichen Erkrankung eingestellt und 57% hatten bis zum Eintreten des Todes getrunken.
Roizen, Cahalan und Shanks (1978) untersuchten Remissionsprozesse in einer weißen, männlichen Zufallsstichprobe der Bevölkerung von San Francisco im Alter von 21 bis 59 Jahren, die nach vier Jahren nachuntersucht wurde. Die Stichprobe umfasste 615 Probanden, von denen 94 aus der Studie ausgeschlossen wurden: 39, weil sie bereits zum Zeitpunkt der ersten Untersuchung abstinent waren, und weitere 55, weil sie im Zeitraum bis zur zweiten Befragung Hilfe durch Behandlungseinrichtungen oder Selbsthilfegruppen in Anspruch genommen hatten.
Es wurden drei Bereiche alkoholbezogener Probleme erfasst: „(1) problems associated with the *interpersonal consequences* of drinking; (2) problems

suggested by the respondent´s *intake of alkohol per se;* and (3) *subjektive problems"* (S. 202). Aus diesen drei Skalen wurde eine „overall problem scale" gebildet. 61% der Männer gaben keinerlei alkoholbezogene Probleme an, 39% mindestens eins und 17% mindestens fünf. Nach Auffassung der Autoren lag bei diesen Probanden mit Sicherheit eine schwerwiegende Alkoholproblematik vor. Nach vier Jahren hatten 18.6% dieser Gruppe keinerlei alkoholbezogene Probleme mehr. Bei vielen Probanden zeigte sich eine Zunahme oder Abnahme alkoholbezogener Probleme, wobei die Verläufe häufig nicht der Logik traditioneller klinischer Krankheitskonzepte folgten:

> „Clinical conceptions of alcoholism, as Knupfer (1972) has pointed out, have tended to regard the condition as an all-or-nothing matter, like pregnancy; and this presumption has never fitted well the findings from general-population studies. Our samples have consistently revealed continua on these problem dimensions, so that no clearly discernable trough could be used to divide normals from alcoholics" (S. 203).

Klingemann führte 1988 bis 1989 in der Schweiz mit 30 Alkohol- und 30 Heroinabhängigen, die ohne formelle Hilfen durch Therapieangebote oder Selbsthilfegruppen remittiert waren, eine qualitative Interviewstudie durch (Klingemann, 1991, 1992). Die transkribierten biographischen und narrativen Interviews wurden nach den Prinzipien der „grounded theory" (Strauss, 1989) ausgewertet. Dazu werden von Klingemann typische Stadien von Autoremissionsprozessen herausgearbeitet:

> „The qualitative analysis of the collected extensive life histories led to a typologie of the autoremission process. The motivation to change, the implementation of the decision, the maintenance and the negotiation of a new identity or meaning in life represent the three major stages" (Klingemann, 1991, S. 727).

Klingemanns Ergebnisse zeigen eine hohe Übereinstimmung mit den Resultaten aus einer qualitativen Interviewstudie von Biernacki zu Remissionsprozessen bei 101 unbehandelten Heroinabhängigen (Biernacki, 1986; 1990) und einer Übersichtsarbeit von Stall und Biernacki (1986) zur Remission bei „problematic use of substances". Stall und Biernacki beschreiben drei wesentliche Stadien der Remissionsprozesse:

> „The first stage deals with the building of resolve or „motivation" to quit using substances in a problematic manner. ... The necessity of coping constantly with such problems [health problems, social sanctions, problems with significant others, and financial difficulties] leads to the decision to quit misusing the substances in question, and thus to the building of „psychic change" or „motivation" (S. 13).

> „.... The second stage of this model of spontaneous remission begins with the public announcement that the remitter has decided to end the problematic use of

the substance. Such an announcement forces the start of a process of renegotiation of the user's sozial identity. Thus, after this announcement the remitter must not only cope with any physiological „withdrawal symptoms" or „cravings" which may appear but must also begin to redefine important economic, emotional, and social relationships that are influenced by or predicated upon the problematic use of a substance" (S. 16).

„... Mechanisms important to the maintenance of the resolution of a problem use career (the third stage of this model) as indicated in the spontaneous remission literature are the management of the new identity and an integration into a nonusing life-style. ... Thus, our interpretation of the literature on spontaneous remission would indicate that the creation of a new, nonusing identity, signifikant-other support, the integration into new, nonusing social networks, and a strong 'positive feedback' mechanism are salient in a succesful attempt to end problematic substance use outside of treatment" (S. 18).

Klingemann fand bei seinen Studienteilnehmer recht unterschiedliche Remissionsverläufe (1991). Einige Probanden hatten angesichts erheblicher negativer Konsequenzen die Entscheidung getroffen, ihren Substanzkonsum zu beenden. Diese Verlaufsform entspricht der Auffassung und dem Krankheitskonzept der Anonymen Alkoholiker (A. A.). Sie gehen davon aus, dass Alkoholabhängigkeit eine progressiv verlaufende Erkrankung ist, wobei der Betroffene erst dann einen Weg aus der Sucht findet, wenn er völlig am Boden zerstört ist und sich seine Ohnmacht dem Alkohol gegenüber endgültig eingesteht (Cain, 1986; Denzin, 1987a, 1987b, s. Kap. 2.4.1).

Ein Teil von Klingemanns Probanden zeigten aber ganz andere Verläufe: „those who slowly and harmoniously drifted out of their addiction" (1991, S. 733). Letztere hatten keinen klaren „turning point" und berichteten auch von keinen dramatischen Konsequenzen durch den Substanzkonsum, sondern von einem langsamen Herauswachsen aus der Abhängigkeit.

Im Vorfeld von Remissionsprozessen wurden in verschiedenen Studien Häufungen kritischer Lebensereignisse gefunden. Eine exponierte Rolle spielten berufliche, interpersonale und gesundheitliche Beeinträchtigungen, die durch den Alkoholkonsum hervorgerufen wurden (Ludwig, 1985; Saunders & Kershaw, 1979; Smart, 1975/1976; Sobell, Sobell & Toneatto, 1992, Stall, 1983; Stall & Biernacki, 1986). Sobell et al. kritisieren in ihrer Übersicht (1992) die unzureichende Evaluation kritischer Lebensereignisse im Zusammenhang mit Remissionsprozessen:

„To date, life events associated with natural recoveries from alcohol problems have not been systematically evaluated. In contrast, studies of illness onset (e.g., depression) typically use life event checklists which ensure that all subjekts are asked about the same set of events. In addition life events are often systematically probed about their meaning and contextual features (e.g., impact of the event on the individual, importance of the event; Brouwn & Harris, 1978;

Katschnig, 1986; Kessler, Price, & Wortman, 1985; Zimmermann, 1983)" (S. 200).

Weiterhin wurde von Sobell et al. (1992) bemängelt, dass der Fokus der meisten Studien auf den auslösenden Bedingungen der Spontanremission liege und die aufrechterhaltenden Bedingungen lediglich in einer Studie von Tuchfeld (1981, 1984) untersucht worden seien. Eine eigene Studie von den Sobells und Mitarbeitern (Sobell et al., 1993) mit dem „Recent Life Change Questionnaire" (Rahe, 1975) zeigte für das Jahr vor der Remission keinen Unterschied zwischen remittierten Alkoholikern und einer nicht-remittierten Kontrollgruppe. In einer zusätzlichen, offenen Frage nach weiteren Lebensereignissen wurde in der Gruppe der Remittierten von signifikant mehr Lebensereignissen berichtet. Zu den benannten live-events wurde jeweils ein vertiefendes Interview durchgeführt und das transkribierte Material mit einer computerisierten Inhaltsanalyse qualitativ ausgewertet. Es zeigte sich, dass die kognitiven Bewertungen der Lebensereignisse - „a cognitive evaluation or appraisal of the pros and cons of drinking" (Sobell et al., 1993, S. 217) - von exponierter Bedeutung für die Remissionsprozesse waren.

> „57% of those interviewed in the studie of natural recovery processes reported that their recovery (3 year minimum) was preceded by a cognitive appraisal process - a comparison of the good and bad points of continuing to drink heavily" (Sobell & Sobell, 1992).

Cognitive appraisal wurde schon von Lazarus und Folkman (1984) als wesentliches Element von Copingprozessen angesehen.

Als unterstützende Bedingungen zur Aufrechterhaltung von Remission im ersten Jahr wurde bei den von den Sobells und Mitarbeitern untersuchten Personen am häufigsten der Partner (66.7%) genannt, gefolgt von der eigenen Willensstärke (64.2%). Weitere häufige Nennungen waren Unterstützung durch Freunde (50.8%), Veränderung der physischen Gesundheit (47.5%), Veränderung der sozialen Aktivitäten (47.5%), Unterstützung durch die Familie (45.8%) und Veränderung der Freizeitaktivitäten (45.0%) (Sobell et al., 1993).

Tucker, Vuchinich und Gladsjo (1994) untersuchten in einer Studie zu Remissionsprozessen abstinent lebende Probanden mit einer ehemaligen Alkoholproblematik (n = 21) im Vergleich zu einer Kontrollgruppe (n = 18) mit einer aktuell bestehenden Alkoholproblematik. Die wichtigsten Ergebnisse fassen sie wie folgt zusammen:

> „Recovered subjects showed (1) heightened health concerns and a relatively stable work situation during the year preceding initial abstinence, (2) a reduction in health events following resolution and (3) a decrease in legal events and total negative events across the 3 years surrounding resolution. Although qualified by the relatively small sample and the retrospective, correlational design,

these findings suggest that (1) changes in several areas of functioning evolve over time to motivate initial abstinence and to maintain continued resolution, and (2) variables that motivate initial behavior change differ somewhat from those that maintain it" (S. 401).

Als auslösende Gründe für die Abstinenzentscheidung wurden von 65% der remittierten Probanden gesundheitliche Probleme angegeben. Es folgten Probleme mit der Familie (25%), der Arbeit (20%), dem Intimpartner (15%), mit Freunden (15%), finanzielle (15%) und Rechtsprobleme (10%). Als wichtigster Faktor zur Aufrechterhaltung von Abstinenz wurde die eigene Willensstärke und „self-control" (85%) angegeben, gefolgt von Veränderung der physischen Gesundheit (63%), Unterstützung durch den Partner (59%), Veränderung der sozialen Aktivitäten (55%), der Freizeitaktivitäten (47%) und des Freundeskreises (45%), Unterstützung durch die Familie (40%) und religiöses Engagement (30%).

Die zitierten Langzeit- und Remissionsstudien haben Befunde hervorgebracht, die von den in Kap. 2.2.1 bis 2.4.4 genannten Annahmen zum Teil erheblich abweichen. Ein wesentlicher Grund dafür liegt sicherlich darin, dass die Typologien auf Studien und Beobachtungen an Menschen basieren, die klinischen Settings oder Selbsthilfegruppen entstammen. Es gibt deutliche Hinweise darauf, dass die gefundenen Gesetzmäßigkeiten häufig nur für spezifische Subgruppen Geltung haben, die zu den jeweiligen Settings assoziiert sind (Sobell, Cunningham & Sobell, 1996; Tucker, Vuchinich & Pukish, 1995). Die Ergebnisse der zitierten Studien belegen, dass die Generalisierung von Gesetzmäßigkeiten, die an klinischen Populationen gefunden wurden, auf alle Menschen mit einer Alkoholproblematik unzulässig ist und sie einer Überprüfung an nicht klinischen Gruppen bedarf. Umgekehrt wurden, insbesondere in den Studien zu Remissionsprozessen unbehandelter Alkoholabhängiger, Wege aus der Alkoholabhängigkeit identifiziert, die in klinischen Settings in dieser Form eher selten vorkommen.

2.5 MODELLE ZUR INTENTIONALEN VERÄNDERUNG DES ALKOHOLKONSUMS UND DER INANSPRUCHNAHME VON HILFEN

Subjektiv negativ bewertete Folgen des Alkoholkonsums oder die Entwicklung neuer Einstellungen und Lebensziele, die mit dem bisherigen Alkoholkonsum nicht vereinbar sind, bilden bei vielen Menschen die Grundlage für die Intention, den Alkoholkonsum einzuschränken oder zu beenden (Saunders, 1994; vgl. auch Kap. 2.4.4). Bei vorliegender Alkoholabhängigkeit spielt die Inanspruchnahme von Hilfen, wie z. B. Selbsthilfegruppen oder

Suchtberatung, bei diesen intentionalen Prozessen häufig eine entscheidende Rolle.
Die in den folgenden Abschnitten dargestellten Theorien und Modelle wurden in diesem Zusammenhang als tragfähige Konzepte angesehen, empirisch evaluiert und zum Teil in primär-, sekundär- und tertiärpräventive Konzepte mit einbezogen (John, 1994; Miller & Rollnick, 1991; Petry, 1993; Sutton, 1987).
Eine weitergehende Übersicht zur Motivationsforschung findet sich bei Heckhausen (1989) und eine differenzierte Beschreibung von motivationspsychologischen Modellen zur Behandlungsmotivation von alkoholabhängigen Menschen ist von Petry (1993) zusammengestellt worden.

2.5.1 Erwartungs-Wert-Theorien

In seiner Arbeit „the theory of decision making" führte Edwards (1954) die Grundgedanken der Erwartungs-Wert-Theorien ein. Nach diesem Modell generiert sich Verhalten in Entscheidungssituationen maßgeblich aus dem subjektiven Nutzen des Verhaltens und der subjektiven Wahrscheinlichkeit, dass dieser Nutzen als Konsequenz des Verhaltens eintritt.
Das Modell wurde in einem Experiment von Mausner und Platt (1971) erstmalig auf den Bereich von Substanzkonsumverhalten angewendet. In ihrem Experiment mit 135 männlichen Rauchern erwies sich ein 40 Item Fragebogen zu Wert-Erwartungen als signifikanter Prädiktor für den anschließenden Nikotinkonsum.
In einer prospektiven Studie mit Schülern im Alter von 12 bis 13 Jahren fanden Bauman und Mitarbeiter (Bauman, 1980; Bauman & Bryan, 1980; Bauman & Chenoweth, 1984; Bauman & Fisher, 1985; Bauman, Fisher, Bryan & Chenoweth, 1984; Bauman, Fisher, Bryan & Chenoweth, 1985), dass *subjective expected utility* (SEU) des Konsums von Nikotin, Marihuana und Alkohol ein signifikanter Prädiktor ($p < .001$) für den tatsächlichen Konsum im Jahr nach der Erstbefragung war. Der Effekt war bei Schülern, die die jeweilige Substanz bereits konsumierten, signifikant ($p < .05$) größer als bei jenen, die zum Zeitpunkt der Erstbefragung noch keinen Konsum angegeben hatten.
Grundsätzlich ist davon auszugehen, dass bei Beginn des Substanzkonsums eine größere Wahlfreiheit des Verhaltens vorliegt als bei Beendigung des Konsums, wenn eine Substanzabhängigkeit besteht. Sutton (1987) hat dieser Überlegung Rechnung getragen, indem der die SEU-Theorie ergänzte. Er geht davon aus, dass die Intention und der Versuch, den Substanzkonsum zu beenden, neben einer hohen SEU einer hohen subjektiven Sicher-

heit bedarf, dass ein Abstinenzversuch erfolgreich sein wird. Hierbei geht er von einer multiplikativen Wirkung beider Faktoren aus.
Eine Validierungsstudie an 966 Rauchern zeigte in einer regressionsanalytischen Pfadanalyse, dass SEU, d*ie subjektive Sicherheit, den Nikotinkonsum erfolgreich beenden zu können* und *frühere Abstinenzversuche* 41% der Varianz der gemessenen Intention, mit dem Rauchen aufzuhören, erklären konnten, die wiederum 11% der Varianz der Abstinenzversuche in einem sechsmonatigen Zeitraum nach der Erstbefragung aufklärten. Entgegen der Annahme von Sutton (1987) erwiesen sich SEU und subjektive Sicherheit nicht als multiplikative, sondern als additive Faktoren der Intention.
Sutton hatte sich in seiner Untersuchung nicht auf das Konstrukt der Selbstwirksamkeit (self-efficacy) von Bandura (1982, 1986) bezogen, obwohl sich dieses inhaltlich angeboten hätte. Selbstwirksamkeit ist ein Teil von Banduras sozial-kognitiver Verhaltenstheorie. Die wahrgenommene Selbstwirksamkeit bezeichnet die subjektive Sicherheit einer Person, ein intendiertes Verhalten mit Erfolg realisieren zu können. Diese Sicherheit kann auf ein spezifisches Verhalten bezogen sein, auf Verhaltensbereiche oder in Form generalisierter Erwartungen als Verhaltensdisposition wirksam sein und nach Auffassung Banduras auf Verhalten und Befinden einer Person nachhaltigen Einfluss haben.

> „Perceived self-efficacy helps to account for such diverse phenomena as changes in coping behavior produced by different modes of influence, level of physiological stress reactions, self-regulation of refractory behavior, resignation and despondency to failure experiences, self-debilitating effects of proxy control and illusory inefficaciousness, achievement strivings, growth of intrinsic interest, and career pursuits" (1982, S.122).

Bei remittierten Alkoholabhängigen hat sich die subjektive Erwartung, riskante Rückfallsituationen erfolgreich bewältigen zu können, als protektiver Faktor erwiesen (DiClemente, Carbonari, Montgomery & Hughes, 1994; Marlatt, 1985). Aus diesem Grunde haben verschiedene Therapieansätze zur Behandlung von Alkoholmissbrauch und -abhängigkeit die Theorie der Selbstwirksamkeit von Bandura in ihre Konzepte integriert (Annis, 1986; Annis & Davis, 1989; DiClemente, Fairhurst & Piotrowski, 1995; Donovan & Chaney, 1985; Miller, 1983; Miller & Rollnick, 1991; Petry, 1985; Rollnick & Heather, 1982).
Eine spezifische Variante des Erwartungs-Wert-Modells ist der Health-Belief-Ansatz. Er wurde im Kontext mit Untersuchungen zum präventiven Gesundheitsverhalten und dem Umgang mit bestehenden gesundheitlichen Beeinträchtigungen entwickelt. Von zentraler Bedeutung für die Entwicklungen des Konzeptes waren Untersuchungen zur Inanspruchnahme von

Beratungs- und Behandlungsangeboten im Bereich von Prävention und Therapie gesundheitlicher Störungen (Rosenstock, 1966, 1974).
Entsprechend des Modells wird die Wahrscheinlichkeit eines präventiven oder sekundärpräventiven Gesundheitsverhaltens insbesondere durch vier Faktoren beeinflusst:

(1) die subjektiv wahrgenommene Schwere einer drohenden gesundheitlichen Beeinträchtigung,

(2) das subjektiv empfundene Risiko des Eintretens einer gesundheitlichen Beeinträchtigung bzw. eine subjektiv empfundene Vulnerabilität,

(3) der erwartete Nutzen des Verhaltens im Hinblick auf die Reduktion von Schwere und Wahrscheinlichkeit der Beeinträchtigung und

(4) die Hinderungsgründe und Widerstände gegen das präventive Verhalten.

Für die Verhaltensumsetzung bedarf es darüber hinaus eines Stimulus, der in der Regel einem Schlüsselerlebnis entspricht (Becker, 1974; Becker, Haefner, Kasl, Kirscht, Mainman & Rosenstock, 1977; Janz & Becker, 1984; Mainman & Becker, 1974).

Janz und Becker (1984) fanden in einer Sekundäranalyse von insgesamt 46 Studien eine Bestätigung des Health-Belief-Modells. Zwei Studien wendeten das Modell auf die Inanspruchnahme von suchtspezifischen Hilfeangeboten an. Hingson, Mangione, Meyers und Scotch (1982) untersuchten Probanden einer Bevölkerungsstudie, die von einer Alkoholproblematik berichtet hatten. Diejenigen, die wegen ihrer Alkoholproblematik suchtspezifische Behandlungen in Anspruch genommen hatten, unterschieden sich von den Unbehandelten lediglich durch die subjektiv wahrgenommene Schwere der gesundheitlichen Beeinträchtigung.

Eine weitere Studie zur Inanspruchnahme von suchtspezifischen Hilfen wurde von Bardsley und Beckman vorgelegt (1988). Sie verglichen eine Gruppe von Probanden, die sich für eine stationäre Therapie entschieden hatten (S1), mit Probanden, die zwar Kontakt zur Behandlungseinrichtung hatten, sich aber gegen die Therapie entschieden (S2), und einer Gruppe, die durch einen öffentlichen Aufruf rekrutiert wurde (S3). Die Teilnehmer der Studie erfüllten die Kriterien für Alkoholabhängigkeit oder -missbrauch nach DSM-III (American Psychiatric Association, 1980). Durch ein entsprechendes Stichprobenkonzept wurde die Gleichverteilung der Geschlechter in den Teilstichproben realisiert.

Probanden der Stichprobe S1 schätzten signifikant ($p < .001$) häufiger die Schwere der gesundheitlichen Beeinträchtigung als „very serious" ein (Frauen (F) = 75%, Männer (M) = 77%) als die Vergleichsgruppen S2 (F = 24%, M = 27%) und S3 (F = 26%, M = 27%). S3 gaben signifikant ($p < .01$)

häufiger (F = 67.4%, M = 59.3%) einen Grund an, der gegen eine Therapie sprach, als die Gruppen S1 (M = 21.9%, F = 23.3%) und S2 (M = 17.1%, F = 16.0%).

Die Ergebnisse zu den anderen Faktoren, die vom Health-Belief-Modell als relevant angesehen werden, zeigten keine signifikanten Unterschiede zwischen den Gruppen oder inkonsistente Ergebnisse. Hervorzuheben ist, dass in beiden Untersuchungen die subjektiv empfundene Schwere der gesundheitlichen Beeinträchtigung als signifikanter Faktor der Inanspruchnahme suchtspezifischer Behandlungsangebote identifiziert wurde.

2.5.2 Das Einstellungs-Verhaltensmodell von Ajzen und Fishbein

Die *Theory of Reasoned Action* von Ajzen und Fishbein verbindet Erwartungs-Wert-Konzepte mit empirischen Befunden der Einstellungsforschung (Ajzen & Fishbein, 1980; Fishbein, Ajzen & McArdle, 1980). In ihrer allgemeinen Modellkonzeption sollten Diskrepanzen zwischen Einstellungen und Verhalten (Six, 1975) durch die Einführung und Verknüpfung zusätzlicher Konstrukte aufgeklärt werden (Ajzen & Fishbein, 1977, 1980; Fishbein, 1967; Fishbein & Ajzen, 1975). Von den Erwartungs-Wert-Modellen unterscheidet sich das Modell vor allem durch die Einbeziehung von *normativen Überzeugungen* und *Erwartungen*. Abbildung 2.5.2.1 gibt die wesentlichen Modellannahmen von Ajzen und Fishbein schematisch wieder.

Gemäß der Modellannahme bewirken erwartete Verhaltenskonsequenzen und deren Bewertung sowie normative Überzeugungen und die Bereitschaft, ihnen zu folgen, eine Veränderung der Einstellung und der subjektiven Norm zum jeweiligen Verhalten. Einstellung und subjektive Norm wirken nun in Abhängigkeit von ihrer individuellen, relativen Wichtigkeit auf die Verhaltensintention. Wichtig für die Beeinflussung von Verhalten ist nach Ansicht von Ajzen und Fishbein, dass die Verhaltensänderung einer Person letztendlich auf ihren eigenen Überzeugungen beruht.

> „According to the theory of reasoned action, behavioral change is ultimately the result of changes in beliefs. This implies that in order to influence behavior, we have to expose people to information which will produce changes in their beliefs" (Ajzen & Fishbein, 1980, S. 81).

In einer eigenen Untersuchung fanden sie Teile ihrer Modellannahmen bestätigt (Fishbein, Ajzen & McArdle, 1980). Sie verglichen drei Formen persuasiver Interventionen. Das Ziel war jeweils die Erhöhung der Inanspruchnahme eines suchtspezifischen Therapieangebots bei alkoholabhängigen Patienten eines Veterans Administration Hospital. Alle drei Interventionen enthielten die selben Argumente, jedoch mit jeweils unterschiedlichem Fokus.

Abbildung 2.5.2.1
Modell zur Einstellung und Verhalten nach Ajzen und Fishbein[*]

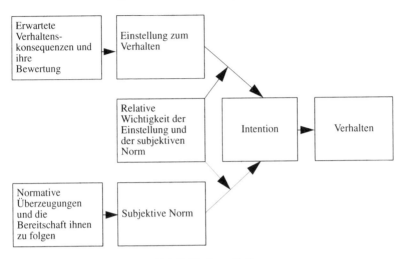

[*] Darstellung nach Ajzen und Fishbein (1980, S. 84-100; übers. v. Verf.)

Die erste Intervention argumentierte mit positiven Konsequenzen der Inanspruchnahme des Therapieangebots, die zweite mit negativen Konsequenzen im Falle einer Ablehnung, eine dritte Interventionsform argumentierte mit negativen Konsequenzen bei fortgesetztem Alkoholkonsum und der Möglichkeit, das Alkoholproblem in der angebotenen Therapie zu behandeln. Alle drei Interventionen schlossen mit der Aufforderung, in eine suchtspezifische Behandlung einzuwilligen. Die ersten beiden Interventionen folgten den Annahmen der Autoren, indem sie direkt an den zu erwartenden Verhaltenskonsequenzen des Zielverhaltens ansetzten, die dritte Intervention entsprach eher dem Health Belief Model (Rosenstock, 1974; s. Kap. 2.5.1).
Die ersten beiden Interventionen erwiesen sich im Hinblick auf die Inanspruchnahme der Therapie als erfolgreicher. Die Konstrukte des Modells wurden mit zusätzlich eingesetzten Fragebögen erfasst. Die Relationen von Einstellungen zum Verhalten, subjektiven Normen, Intentionen und Verhalten entsprachen den Modellannahmen.
Im Modell von Ajzen und Fishbein (1980) werden Persönlichkeitseigenschaften, demographische Merkmale oder allgemeine Einstellungen, z. B. zu Personen oder Institutionen, als externale Variablen bezeichnet. Sie kön-

nen Einfluss auf erwartete Verhaltenskonsequenzen und ihre Bewertung, normative Überzeugungen und die Bereitschaft, ihnen zu folgen, sowie die relative Wichtigkeit der Einstellung zum Verhalten und der subjektiven Norm haben, aber nicht direkt auf die Intention und das Verhalten einwirken.
Die Beziehung zwischen Intention und Verhalten wurde in dem Modell von Ajzen und Fishbein keiner weiteren Differenzierung unterzogen. Sie weisen jedoch mehrfach darauf hin, dass die empirische Relation zwischen Intention und Verhalten erheblich variieren könne.

„We have repeatedly noted that the empirical relation between intention and behavior cannot be taken for granted. Only if the obtained relation between intention and behavior is strong can we expect a change in intention to produce a change in behavior" (S. 81-82).

Nach Ajzen und Fishbein wird die Vorhersagbarkeit von Verhalten aus Intentionen in empirischen Studien insbesondere durch die Spezifität und Stabilität der erhobenen Variablen beeinflusst. So fände sich z. B. zwischen der spezifischen Intention „ich will in den nächsten vier Wochen meinen Kaffee ohne Zucker trinken" und dem tatsächlichen Verzicht auf Zucker beim Konsum von Kaffee in den anschließenden vier Wochen eine höhere Übereinstimmung, als wenn die unspezifische Intention „ich will meinen Zuckerkonsum einschränken" erhoben worden wäre. Der Faktor Stabilität setzt sich aus der Wahrscheinlichkeit einer Änderung der Intention und dem Zeitraum zwischen den Erhebungszeitpunkten von Intention und Verhalten zusammen. Die von Ajzen und Fishbein benannten Faktoren Spezifität und Stabilität sind formale Aspekte, die die Berechtigung ihrer Modellannahmen nicht in Frage stellen.
Die Prädiktion von Verhalten aus Intentionen unterliegt noch weiteren Restriktionen, die in dem Modell von Ajzen und Fishbein keine Berücksichtigung finden:
(1) Ein intendiertes Verhalten wird nur in dem Masse wahrscheinlich, in dem es intentionaler Verhaltenssteuerung unterliegt.
(2) Wenn ein Verhalten potentiell einer intentionalen Verhaltenssteuerung unterliegt, bedarf es häufig zusätzlich der bewussten Entscheidung, sich der intentionalen Verhaltenssteuerung zu bedienen. Dieses gilt insbesondere dann, wenn es sich um die Änderung habitualisierter Verhaltensweisen geht.
(3) Die Überzeugungen einer Person entsprechen nicht immer den realen Gegebenheiten, was insbesondere dann zu Inkonsistenzen zwischen Intention und Verhalten führt, wenn es für die Realisierung des Verhaltens der Kooperation anderer Personen oder bestimmter materieller Voraussetzungen bedarf.

Sutton (1987) resümiert in einer Übersichtsarbeit zu Studien, die das Modell von Ajzen und Fishbein auf den Konsum von Nikotin, Marihuana, Alkohol und anderen Drogen angewandt haben:

> „This review of the work on Fishbein & Ajzen's theory of reasoned action has shown that the model has predictive utility in that measures of attitude and subjective norm are related to measures of intention which in turn are related to measures of subsequent behaviour. However, the model provides only a partial explanation of intention and behaviour. The findings suggest that the model should be extended by including additional explanatory variables, in particular current or past behaviour, in order to improve the explanation of intention and behaviour and to account for the observed positive relationship between the attitude and normative components" (S. 367).

Eine weitergehende Übersicht zu dem Modell von Fishbein und Ajzen findet sich bei Schiefele (1990), eine vornehmlich kritische Bewertung bei Jonas und Doll (1996).

2.5.3 Das Stress-Coping-Modell von Finney und Moos

Finney und Moos (1995) entwickelten ein spezifisches Modell zur Inanspruchnahme einer Suchtbehandlung von Menschen mit einem Alkoholmissbrauch oder einer Alkoholabhängigkeit. Die Attraktivität dieses Modells besteht darin, dass die Autoren bereits vorliegende, empirisch evidente Konzepte und Befunde integrierten. Prinzipiell ist das Modell für weitere, bisher nicht berücksichtigte Aspekte der Inanspruchnahme offen. Abbildung 2.5.3.1 gibt das Modell schematisch wieder.

Finney und Moos unterscheiden drei Arten von Wirkfaktoren, die die Wahrscheinlichkeit einer Inanspruchnahme von Behandlung erhöhen oder auch verringern können:

(1) *Impetusfaktoren* („impetus to seek treatment"),

(2) *Entgegenwirkende Faktoren* („counteractive factors") und

(3) *erleichternde Faktoren* („facilitative factors") (S. 1225).

Als zentrale Impetusfaktoren der Inanspruchnahme werden (1) *Schwere der Alkoholproblematik, negative Konsequenzen des Alkoholkonsums und psychische Beeinträchtigungen;* (2) *kritische Lebensereignisse* und (3) *sozialer Druck* beschrieben.

Unter den *Begriffen Schwere der Alkoholproblematik, negative Konsequenzen* und *psychische Störungen* wird von Finney und Moos eine Vielzahl von Einzelaspekten subsumiert. Eine zentrale Bedeutung wird der subjektiv wahrgenommenen Schwere der gesundheitlichen Beeinträchtigung zugesprochen. Hierbei berufen sich die Autoren auf das *Health Belief Mo-*

del und die Studie von Bardley und Beckman (1988; s. o. Kap. 2.5.1). Darüber hinaus werden auch objektive Merkmale wie Trinkmenge, Intoxikationshäufigkeit und Entzugssymptome sowie ein weites Spektrum sozialer, somatischer und psychischer Folgen des Alkoholkonsums als relevante Impetusfaktoren angesehen. Sie berufen sich diesbezüglich auf die Arbeiten von Bannenberg, Raat und Plomp (1992), Corrigan (1973), Finlay (1966), Humphreys, Mavis und Stofflemayr (1991), Mindlin (1959), Mulford und Fitzgerald (1981), Pfeiffer, Feuerlein und Brenk-Schulte (1991), Rees, Beech und Hore (1984) und Shackman (1984).

Abbildung 2.5.3.1
Das Stress-Coping-Modell von Finney und Moos[*]

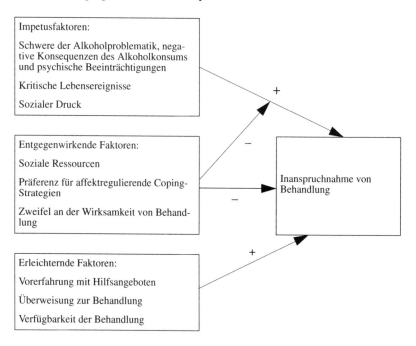

[*] Vereinfachte Darstellung nach Finney und Moos (1995, S. 1225)

Psychische Störungen erhöhen nach Finney und Moos auch als komorbide Störungen die Inanspruchnahme. Sie begründen diese Einschätzung mit Arbeiten von Helzer und Psyzbeck (1988) und Woodruff, Guze und Clayton (1973). Auf der Basis der Arbeiten von Charalampous, Ford und Skinner (1976), Corotto (1963), Gross und Adler (1970) sowie Matefy, Kalish

und Cantor (1971) wird von Finney und Moos ein geringes Selbstwertgefühl als zusätzlicher Impetusfaktor angesehen.
Finney und Moos werten auch solche kritischen Lebensereignisse als Impetusfaktoren, die keine direkt nachvollziehbare negative Konsequenz des Alkoholkonsums darstellen und resümieren nach einer Durchsicht der Studien von Bardsley und Beckman (1988), Thom (1987) und Weisner (1990a, b):

> „Overall, the results of these studies suggest that people who experience more acute and chronic stressors, whether or not they are a direct result of drinking behavior, should be more likely to seek help" (S. 1226).

Unter dem Begriff *sozialer Druck* verstehen Finney und Moos die direkte Aufforderung der sozialen Umgebung, suchtspezifische Hilfen in Anspruch zu nehmen. Sie berufen sich bei dieser Annahme auf Rosenstock (1966), der im Rahmen des Health-Belief-Modells zur Inanspruchnahme von Hilfen einen Ratschlag als Schlüsselerlebnis wertete („cue of action", zitiert nach Finney & Moos, 1995, S. 1226).

Finlay (1966) hält eine differenzierte Betrachtung des Begriffs sozialer Druck für notwendig. In seiner eigenen Studie fand er, dass lediglich beständiger sozialer Druck die Inanspruchnahme erhöht, sporadischer hingegen nicht.

Weisner (1990b) konnte zeigen, dass kritische Lebensereignisse signifikant häufiger die Inanspruchnahme einer Behandlung begründen, wenn ein entsprechender Ratschlag aus der sozialen Umwelt erfolgte.

Hasin (1994) fand in einer Bevölkerungsstudie einen signifikanten Zusammenhang zwischen sozialem Druck und der Inanspruchnahme von Selbsthilfegruppen und Therapieangeboten. Sozialer Druck wurde in ihrer Studie mit einem Fragebogen erfasst, in dem systematisch erfragt wurde, ob und welche Personen den Probanden gebeten hätten, weniger zu trinken oder sich anders zu verhalten, wenn er getrunken hatte. Bejahte der Proband eine Frage, so folgte jeweils als nächstes, ob dieses zu einer Gefährdung oder Beendigung der Beziehung zu der Person geführt habe. Der soziale Druck korrelierte hoch ($r = .71$, S. 664) mit der Schwere der Alkoholabhängigkeit, die durch die Erfassung der Merkmale des Alkoholabhängigkeitssyndroms nach Edwards und Gross (1976, s. o. Kap. 2.1.2) operationalisiert war. In einem multivariaten Messmodell konnte die Prädiktion der Inanspruchnahme durch sozialen Druck unter Hinzunahme der Schwere der Alkoholabhängigkeit signifikant erhöht werden.

Als *entgegenwirkende Faktoren* führen Finney und Moos *soziale Ressourcen, die Präferenz für affektregulierende Coping-Strategien* und *Zweifel an der Wirksamkeit von Behandlung* an.

Soziale Ressourcen von Alkoholabhängigen können eine puffernde Wirkung haben, wenn sie negative Konsequenzen des Alkoholkonsums abwenden, mildern oder ihre Bewältigung erleichtern. So ermöglichen zum Beispiel ökonomische Ressourcen, sich normativen Anforderungen der Arbeitswelt oder der Familie zu entziehen. Finney und Moos (1995) fassen die Ergebnisse der Arbeiten von Bannenberg, Raat und Plomp (1992), Hingson, Scotch, Day und Culbert (1980), Mulford und Fitzgerald (1981), Rees, Beech und Hore (1984), Room (1980), Shackman (1984), Shen, Chavez und Huang (1983) und Skinner (1981) wie folgt zusammen:

> „Although previous results are mixed, we expected that people who had more resources - that is, people who were married, employed, had more perceived financial resources and higher incomes and who experienced more social support and ressources across multiple life areas - would be less likely to enter treatment" (S. 1226).

Bei der Behandlung von Alkoholabhängigen zeigt sich häufig, dass ein bestehender oder vermeintlicher Krankheitsgewinn von nahen Angehörigen die Inanspruchnahme von Hilfen erheblich erschwert oder verzögert. Die Gründe für diese sogenannte *Co-Abhängigkeit* variieren erheblich und sind häufig sehr fest in der Beziehungsstruktur zum Abhängigen verankert (Mellody, Miller & Miller, 1989, 1991; Rennert, 1990, 1996).

Als weiteren Prädiktor der Inanspruchnahme werten Finney und Moos (1995) systematische Präferenzen für spezifische Bewältigungsstrategien beim Auftreten psychischer Belastungen:

> „We expected that coping focus would be related to treatment entry. In particular, we hypothesized that people who use more attempts at affect regulation (e.g. 'told myself things would get better', 'exercised to reduce the tension'), in which they try to manage the psychological distress engendered by problems, relative to their active attempts to address problems directly, are less likely to seek help" (S. 1226).

Alkoholabhängige, die eine Präferenz für affektregulierende Bewältigungsstrategien haben, werden nach Auffassung von Finney und Moos die Konfrontation einer Behandlung nach Möglichkeit umgehen, um eine Auseinandersetzung mit ihren Problemen zu vermeiden. Die Herleitung dieser Auffassung findet sich bei Moos und Schaefer (1993). Finney und Moos halten in ihrem Modell an der Hypothese fest, dass Zweifel an der Wirksamkeit von Behandlung die Wahrscheinlichkeit der Inanspruchnahme senkt, obwohl sie durch vorliegende Studien (Hingson, Mangione, Meyers & Scotch, 1982; Bardsly & Beckman, 1988) nicht gestützt wird.

Entgegenwirkende Faktoren können einerseits eine direkte Einflussnahme ausüben, wie z. B. die Verhinderung einer Inanspruchnahme durch das aktive Eingreifen des Ehepartners. Anderseits treten die entgegenwirkenden

Faktoren auch als Pufferung der Impetusfaktoren in Erscheinung. So kann die Unterstützung durch das soziale Umfeld erlittene Beeinträchtigungen kompensieren, die unter anderen Bedingungen zu einer Inanspruchnahme von Hilfen geführt hätten, oder ökonomische Ressourcen einer alkoholbedingten Arbeitsunfähigkeit die sozioökonomische Brisanz nehmen.

In dem Modell von Finney und Moos (Abbildung 2.5.3.1) sind neben den Impetus- und den entgegenwirkenden Faktoren sogenannte *erleichternde Faktoren* vorgesehen. Die Autoren gehen davon aus, dass Vorerfahrungen mit suchtspezifischen Hilfen die Wahrscheinlichkeit, erneut eine Behandlung anzutreten, erhöhen. Die Überweisung durch medizinische und soziale Versorgungseinrichtungen und die räumliche und strukturelle Verfügbarkeit von Hilfen sind weitere Faktoren, die in dem Modell von Finney und Moss eine Inanspruchnahme von suchtspezifischen Behandlungsangeboten erleichtern.

Finney und Moos (1995) überprüften ihre Modellannahmen in einer prospektiven Studie mit 365 Patienten dreier Entgiftungszentren und 267 Besuchern von vier Informations- und Beratungszentren, die bisher noch keine ambulante oder stationäre Therapie wegen ihrer Alkoholproblematik in Anspruch genommen hatten. Die Probanden wurden mit standardisierten Operationalisierungen der Modell-Faktoren untersucht.

Von den 632 Patienten konnten 515 ein Jahr nach dem Erstkontakt zu zwischenzeitlichen suchtspezifischen Behandlungen befragt werden. Die Patienten der Nachbefragung hatten durchschnittlich einen höheren Bildungsstand, häufiger eine Arbeit, weniger alkoholbezogene Probleme und waren im Monat der Erstbefragung seltener intoxiziert als die Probanden, die lediglich an der Erstbefragung teilgenommen hatten.

Von den befragten Patienten hatten 76% im Zeitraum nach der Erstbefragung an einer suchtspezifische Behandlung teilgenommen. In den ersten beiden Monaten des Katamnesezeitraums waren es bereits 64%, nach sechs Monaten 71%. In den übrigen sechs Monaten kamen dann nur noch weitere 5% hinzu.

Signifikante Zusammenhänge zum Inanspruchnahmeverhalten (t-test, punkt-biseriale Korrelationen) fanden sich bei den Impetusfaktoren *wahrgenommene Schwere der Alkoholproblematik* ($p < .001$), *Symptome der Abhängigkeit* ($p < .05$), *negative Konsequenzen des Alkoholkonsums* ($p < .05$), *Depression* ($p < 0.001$), *geringes Selbstwertgefühl* ($p < .001$), n*egative Lebensereignisse* ($p < .01$) und *belastende Lebensumstände* ($p < .05$). Bezüglich der entgegenwirkenden Faktoren zeigten sich keine signifikanten Zusammenhänge ($p > .05$). Die drei erleichternden Faktoren erwiesen sich jedoch als signifikante ($p < .001$) Prädiktoren der Inanspruchnahme.

Zwischen den Impetusfaktoren wurden zum Teil hohe Interkorrelationen gefunden. In einem multivariaten Messmodell erwiesenen sich nur noch die wahrgenommene Schwere der Alkoholproblematik ($p < .001$), die frühere Inanspruchnahme ($p < .001$) und die Verfügbarkeit von Behandlung ($p < .05$) als signifikante Prädiktoren der Inanspruchnahme.

Die Ergebnisse der Untersuchung haben eine hohe Konsistenz mit den Annahmen des Modells. Als relevante Prädiktoren der Inanspruchnahme von Behandlung haben sich die Impetus- und die erleichternden Faktoren erwiesen. Die Resultate geben einen Hinweis darauf, dass sich die einzelnen Impetusfaktoren in der wahrgenommenen Schwere der Alkoholproblematik aggregieren. Die entgegenwirkenden Faktoren waren möglicherweise zu pauschal erhoben worden. Aus einer Partnerschaft können z. B. sowohl Impetusfaktoren als auch entgegenwirkende Faktoren resultieren. Bemerkenswert ist, dass die erhobenen Coping-Strategien in der Studie keinen Einfluss auf die weitere Inanspruchnahme hatten.

Ergänzend zu der Arbeit von Finney und Moos ist die Veröffentlichung von Weisner (1993) erwähnenswert, weil sie Geschlechtsunterschiede berücksichtigt. Untersucht wurden Probanden einer Bevölkerungsstudie im Norden Kaliforniens mit einer aktuellen Alkoholproblematik (n = 202, Frauen = 68, Männer = 134), die in den letzten zwölf Monaten keine Behandlung in Anspruch genommen hatten, im Vergleich zu Patienten von Entwöhnungseinrichtungen (n = 316, Frauen = 60, Männer = 256).

Die Patientengruppe enthielt einen signifikant ($p < 0.01$) höheren Anteil (22%) farbiger Männer afrikanischen Ursprungs („African Americans", S. 748) im Vergleich zur Bevölkerungsstichprobe (7%). Bei den Frauen ergab sich ein umgekehrtes Verhältnis. Die Patientengruppe enthielt 7% und die Bevölkerungsstichprobe 18% farbige Frauen. Die Gruppe der männlichen Patienten war im Vergleich zu der männlichen Bevölkerungsstichprobe signifikant ($p < .01$) häufiger geschieden (44 zu 19%), arbeitslos (73 zu 16%, ($p < .01$)) und hatte ein signifikant ($p < .01$) geringeres Einkommen. Die Gruppe der Patientinnen war im Vergleich zur weiblichen Bevölkerungsstichprobe ebenfalls häufiger geschieden (50 zu 31%, nicht signifikant), signifikant ($p < .01$) häufiger arbeitslos (87 zu 40%) und hatte ein signifikant ($p < .01$) geringeres Einkommen. Der Bildungsstand der beiden Gruppen unterschied sich nicht.

Diese Ergebnisse zeigen, dass die Männer und Frauen der behandelten Stichprobe insgesamt über geringere soziale Ressourcen verfügten. Die Männer und Frauen der Patientenstichprobe berichteten im Vergleich zur Bevölkerungsstichprobe von einem signifikant ($p < .001$) höheren Alkoholkonsum, mehr alkoholbedingten negativen Konsequenzen ($p = .001$), mehr Abhängigkeitssymptomen ($p < .001$), mehr sozialem Druck ($p < .001$) und

häufigeren Vorbehandlungen (p = .001). Die Anzahl der sozialen Beziehungen war nur bei den Männern in der Patientenstichprobe signifikant niedriger (p < .001), im Vergleich zur Bevölkerungsstichprobe; bei den Frauen zeigte sich kein Unterschied zwischen den Stichproben.
In einem diskriminanzanalytischen Auswertungsplan wurde ermittelt, wie gut die erhobenen Merkmale zwischen der Bevölkerungsstichprobe und der Patientenstichprobe diskriminieren. Bei den Männern hatten *soziale Konsequenzen des Alkoholkonsums* den höchsten Diskriminanzkoeffizienten (-.41), gefolgt von der Anzahl der Vorbehandlungen (-.34) und der bestehenden Berufstätigkeit (.33). In der Gruppe der Frauen hatte die Anzahl der Vorbehandlungen den höchsten Koeffizienten (-.54), gefolgt von ihrer ethnischen Zugehörigkeit (-.45) und der bestehenden Berufstätigkeit (.35). Insgesamt werden die Modellannahmen von Finney und Moos durch diese Ergebnisse unterstützt. Der interaktive Effekt zwischen Geschlecht und ethnischer Zugehörigkeit zeigt aber auch, dass spezifische Populationsmerkmale zusätzlicher Erklärungen bedürfen, die dahingehend geprüft werden müssen, ob sie in das Modell integrierbar sind.

2.5.4 Das Stadien-Modell von Prochaska und DiClemente

Prochaska und DiClemente führten ein Stadien-Modell zur Änderungsbereitschaft ein, das den Wandel von Substanzmissbrauch oder -abhängigkeit zur erfolgreichen Aufgabe des problematischen Konsums beschreibt. Das Modell wurde zunächst am Beispiel der Nikotinabhängigkeit entwickelt (DiClemente & Prochaska, 1982; Prochaska & DiClemente, 1983).
Die Autoren generalisierten ihr Modell auf andere Substanzen (Prochaska & DiClemente, 1984), integrierten bestehende psychologische Konzepte (DiClemente, 1986b; DiClemente, McConnaughy, Norcross & Prochaska, 1986; DiClemente & Prochaska, 1985; DiClemente, Prochaska & Gibertini, 1985; Prochaska & DiClemente, 1984) und artikulierten Implikationen des Modells für Therapie und Beratung (DiClemente, 1986a; DiClemente et al., 1986). Von diesem Modell gingen entscheidende Impulse für innovative Konzepte der Beratung und Behandlung von Menschen mit einer Alkoholproblematik aus (Barber, 1995; Davidson, 1991; Miller & Rollnick, 1991).
DiClemente et al. (1986) beschreiben drei Dimensionen der Änderung: *Stadien (stages), Prozesse (processes)* und *Ebenen (levels of change),* die in ein dreidimensionales Gesamtmodell integriert werden. Zunächst gingen sie von fünf Stadien der Änderung von Substanzkonsum aus: p*recontemplation, contemplation, decision making, action* und *maintenance.* Auf der Basis vorliegender Veröffentlichungen (DiClemente, 1986a; DiClemente,

1986b; DiClemente et al., 1986; DiClemente & Prochaska, 1982; DiClemente & Prochaska, 1985; Prochaska & DiClemente, 1983; Prochaska & DiClemente, 1984) lassen sich die Stadien wie folgt zusammenfassend beschreiben:
Personen im *precontemplation*-Stadium haben keine Intention, den Substanzkonsum einzuschränken oder zu beenden. Diskrepanzen zwischen Substanzkonsum und individuellen Lebenszielen sind entweder nicht vorhanden, haben nur eine geringe subjektive Valenz oder werden nicht als solche wahrgenommen. Entscheidend für eine Zuordnung zu diesem Stadium ist nicht, ob irgendwelche Beeinträchtigungen durch den Substanzkonsum feststellbar sind, sondern die subjektive Bewertung des Konsumenten.
Im *contemplation*-Stadium werden Diskrepanzen zwischen dem Substanzkonsum und den individuellen Lebenszielen wahrgenommen und reflektiert. Es findet eine Auseinandersetzung mit dem Substanzkonsum statt, das bisherige Konsumverhalten wird zunehmend in Frage gestellt und es entwickeln sich Motive, den Substanzkonsum zu begrenzen oder zu beenden.
Decision making ist das Stadium der Entscheidungsfindung. Das Für und Wieder des Substanzkonsums wird abgewogen, aus wahrgenommenen Diskrepanzen werden Intentionen generiert und Entscheidungen herbeigeführt, die der Problembewältigung dienen sollen.
Action bezeichnet ein Stadium der aktiven Umsetzung von Intentionen in konkrete Handlungen. Charakteristisch für diese Phase sind ernsthafte Abstinenzversuche und die Inanspruchnahme von Hilfen.
Maintenance bezeichnet ein Stadium der Konsolidierung des geänderten Verhaltens und der erreichten Ziele. Dies Stadium ist maßgeblich durch die Bewältigung der neuen Lebenssituation gekennzeichnet.
In einer faktorenanalytischen Validierungsstudie (DiClemente et al., 1986) konnten lediglich vier Faktoren extrahiert werden, die als *precontemplation, contemplation, action und maintenance* interpretiert wurden. Merkmale, die dem *decision making* zugeordnet worden waren, korrelierten mit Merkmalen des *contemplation* und des *action*-Stadiums. Dies liegt möglicherweise daran, dass *decision making* kein abgrenzbares Stadium darstellt, sondern eher einen Prozess beschreibt, der den Übergang vom *contemplation* zum *action* markiert (DiClemente et al.,1991; Heather, Rollnick & Bell, 1993).
Precontemplation, contemplation, action und *maintenance* erwiesen sich in weiteren Studien bei unterschiedlichen Populationen als abgrenzbare Stadien von Änderungsabsicht (DiClemente & Hughes, 1990; McConnaughy, DiClemente, Prochaska & Velicer, 1989; O'Connell & Velicer, 1988).
In einer prospektiven Studie, an der insgesamt 1.466 Raucher teilnahmen, wurde von DiClemente et al. (1991) in Reminiszenz an das frühere *decision*

making das Übergangsstadium *preparation* eingeführt. In Nachuntersuchungen nach einem Monat und nach sechs Monaten wurde die prädiktive Validität des Modells untersucht.

Kriterien waren die Nutzung eines Raucherentwöhnungsmanuals, Zigarettenkonsum zum Zeitpunkt der Nachbefragung und Abstinenzversuche. Bis auf die Nutzung des Manuals im sechsmonatigen Zeitintervall unterschieden sich die Gruppen zu beiden Zeitpunkten in allen Kriterien signifikant ($p < .01$) voneinander. Das Übergangsstadium *Preparation* hat sich in dieser Studie bewährt, jedoch unter der Prämisse, dass keiner der Teilnehmer zum Zeitpunkt der Erstuntersuchung dem action-Stadium zugeordnet wurde.

Prochaska und DiClemente (1986a) weisen darauf hin, dass nur wenige Abhängige die Stadien der Änderung in einer Richtung durchlaufen. Das Modell sieht vor, dass der Substanzabhängige zu jeder Zeit ein Stadium verlassen und in eine der vorangegangenen Phasen zurückkehren kann. Insgesamt erlaubt das Modell damit eine differenziertere Betrachtung im Gegensatz zur bloßen Unterscheidung zwischen Abstinenz, Rückfall und Substanzkonsum. So fanden Prochaska und DiClemente in einer prospektiven Studie (1986a), dass 84% von rückfälligen Rauchern in das *contemplation-Stadium* zurückkehrten und die Intention, mit dem Rauchen aufzuhören, nicht aufgaben. Bis zu einer erfolgreichen, langfristigen Beendigung des Nikotinkonsums wurden die Stadien im Durchschnitt dreimal durchlaufen, wobei der Verbleib in den Stadien variierte. Solche zeitlichen Unterschiede zeigen sich auch bei verschiedenen Substanzen und Personen.

Die zweite Dimension der Änderung konstituiert sich aus insgesamt zehn *Prozessen*, die sich innerhalb und außerhalb therapeutischer Settings als relevant erwiesen haben: (1) *Consciousness Raising*, (2) *Self-Liberation*, (3) *Sozial Liberation*, (4) *Counterconditioning*, (5) *Stimulus Control*, (6) *Self-Reevaluation*, (7) *Environmental Reevaluation*, (8) *Contingency Control*, (9) *Dramatic Relief und* (10) *Helping Relationship* (DiClemente et al. 1986). Die einzelnen Prozesse lassen sich wie folgt zusammenfassend beschreiben:

(1) *Consciousness Raising* bezeichnet ein Anwachsen bewusster und adäquater Informationsverarbeitung. Es ist eine elementare Voraussetzung intentionaler Verhaltensänderung. Unterschiedliche Therapieschulen stellen Techniken bereit, die diesen Prozess aktivieren sollen.

(2) *Self-Liberation* ist ein Prozess, der insbesondere von existentialistischen und humanistischen Schulen betont wird. Er erweitert die Verhaltensoptionen und die Wahlfreiheit. Tragende Elemente dieses Prozesses sind individuelle Ressourcen, die Bereitschaft, diese zu aktivieren und die Überzeugung, dass dieses eine Veränderung bewirken kann.

(3) *Sozial Liberation* erhöht die individuellen Optionen durch eine Erweiterung der Ressourcen und Optionen im sozialen Umfeld.

(4) *Counterconditioning* (Gegenkonditionierung) ist vom Paradigma der *klassischen Konditionierung* abgeleitet und zielt auf die Änderung von Reaktionen auf spezifische Stimuli ab. Dahinter steht die Annahme, dass eine neu erworbene Reaktion auf einen bestimmten Schlüsselreiz eine bisher gegebene Reaktion ersetzen kann. Eine systematische therapeutische Strategie, die auf Gegenkonditionierung aufbaut, ist die *systematische Desensibilisierung*.

(5) *Stimulus Control* ist ebenfalls aus dem Paradigma der *klassischen Konditionierung* abgeleitet, setzt jedoch bei der Veränderung der Stimuli an. So kann bereits die systematische Entfernung des Suchtmittels aus dem Gesichtsfeld zu einer Reduktion des Konsums führen.

(6) *Self-Reevaluation* ist ein kognitiver und emotionaler Prozess, der die Selbstwahrnehmung und -bewertung variiert. Verschiedene Therapieformen haben diesen Prozess in ihr Konzept integriert (z.B. Rational Emotive Therapie, Gestalttherapie).

(7) *Environmental Reevaluation* ist ein kognitiver und emotionaler Prozess, der die Wahrnehmung und Bewertung der personalen, sozialen, aber auch gegenständlichen Umwelt variiert. Systemische Ansätze gehen davon aus, dass eine entscheidende Wechselwirkung zwischen *Self-Reevaluation* und *Environmental Reevaluation* besteht.

(8) *Contingency Control* basiert auf dem Paradigma des *operanten Lernens*. Der Grundgedanke ist, dass sich das Verhalten aus seinen Konsequenzen generiert, die als positive oder negative Verstärker wirken. Positive Verstärkung wird, insbesondere in der Verhaltenstherapie, als Element der Verhaltensmodifikation angesehen. *Contingency Control* fördert eine Verhaltensänderung durch die aktive Einflussnahme auf die Verstärker.

(9) *Dramatic Relief* basiert auf dem Gedanken, dass die Inszenierung von emotionalen Inhalten die Wahrnehmung und den Ausdruck von Emotionen erleichtert. Die Inszenierung kann auch stellvertretend erfolgen. Filme, Theater, Romane oder andere Inszenierungen von Emotionen können z. B. diese Funktionen übernehmen. Das *Psychodrama* baut auf diesen Prozessen auf und macht sie therapeutisch nutzbar.

(10) Der Begriff *Helping Relationship* geht auf die Arbeiten von Carl Rogers zurück (1957). Er ging davon aus, dass therapeutische *Basishaltungen*, wie *Empathie*, *Offenheit*, *Wertschätzung* und *Authentizität*, positive Veränderungen induzieren oder unterstützen können. Prochaska und DiClemente (1985) fanden in einer eigenen Studie, dass *Helping Relationships* häufig auch außerhalb von therapeutischen Beziehungen diesen Stellenwert einnehmen.

DiClemente et al. (1986) betonen, dass die Zusammenstellung dieser zehn Prozesse nicht den Anspruch auf Vollständigkeit erhebt und begründen ihre Auswahl mit eigenen empirischen Befunden (Prochaska & DiClemente, 1983, 1984, 1985).

Die dritte Dimension des Modells wird durch fünf *Ebenen der Änderung* repräsentiert: *Symptom-Situational, Maladaptive Cognitions, Interpersonal Conflicts,* Family-Systems Conflicts und Intrapersonal Conflicts (DiClemente et al., 1986, S. 266). Diese Unterteilung basiert auf Arbeiten von Norcross, Prochaska, Guadagnoli und DiClemente (1984) und Norcross, Prochaska und Hambrecht (1985). In mehreren Studien haben sie untersucht, auf welchen *Ebenen* die Entstehung und Aufrechterhaltung von z. B. Substanzmissbrauch von Betroffenen und Behandlern attribuiert wird. Die Bezeichnungen für die *Ebenen der Änderung* wurden aus bereits bestehenden Störungskonzepten hergeleitet.

In Studien mit klinischen und unbehandelten Fallgruppen untersuchten DiClemente et al. (1986) die Beziehung zwischen den Dimensionen *Stadien* und *Prozesse*. Die Stadien der Änderung *Precontemplation, Contemplation, Action* und *Maintenance* erwiesen sich als adäquate Konstrukte der Taxonomie von Änderungsbereitschaft. Es zeigte sich, dass bestimmte Prozesse der Änderung zu einzelnen *Stadien* der Änderung assoziiert waren. Abbildung 2.5.4 gibt die Zuordnung der Prozesse zu den Stadien schematisch wieder.

Abbildung 2.5.4
Stadien und Prozesse der Änderung nach Prochaska und DiClemente[*]

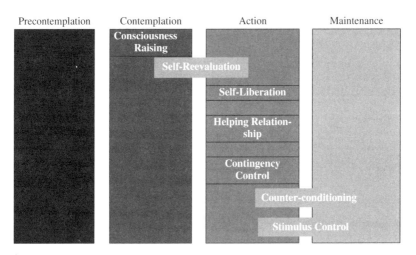

[*] Darstellung nach DiClemente et al. (1986, S. 269)

Im *Precontemplation*-Stadium konnten keine Prozesse der Änderung festgestellt werden. Die Personen in diesem Stadium vermieden es, ein *feedback* oder weitere Informationen zu erhalten. Im *Contemplation*-Stadium dominierte der Prozess *Consciousness Raising*, feedbacks und Informationen wurden angenommen oder sogar aktiv gesucht. *Self-Reevaluation* war ein wichtiger Prozess beim Übergang zum *Action* Stadium. Das Action-Stadium war durch *Self-Liberation* geprägt, die vor allem durch Willenskraft („willpower", S. 270) getragen wurde. Unbehandelte Probanden im *Action* Stadium vertrauten mehr auf *Helping Relationships* als behandelte. *Contingency Control* in Form von eigener oder fremder Kontrolle der Verstärker war ebenfalls eindeutig zum *Action*-Stadium assoziiert. *Counterconditioning* und *Stimulus Control* setzten überwiegend im Action-Stadium ein und wurden danach häufig noch lange Zeit als *Maintenance*-Strategie beibehalten.

Beeindruckt von den Übereinstimmungen zwischen behandelten und unbehandelten Probanden resümierten die Autoren:

> „One of the things that we are struck with is that self-changers do not seem to have a problem with being integrationists. Remember, these processes were derived theoretically from psychoanalytic, humanistic, behavioral, cognitve, and affective types of therapy. Self-changers, at least in their implicit knowledge, seem to be able to find ways to put these processes together in a systematic way. Part of our challange as researchers was to make their implicit knowledge explicit" (S. 270).

Eine empirisch abgesicherte Integration der dritten Dimension des Modells, die *Ebenen* der Änderung, liegt nach dem Stand der Literatur und der Aussage von DiClemente (persönliche Mitteilung) bis jetzt nicht vor.

Aufgrund klinischer Erfahrungen gingen DiClemente et al. (1986) davon aus, dass die Prozesse auf den verschiedenen *Ebenen* unterschiedlich wirksam sind und sich aus dieser Beobachtung differentielle Indikationen für Therapie und Beratung ergeben. Die Stadien der Änderung verlaufen nach ihrer Ansicht nicht auf allen Ebenen synchron. Zum Beispiel kann sich jemand längere Zeit mit seiner Alkoholproblematik auseinandersetzen, weil er eine chronische Gastritis hat. Die Ebene *Symptom* ist hier assoziiert zu dem Prozess *Consciousness Raising,* und das Stadium ist *Contemplation*. Gleichzeitig findet aber keine Auseinandersetzung mit einer bestehenden Eheproblematik statt, obwohl diese ebenfalls im Zusammenhang mit dem Alkoholkonsum steht. Auf der Ebene *interpersonaler Konflikt* findet also kein Prozess der Änderung statt und das Stadium ist *Precontemplation*.

Die Attraktivität des Stadien-Modells von Prochaska und DiClemente liegt nicht in seinem Erkenntnisbeitrag zur Ätiologie und zum Verlauf von Substanzmissbrauch und -abhängigkeit, sondern die integrative Struktur, die es als transtheoretisches Modell vorgibt (Prochaska & DiClemente, 1984). Vorhandene Einzelbefunde können zueinander in Beziehung gesetzt und Ausstiegsprozesse aus Substanzmissbrauch und -abhängigkeit differenziert beschrieben werden. Als transtheoretisches Verlaufsmodell zum intentionalen Wandel von Substanzkonsum hat das von Prochaska und DiClemente entwickelte Modell einen besonderen Stellenwert erlangt, weil es die Möglichkeit einräumt verschiedene Ansätze zu integrieren.

2.6 Epidemiologische Befunde

Der hohe, in den letzten Jahrzehnten in vielen Ländern zunehmende Alkoholkonsum sowie ansteigende Prävalenzraten von Alkoholabhängigkeit und -missbrauch erhöhen das Risiko von Erkrankungen und Verletzungen, aus denen stationäre Behandlungsepisoden resultieren, und lassen eine Kumulierung der Folgeprobleme in der medizinischen Basisversorgung erwarten (Babor, Ritson & Hodgson, 1986; Edwards et al., 1994; Longnecker & MacMahon, 1988; WHO, 1993a).

Andréasson, Allebeck & Romelsjö (1990) fanden in einer prospektiven Untersuchung mit einem Untersuchungszeitraum von 15 Jahren an einer Kohorte von 8226 schwedischen Rekruten ein relatives Risiko für eine Krankenhausaufnahme von 1.5 bei Personen mit einem Alkoholkonsum von mehr als 250 g pro Woche zum Zeitpunkt der Erstuntersuchung im Vergleich mit Konsumenten von 0 bis 100 g pro Woche. Nach einer Unterteilung der häufigsten Aufnahmegründe in die fünf Kategorien Unfälle, muskulo-skelettale Erkrankungen, respiratorische Erkrankungen, gastro-intestinale Erkrankungen und Infektionen zeigte sich bei allen fünf Kategorien ein statistisch signifikanter ($p < .05$) Zusammenhang zwischen Erkrankungsrisiko und Alkoholkonsummenge zum Zeitpunkt der Erstuntersuchung.

Die in den folgenden Kapiteln beschriebenen epidemiologischen Studien zu Alkoholfolgeerkrankungen, Alkoholmissbrauch und -abhängigkeit geben Aufschluss über die Häufigkeit dieser Störungen im Allgemeinkrankenhaus.

2.6.1 Prävalenz von Alkoholfolgeerkrankungen im Allgemeinkrankenhaus

Auf der Grundlage vorliegender Veröffentlichungen lässt sich eine Differenzierung von gesundheitlichen Störungen nach Art und Ausmaß ihrer Assoziation zum Alkoholkonsum in vier Untergruppen vornehmen (Duffy, 1992; Gerke, Hapke, Rumpf & John, 1997; Seitz, Lieber & Simanowski, 1995):

(I) Akute alkoholbedingte gesundheitliche Störungen, wie Intoxikationen, pathologische Alkoholintoxikationen oder Alkoholentzugssyndrome und häufig hiermit verbundene Komplikationen, wie Krampfanfälle, Delirien oder vegetative Störungen.

(II) Chronisch degenerative Alkoholfolgeerkrankungen, die ätiologisch einen unmittelbaren Zusammenhang mit dem Alkoholkonsum haben und bei Patienten mit geringem oder moderatem Alkoholkonsum nicht oder nur äußerst selten vorkommen, wie zum Beispiel äthyltoxische Leberzirrhosen oder ethyltoxische Polyneuropathien.

(III) Gesundheitliche Störungen, Erkrankungen oder Verletzungen, die bei Vorliegen von Alkoholmissbrauch oder -abhängigkeit gehäuft auftreten, deren Auftreten aber nicht ausschließlich bzw. nicht immer auf Alkoholkonsum zurückzuführen ist, wie z. B. Traumata des Kopfes und der oberen Extremitäten oder gastrointestinale Blutungen.

(IV) Gesundheitliche Störungen, Erkrankungen oder Verletzungen, an deren Genese Alkoholkonsum vermutlich nicht beteiligt ist bzw. wo keine gesicherten Befunde hierzu vorliegen, z. B. Blinddarmentzündungen oder Gallensteine.

Prävalenzschätzungen, die sich auf die Behandlungsdiagnosen der Patienten beziehen, belegen einen insgesamt hohen Anteil der unter I und II zusammengefassten Störungen und Erkrankungen in Allgemeinkrankenhäusern. In einer älteren Übersichtsarbeit von McIntosh (1982) werden insgesamt 31 Studien zur Prävalenz des Alkoholismus in der medizinischen Versorgung zusammenfassend dargestellt. Bei neun Studien wurde die Prävalenz von *alcohol-related disabilities* ermittelt. Die zugrundeliegenden Originalarbeiten weisen eine Spanne von 6,4 bis 20% auf. Die große Varianz dieser Prävalenzschätzungen lässt sich vor allem durch drei Gründe erklären: 1. haben einige Arbeiten nur die Erstdiagnose, andere dagegen auch Zusatzdiagnosen einbezogen, 2. waren die Kriterien für die Fallpatienten unterschiedlich sensitiv und spezifisch und 3. variierten Alters- und Geschlechterverteilungen, Erhebungszeiträume und einbezogene Stationen bei den berücksichtigten Studien.

In Deutschland liegen zwei Studien zur Prävalenz von Alkoholfolgeerkrankungen im Allgemeinkrankenhaus vor. Bode (1993) untersuchte 200 weibliche und 200 männliche Patienten einer internistischen Spezialabteilung mit Schwerpunkt Gastroenterologie und Hepatologie. Bei 28% der Männer und 8% der Frauen erfolgte die Krankenhausbehandlung in erster Linie wegen „alkoholinduzierter Erkrankungen".

Im Rahmen der *Lübecker Studien* wurden 1288 chirurgische und internistische Patienten im Alter von 18 bis 64 Jahren auf das Vorliegen einer Alkoholfolgekrankheit hin untersucht. 13.4% der Patienten wiesen mindestens eine typische Alkoholfolgekrankheit der Gruppe I oder II auf und weitere

39.1% eine gesundheitliche Störung, Erkrankung oder Verletzung der Gruppe III. Bei Zugrundelegung des strengeren Kriteriums eines gleichzeitig vorliegenden Alkoholmissbrauchs oder einer -abhängigkeit gemäß ICD-10 waren es immer noch 11.0 bzw. 9.9% (Gerke, Hapke, Rumpf & John, 1997).

Bei 31.5% der alkoholabhängigen Patienten wurde keine typische Alkoholfolgeerkrankung diagnostiziert. Dieser Befund legt nahe, dass Prävalenzschätzungen, die ausschließlich auf der Grundlage typischer Alkoholfolgeerkrankungen vorgenommen werden, zu einer Unterschätzung der Häufigkeit von Alkoholabhängigkeit bei Patienten im Allgemeinkrankenhaus führen.

2.6.2 Prävalenz von Alkoholmissbrauch und -abhängigkeit im Allgemeinkrankenhaus

In Deutschland liegen nur drei Studien vor, die Aufschluss über die Prävalenz von Alkoholmissbrauch und -abhängigkeit bei Patienten chirurgischer und internistischer Abteilungen von Allgemeinkrankenhäusern geben. Ergänzend zu diesen Studien finden sich zwei Untersuchungen, die in Universitätskliniken durchgeführt wurden. Tabelle 2.6.2.1 enthält eine Übersicht zu den ermittelten Häufigkeiten von Alkoholabhängigkeit.

Die aktuellste und nach Kriterien der Repräsentativität und Güte der Diagnostik aussagefähigste Prävalenzschätzung wurde im Rahmen der *Lübecker Studien im Städtischen Krankenhaus Süd* in Lübeck durchgeführt (Dilling, John, Hapke, Rumpf & Hill, 1996; John et al., 1996).

Untersucht wurden alle konsekutiven Aufnahmen im Alter von 18 bis 64 Jahren, die für mindestens 24 Stunden aufgenommen wurden. In den ersten sechs Monaten des Jahres 1993 wurde die Studie in der internistischen Klinik und in den zweiten sechs Monaten in der chirurgischen Klinik durchgeführt.

Eine onkologische Therapiestation wurde von der Prävalenzschätzung ausgeschlossen, weil es sich um eine Station mit Patienten handelte, die im Hinblick auf Alkoholmissbrauch und -abhängigkeit eine hohe Selektion aufwiesen. Wiederaufnahmen innerhalb des Studienzeitraumes wurden nicht berücksichtigt.

Von der vorgesehenen Untersuchungsstichprobe wurden 3.6% wegen der Schwere ihrer Erkrankung von der Studie ausgeschlossen, 7% lehnten eine Teilnahme ab, 3.5% hatten keine hinreichenden Deutschkenntnisse, um am Screening teilzunehmen, 3.1% wurden wegen anderer Gründe (z. B. Aufnahmen als Begleitperson, immunsupprimierte Patienten) ausgeschlossen und bei 7.4% konnte die Untersuchung wegen vorzeitiger Entlassung nicht

Tabelle 2.6.2.1
Deutsche Studien zur Prävalenz von Alkoholabhängigkeit in chirurgischen und internistischen Kliniken

Autoren und Erhebungszeitraum	Altersgruppe	Ort	Diagnosekriterium	Kliniken	n	Prävalenz
Athen & Schrann.er 7/78-4/79[1]	keine Altersgrenzen angegeben	internistische Stationen eines Kreiskrankenhauses bei München	Arzturteil & MALT [2]	Innere	849	11 %
Nieder 2/80-6/80	keine Altersgrenzen angegeben	internistische, chirurgische & psychiatrische Stationen der Med. Hochsch. Lübeck	klinisches Interview [3]	Innere Chirurgie Psychiatrie insgesamt	123 124 124 371	13.8 % 7.3 % 30.6 % 12.8 %
Möller et. al. 10/81-2/82	keine Altersgrenzen angegeben	chirurgische Stationen Universitäts-Klinik München	MALT	Chirurgie	600	14.0 %
John et al. 1/93-12/93[4]	18-64	internistische & chirurgische Stationen Städtisches Krankenhaus Lübeck	aktuelle Alkoholabhängigkeit ICD-10 oder DSM-III-R	Innere Chirurgie insgesamt	493 674 1 167	19.1 % 8.0 % 12.7 %
Botzet 9/94-3/95	ab 65	internistische & chirurgische Stationen Städtisches Krankenhaus Lübeck	aktuelle Alkoholabhängigkeit ICD-10 oder DSM-III-R	gesamt	537	3.1 %

[1] In diesem Zeitraum wurde die Studie in vier Abschnitten von jeweils einem Monat durchgeführt.
[2] Münchener Alkoholismustest (MALT) (Feuerlein, Ringer, Küfner & Antons, 1977; Feuerlein, Ringer, Küfner & Antons, 1978)
[3] Diagnosekriterien gemäß WHO (1952, 1955, siehe Kap. 2.1.1)
[4] Die ersten sechs Monate wurden alle Patienten der internistischen Klinik und die zweiten sechs Monate alle Patienten der chirurgischen Klinik untersucht.

abgeschlossen werden. So verblieb eine Stichprobe von 1 167 Patienten (470 Frauen und 697 Männer), mit denen für die Prävalenzschätzung eine zweistufige Diagnostik durchgeführt wurde.
Als Screening-Instrumente wurden deutsche Übersetzungen des CAGE-Fragebogens (Ewing, 1984; Mayfield & McLeod & Hall, 1974) (Anhang A) und des *Michigan Alcoholism Screening Test* (MAST, Selzer, 1971) (Anhang B) verwendet. Insgesamt hatten 23.6% der Patienten mindestens

zwei Punkte im CAGE oder fünf Punkte im MAST. Im MAST hatten 18.6% ein positives Screening-Ergebnis und im CAGE 18.4%.

Bei Patienten mit einem positiven Screening-Resultat wurde eine weitergehende Diagnostik gemäß DMS-III-R und ICD-10 auf der Basis der Sektion 11 der *Schedules for Clinical Assessment in Neuropsychiatry* (WHO, 1992) durchgeführt. Hinsichtlich der Diagnose *Alkoholabhängigkeit* stimmten beide Klassifikationssysteme überein. *Alkoholmissbrauch* wurde diagnostiziert, wenn die Kriterien einer der beiden Klassifikationssysteme erfüllt waren. Vom DSM-III-R wurde ein erwartungsgemäß (s. Kap. 2.1.3) größeres Spektrum von Alkoholmissbrauch erfasst. Remittierte Alkoholabhängigkeit wurde gemäß ICD-10 *Forschungskriterien* (F10.202 Vollremission) (WHO, 1993; Dilling et al. 1994) diagnostiziert. Die Kategorie der *Verdachtsdiagnosen* basierte auf klinischen und anamnestischen Informationen (s. Kap. 5.2.4).

Von den untersuchten Patienten erhielten 12.7% die Diagnose *Alkoholabhängigkeit*, 2.6% *remittierte Alkoholabhängigkeit*, 4.8% *Alkoholmissbrauch*. Bei weiteren 9.7% bestand ein Verdacht auf Alkoholabhängigkeit oder -missbrauch. In der letzten Gruppe waren auch Patienten enthalten, die in den Fragebögen ein negatives Screening-Ergebnis hatten. Unterteilt nach Geschlechtern ergab sich für die Gruppe der Männer 16.5% Alkoholabhängigkeit, 3.6% remittierte Alkoholabhängigkeit, 7.2% Alkoholmissbrauch und 13.6% Verdachtsdiagnosen, für die Gruppe der Frauen 7% Alkoholabhängigkeit, 1.5% remittierte Alkoholabhängigkeit, 1.3% Alkoholmissbrauch und 3.8% Verdachtsdiagnosen. Keine alkoholbezogene Diagnose in Screening und Diagnostik hatten 68% der Patienten, und zwar 83.8% der Frauen und 57.4% der Männer.

Ein deutlicher Unterschied zeigte sich bei den Patienten der internistischen (n = 493) und der chirurgischen (n = 674) Klinik. In der Chirurgie hatten 8% der Patienten die Diagnose Alkoholabhängigkeit, 3% remittierte Alkoholabhängigkeit, 5.2% Alkoholmissbrauch und bei 12% bestand ein Verdacht auf Alkoholmissbrauch oder -abhängigkeit. In der internistischen Klinik wurde bei 19.1% der Patienten eine Alkoholabhängigkeit diagnostiziert, bei 2.4% remittierte Alkoholabhängigkeit, bei 4.3% Alkoholmissbrauch und bei 6.5% wurde eine Verdachtsdiagnose gestellt. Werden alle vier Diagnosegruppen zusammengerechnet, ergeben sich für die internistische Klinik 32.3% und die chirurgische Klinik 28.2% alkoholbezogene Diagnosen.

In einer weiteren Teilstudie der *Lübecker Studien* wurde die Prävalenz von Alkoholmissbrauch und -abhängigkeit bei Patienten im Alter von über 64 Jahren (Botzet, 1996; Botzet et al., 1996) bestimmt. Die Studie wurde ebenfalls im Städtischen Krankenhaus Süd durchgeführt. Das Vorgehen bei der

Prävalenzschätzung entsprach dem Procedere der oben geschilderten Studie. Als Screening-Verfahren wurden diesmal jedoch der CAGE, der SMAST (s. Anhang B) und der *Lübecker Alkoholabhängigkeits- und -missbrauchs-Screening-Test* (LAST) (Rumpf, Hapke, Hill & John, 1997) eingesetzt. Die Ausschöpfung betrug 55%. Insgesamt wurden 537 Patienten untersucht, von denen 3.1% die Diagnose Alkoholabhängigkeit, 2.2% remittierte Alkoholabhängigkeit, 0.4% Alkoholmissbrauch und 2.2% eine Verdachtsdiagnose erhielten. Die Prävalenz für alle Diagnosegruppen war für die Altersgruppe von 65 bis 69 Jahren mit 21.6% am höchsten und sank mit zunehmendem Alter ab (70 bis 74: 8.9%; 75 bis 79: 6.9%; 80 bis 84: 7.7%; über 80: 1.1%).

Athen und Schranner (1981) berichten von einer Prävalenz von 11% „Alkoholismus" und weiteren 3.9% „Alkoholismusverdacht" gemäß Münchner Alkoholismus-Test (MALT) (Feuerlein, Ringer, Küfner & Antons, 1977; Feuerlein, Ringer, Küfner & Antons, 1978) bei 849 untersuchten internistischen Patienten von vier Stationen eines Kreiskrankenhauses bei München. Die Studie wurde in vier Abschnitten von jeweils einem Monat in dem Zeitraum von Juli 1978 bis April 1979 durchgeführt.

Die Autoren gehen davon aus, dass die Studie nur eine eingeschränkte Aussagekraft besitzt, weil die Untersuchung in einem Krankenhaus durchgeführt wurde, das nicht als repräsentativ gelten kann. Weiterhin wurde das methodische Vorgehen während der Studienlaufzeit geändert. Im ersten Untersuchungsmonat wurden alle Patienten mit dem MALT untersucht, in den weiteren drei Monaten lediglich jene Patienten, bei denen die behandelnden Ärzte den Alkoholismus nicht mit Sicherheit ausschließen konnten. Insgesamt ist bei diesem Vorgehen eine Unterschätzung der Prävalenz zu erwarten.

Nieder (1985; vgl. auch Auerbach & Melchertsen, 1981) untersuchte die Prävalenz von *Alkoholismus* in der psychiatrischen, internistischen und chirurgischen Klinik der Medizinischen Hochschule Lübeck. In dem Untersuchungszeitraum vom 18.02. bis 19.6.1980 wurden insgesamt 3059 Patienten aufgenommen. Untersucht wurde eine Zufallsauswahl von 124 psychiatrischen, 123 internistischen und 124 chirurgischen Patienten. Bei jedem dieser Patienten wurde der Münchner Alkoholismustest (MALT) (Feuerlein, Ringer, Küfner & Antons, 1977; Feuerlein, Ringer, Küfner & Antons, 1978) durchgeführt und eine klinische Diagnose nach den Kriterien der WHO-Definitionen von 1952 und 1955 gestellt (WHO, 1952, 1955, siehe Kap. 2.1.1).

Auf der Basis der klinischen Interviews wurde bei 30.6% der psychiatrischen, 13.8% der internistischen Patienten und 7.3% der chirurgischen Patienten die Diagnose Alkoholiker gestellt. Weitere 15.3% der psychiatrischen, 8.9% der internistischen und 16,9% der chirurgischen Patienten wurden der Diagnosekategorie „Alkoholismusverdächtige" oder „Alkoholismusgefährdete" zugeordnet (Nieder, 1985, S. 10).

Die Zahl der aufgenommenen Patienten variierte zwischen den Kliniken. Für die Gesamtprävalenz wurden entsprechend gewichtete Prozentwerte von 12.8% „Alkoholikern" und 13.3% „Alkoholismusverdächtige" bzw. „Alkoholismusgefährdete" ermittelt.

Die gewichtete Prävalenz gemäß MALT betrug 10.7% „Alkoholismus". Diese im Vergleich zur klinischen Diagnostik geringere Prävalenz ist zum Teil darauf zurückzuführen, dass Nieder zwei der insgesamt sieben diagnostischen Kriterien der Fremdbeurteilung (MALT-F) bei den meisten Patienten nicht erheben konnte.

Angermund (1985) und Mühlen (1984) untersuchten 600 chirurgische Patienten der Chirurgischen Klinik des Klinikums „Rechts der Isar" in München mit dem MALT (Möller, Angermund & Mühlen, 1987). Sie fanden eine vergleichsweise hohe Prävalenz in der chirurgischen Klinik von 14% „Alkoholismus" und weiteren 12% „Alkoholismusverdacht" gemäß MALT.

McIntosh (1982) hat auf der Grundlage seiner durchgeführten Metaanalyse der bis zu dem Zeitpunkt vorliegenden Prävalenzschätzungen Kriterien für Diagnostik und Repräsentativität aufgestellt, die bei Untersuchungen zur Prävalenz von Alkoholismus und Alkoholfolgeerkrankungen in Krankenhäusern erfüllt sein sollten. Von den aufgeführten deutschen Studien hat lediglich die Studie von John et al. (1996) die geforderten Kriterien berücksichtigt.

International wurden seit McIntosh (1982) mehrere Prävalenzstudien veröffentlicht, die seine begründeten Forderungen nicht vollständig erfüllen. Nach Durchsicht der vorliegenden Literatur erscheinen die in Tabelle 2.6.2.2 zusammenfassend aufgeführten Studien von Dongier, Hill, Kealey und Joseph (1994), Moore et al. (1989), Seppä und Mäkelä (1993) und Smals, van der Mast, Speckens und Schudel (1994) am aufschlussreichsten.

Dongier et al. (1994) untersuchten die Prävalenz von Alkoholismus in drei Krankenhäusern im Norden und zwei Krankenhäusern im Süden Ontarios. Ziel der Studie war ein Vergleich der Häufigkeit von Alkoholismus im Norden und im Süden des Landes. Es wurden alle aufgenommenen Patienten im Alter von 19 bis 65 Jahren in die Untersuchung einbezogen, die zwischen Sonntag mittag und Freitag mittag aufgenommen wurden. Die Untersuchung wurde beendet, nachdem die Screening-Ergebnisse von 536 Männern und 1057 Frauen vorlagen. Der Untersuchungszeitraum der Erhebung wurde von den Autoren nicht angegeben. Die Prävalenzschätzung beruhte auf einer Screening-Untersuchung. Das Diagnosekriterium war fünf oder mehr Punkte im MAST (Selzer, 1971).

Tabelle 2.6.2.2
Studien zur Prävalenz von Alkoholabhängigkeit und -missbrauch in Krankenhäusern aus Kanada, USA, Finnland und den Niederlanden

Autoren, Ort und Zeitraum	Altersgruppe	Art des Krankenhauses	Diagnosekriterium	Untergruppen	N	Prävalenz
Dongier et al. Ontario Kanada Zeitraum?[5]	19-65 Jahre	Innere und Chirurgie 5 verschiedene Krankenhäuser	MAST[1] ≥ 5	Männer Frauen gesamt	536 1 057 1 593	19.0 % 4.2 % 9.2 %
Moore et al. 6/86-9/87 Baltimore USA	Erwachsene	städtisches Krankenhaus alle Kliniken	CAGE[2] ≥ 2 oder SMAST[3] ≥ 5	Psychiatrie [4] Neurologie Neurochirurgie Innere Kardiologie Chirurgie allg. Orthopädie Gynäkologie Entbindung Urologie HNO gesamt	220 119 55 417 67 179 71 242 556 35 40 2 001	30.0 % 19.3 % 16.4 % 24.5 % 23.9 % 20.7 % 28.2 % 12.4 % 12.4 % 14.3 % 42.5 % 19.7 %
Seppä & Mäkelä Tampere Finnland 1/1992[6]	über 15 Jahre	Universitäts-Krankenhaus alle Kliniken	Männer CAGE ≥ 3 bei Frauen CAGE ≥ 2 oder „heavy drinking"[7]	Männer Frauen Psychiatrie Neurologie Innere Thorax-Erkr. Chirurgie Gynäkologie & Entbindung HNO Augenheilkunde Hautklinik Andere[8] gesamt	680 961 345 86 345 97 250 227 69 63 73 86 1 641	24.6 % 10.6 % 30.2 % 11.6 % 12.5 % 8.3 % 20.0 % 4.4 % 20.3 % 12.7 % 13.7 % 14.0 % 16.4 %
Smals et al. 6/90-12/90 Rotterdamm Niederlande	Erwachsene	Universitäts-Krankenhaus Innere und Chirurgie	MALT ≥ 6[9]	Männer Frauen Chirurgie Innere jüngere als 65 älter als 65 gesamt	633 500 786 351 718 341 1 059	7.9 % 3.0 % 5.4 % 6.3 % 7.2 % 2.3 % 5.7 %

[1] Michigan Alcoholism Screening Test (Selzer, 1971) (Anhang B)
[2] CAGE Questionnaire (Ewing, 1984; Mayfield, McLeod & Hall, 1974) (Anhang A)
[3] Short Michigan Alcoholism Screening Test (Selzer et al., 1975) (Anhang B)
[4] Anteil von Männern: Psychiatrie 53 %, Innere 59 %, Neurologie 53 % und Chirurgie 58 %. Die Orthopädie, Urologie, HNO-Klinik, Kardiologie und Neurochirurgie gehörten zur chirurgischen Klinik.
[5] Der Zeitraum der Untersuchung wurde nicht genannt; die Arbeit wurde 1991 zur Veröffentlichung eingereicht.

[6)] Punktprävalenz
[7)] Bei Männern angegebener Alkoholkonsum ≥280 g pro Woche; bei Frauen ≥140 g oder ein bestehendes „heavy drinking" nach ärztlicher Einschätzung.
[8)] Onkologie, Sprachheilkunde und Physiotherapie.
[9)] Munich Alcoholism Test (Feuerlein et al., 1979) entspricht dem deutschen MALT (Feuerlein et al., 1977; 1978); bei ≥11 Punkten wird „Alkoholismus", bei 6 bis 10 Punkten „Verdacht auf Alkoholismus" diagnostiziert.

Die größere Anzahl der untersuchten weiblichen Patienten wurde mit einer erwarteten niedrigeren Prävalenz und der damit verbundenen Notwendigkeit von großen Fallzahlen für Prüfstatistiken begründet. Lediglich 2.15% der Patienten verweigerten eine Teilnahme an der Screening-Untersuchung. Der Fortschritt gegenüber früheren Untersuchungen war eine im Studiendesign vorgesehene zweistufige Diagnostik. Bei einem positiven Screening-Resultat sollte ein vertiefendes diagnostisches Interview die Gültigkeit der Prävalenzschätzung erhöhen. Da jedoch nur 35.4% der Patienten mit einem positiven Screening-Ergebnis einer weiteren Diagnostik zustimmten, konnte dieses Ziel nicht erreicht werden. Die Fallrate lag bei den Männern mit 19% erwartungsgemäß höher als bei den Frauen (4.2%). Weiterhin zeigte sich ein regionaler Unterschied. In den Krankenhäusern im Norden von Ontario betrug die Prävalenz gemäß MAST 11.2%, im Süden hingegen nur 7.1%.

Die Studie von Moore et al. (1989) wurde im Johns Hopkins Hospital in Baltimore, einem städtischen Krankenhaus mit ca. 1 000 Betten, durchgeführt. Von Juni 1986 bis September 1987 wurden die in Tabelle 2.6.2.2 aufgeführten Abteilungen nacheinander untersucht. Ausgeschlossen wurden eine spezielle Entgiftungsabteilung sowie eine Station für Kurzlieger mit maximal 48 Stunden Aufenthalt. Die Prävalenzschätzung gründete sich ausschließlich auf zwei Screening-Fragebögen, dem *Short Michigan Alcoholism Screening Test* (SMAST) (Selzer et al., 1975), eine Kurzform des MAST (Selzer, 1971), und dem CAGE-Fragebogen (Ewing, 1984; Mayfield, McLeod & Hall, 1974) (Anhang A und B). Für die Prävalenzschätzung wurden solche Patienten als Fallpatienten gewertet, die mindestens zwei Punkte im CAGE oder mehr als vier Punkte im SMAST hatten.

Bei einer Ausschöpfung von 79% Prozent wurden insgesamt 2 002 Patienten befragt. Die von den Autoren angegebene Bruttostichprobe und die Summe der Teilstichproben, die in Tabelle 2.6.2.2 berechnet wurde (N = 2001), ist diskrepant. Die Herausnahme eines der Patienten bleibt in der Veröffentlichung von Moore et al. (1989) unkommentiert.

Eine geschlechtsspezifische Auswertung erfolgte nicht. Der Anteil der Männer betrug in der Psychiatrie 53%, in der Inneren 59%, in der Neurologie 53% und in der Chirurgie 58%. Die Orthopädie, Urologie, HNO-Klinik,

Kardiologie und Neurochirurgie waren Spezialabteilungen der chirurgischen Klinik. Insgesamt enthielt die Stichprobe ein erhebliches Übergewicht an Patientinnen, weil insgesamt 798 Fälle der Gynäkologie und der Entbindungsstation entstammten.

Bemerkenswert und wichtig an der Studie ist die erhebliche Varianz zwischen verschiedenen Abteilungen bei identischem diagnostischen Vorgehen. Die höhere Prävalenz im Vergleich zu der Studie von Dongier et al. (1994) lässt sich zum Teil auf die Verwendung von zwei Screening-Instrumenten zurückführen, die eine Konkordanz von 60% aufwiesen. Von den Patienten mit einem positiven Screening-Ergebnis hatten 11% ausschließlich im SMAST ein positives Screening-Resultat und 29% ausschließlich im CAGE. Würde nur der SMAST zugrunde gelegt werden, hätte die Studie von Moore et al. eine Prävalenz von 14% ergeben.

Seppä und Mäkelä (1993) ermittelten die Punktprävalenz in allen Kliniken des Universitätskrankenhauses von Tampere in Finnland. Ausgewählt wurde ein Mittwoch im Januar 1992. Untersucht wurden alle Patienten ab dem 16. Lebensjahr. Bei einer Ausschöpfung von 81% wurden insgesamt 1 641 Patienten befragt, 680 Männer und 961 Frauen. Das Diagnosekriterium für *schweren Alkoholkonsum* („heavy drinking") wurde getrennt nach Geschlechtern festgelegt. Männer wurden als positiver Fall gewertet, wenn sie im CAGE Fragebogen mindestens drei Punkte hatten, einen Alkoholkonsum von mindestens 280 Gramm pro Woche angegeben hatten oder nach Einschätzung der behandelnden Ärzte deutliche Hinweise auf einen *schweren Alkoholkonsum* vorlagen. Bei Frauen wurden zwei Punkte im CAGE oder ein Konsum von mindestens 140 Gramm pro Woche als positiver Befund gewertet.

Diese Studie zeigt wie schon die Studie von Moore et al. (1989) eine erhebliche Varianz der Prävalenzen zwischen den verschiedenen Abteilungen. Die absoluten Prävalenzen der beiden Studien lassen sich aber nicht direkt vergleichen, weil bei der Ermittlung der Punktprävalenz von Seppä und Mäkelä (1993) Patienten mit längeren Liegezeiten übergewichtet werden. Da sich eine Alkoholproblematik nur bei bestimmten Erkrankungen auf die Liegezeit auswirkt und dieser Effekt zwischen verschiedenen Abteilungen variiert (Gerke, Hapke, Rumpf & John, 1998), sind entsprechende systematische Effekte bei der Ermittlung der Punktprävalenz gegenüber einer Periodenprävalenz, die auf der Grundlage der konsekutiven Neuaufnahmen ermittelt wird, zu erwarten.

Smals et al. (1994) führten eine Prävalenzstudie auf zwei internistischen und drei chirurgischen Stationen des Universitätskrankenhauses Rotterdam in Holland durch. In die Studie wurden 1 492 Patienten einbezogen, die in der Zeit von Juni bis Dezember 1990 aufgenommen worden waren. Ausge-

schlossen wurden Patienten mit Sprachproblemen oder schwersten Erkrankungen.
In der Studienstichprobe (N = 1 232) lehnten 94 (7.6%) eine Teilnahme an der Untersuchung ab. Von den verbleibenden 1138 Patienten stammten 351 aus der internistischen und 786 aus der chirurgischen Klinik. Im Vergleich zu den anderen Studien war in dieser Untersuchung der Frauenanteil mit 44.1% deutlich geringer. Grundlage der Prävalenzschätzung war der MALT, der innerhalb der ersten drei Tage nach der Aufnahme durchgeführt wurde. In ihrer Veröffentlichung haben Smals et al. keine Differenzierung zwischen *Alkoholismus* mit einem Testwert von elf oder mehr Punkten und *Verdacht auf Alkoholismus* mit einem Wert von sechs oder mehr Punkten vorgenommen. Beide Kategorien wurden zusammengefasst. Insgesamt hatten 5.7% der untersuchten Patienten einen positiven Untersuchungsbefund, 3% der Frauen und 7.9% der Männer. Auf den chirurgischen Stationen betrug die gefundene Prävalenz 5.4%, auf den internistischen 6.3%. Bei Patienten mit einem Alter von über 65 Lebensjahren lag die Prävalenz mit 2.3% deutlich niedriger als in der Altersgruppe unter 65 Jahren (7.2%). Wäre lediglich der Fragebogenteil des MALT mit einem *cut off* von ≥4 zugrundegelegt worden, hätte die Prävalenz mit 7.7% höher gelegen. Durch den Fremdbeurteilungsteil des MALT wurden keine Patienten zusätzlich identifiziert. Die Autoren gehen davon aus, dass die gefundene niedrige Prävalenz wahrscheinlich auf eine geringe Sensitivität des MALT im Setting des Krankenhauses zurückzuführen ist (s. Kap 2.7.1).
Ein Vergleich der deutschen mit den Studien aus Kanada, USA, Finnland und den Niederlanden ist aus methodischen Gründen nur schwer möglich, weil die Methodik, Stichprobenauswahl und der Zeitpunkt der Durchführung zwischen den Studien erheblich variiert. Es ist jedoch festzustellen, dass es sich bei den deutschen und der niederländischen Studie im Vergleich zu den übrigen Studien um konservative Schätzungen handelt.
Vergleichen lässt sich die Prävalenzschätzung gemäß MAST in der *Lübecker Studie* am ehesten mit den Ergebnissen von Dongier et al. (1994). Die Art der Kliniken, die Altersgruppe und das Untersuchungsinstrument stimmen überein. Gemäß einer zu diesem Vergleich vorgenommenen Auswertung des Datensatzes der *Lübecker Studien* durch den Autor haben 9.8% der Frauen und 24.5% der Männer ein positives Screening-Ergebnis im MAST. In der Studie von Dongier sind es 4.2% der Frauen und 19% der Männer (siehe Tabelle 2.6.2). Die geringeren Prävalenzraten in der kanadischen Studie sind kongruent mit dem traditionell geringeren Alkoholkonsum in Kanada. In Kanada liegt der Pro-Kopf-Konsum reinen Alkohols bei ca. 8 Litern (Giesbrecht & Dick, 1993), in Deutschland bei ca. 12 Litern (Junge, 1995).

2.7 SEKUNDÄRPRÄVENTIVE ANSÄTZE

Caplan (1964, Caplan & Grunebaum, 1977) hat die Begriffe *primäre, sekundäre* und *tertiäre Prävention* von gesundheitlichen Störungen oder Erkrankungen maßgeblich geprägt:

(1) *Primäre Prävention* hat das Ziel, die Entstehung gesundheitlicher Störungen oder Erkrankungen zu verhindern und somit die Inzidenzrate in einer Population zu verringern.

(2) *Sekundäre Prävention* umfasst Maßnahmen frühzeitiger Erkennung und Behandlung. Hierdurch werden spätere Beeinträchtigungen vermieden und die Dauer der Erkrankung verkürzt. Es kommt zu einer Senkung der Prävalenzrate in einer Population.

(3) *Tertiäre Prävention* zielt darauf ab, Beeinträchtigungen und Folgen von bereits eingetretenen Erkrankungen möglichst gering zu halten oder zu mildern.

Sekundärpräventive Interventionen erfordern ein aktives Zugehen auf den Betroffenen, wenn eine frühzeitige Erkennung und Behandlung realisiert werden soll (John, 1994). Kontrollen, z. B. des Blutdrucks, des Blutzuckers oder das sogenannte *Routinelabor*, werden bei den meisten Patienten mit dem Ziel *sekundärer Prävention* durchgeführt. Sie sind selbstverständlicher Bestandteil von stationären Krankenhausaufenthalten geworden und werden in der Regel von Patienten und Behandlern als sinnvolle Routine akzeptiert.

Die sekundäre Prävention von Folgen des Alkoholkonsums spielt in der Krankenhausversorgung nur eine untergeordnete Rolle. Hohen Prävalenzen von Alkoholfolgeerkrankungen, Alkoholmissbrauch und -abhängigkeit in Allgemeinkrankenhäusern (siehe Kap 2.6) stehen geringe Raten der Identifikation, Beratung und Behandlung gegenüber. International liegt eine Reihe aussagefähiger Studien vor (Graham, 1991; Mitchell, Thompsen & Craig, 1986). In Deutschland finden sich Veröffentlichungen, die eine vergleichbare Situation beschreiben (Antons-Volmerg, 1993; Bernitzki & Berndt, 1983; Bode, 1993; Hapke, Rumpf & John, 1994; Wienberg, 1992). Für diese Defizite werden im wesentlichen drei Gründe aufgeführt. Erstens haben Pflegepersonal und Ärzte in der Regel einen geringen Kenntnisstand über Suchterkrankungen (Clement, 1986; Geller et al., 1989; Leslie & Learmonth, 1994; Lewis, Niven, Czechowicz & Trumble, 1987; Roche & Richard, 1991), zweitens besteht seitens des Krankenhauspersonals häufig eine einstellungsbedingte Ablehnung gegenüber sekundärpräventiven Interventionen bei Patienten mit einer Alkoholproblematik (Clark, 1981; Geller et al., 1989; Hanlon, 1985; Lewis, 1989; McCrady, Richter, Morgan,

Slade & Pfeifer, 1996; Reimer & Freisfeld, 1984) und drittens wird seitens der Ärzte immer wieder Zeitmangel als Hinderungsgrund angegeben.

Zum Argument des Zeitmangels untersuchten Rowland et al. (1987) im *York District Hospital* den Umgang von Ärzten mit dem Vorschlag, ein Screening in ihre ärztliche Anamnese aufzunehmen. Empfohlen wurden die vier Fragen des CAGE-Fragebogens und eine Trinkmengenerhebung. Bei einem positiven Screening sollten die Ärzte eine weitergehende Beratung empfehlen. Das Screening wurde lediglich bei 39% der Patienten orthopädischer Stationen (n = 762) und bei 28% der Patienten internistischer Stationen (n = 844) durchgeführt. Obwohl es die ärztliche Untersuchung lediglich um ein bis maximal zwei Minuten verlängerte, wurde Zeitdruck als hauptsächliche Ursache für die seltene Anwendung des Screenings angegeben. Unabhängig vom Arbeitsaufkommen gab es Ärzte, die nahezu bei jedem Patienten das Screening durchgeführt hatten und andere, die nie oder fast nie das Screening verwendeten. Die Autoren interpretieren die Ergebnisse so, dass die Einstellung der Ärzte gegenüber der Thematisierung des Alkoholkonsums in der Anamnese und nicht der Zeitdruck der entscheidende Einfluss war, der über die Durchführung des Screenings entschieden hatte.

Leugnung, Bagatellisierung und andere Formen der *Abwehr* betroffener Patienten interagieren häufig mit den Einstellungen der Ärzte in einer Weise, die zur systematischen Ausblendung der Alkoholproblematik aus dem Behandlungsprozess führt. Patienten erleben ihre Alkoholproblematik häufig als Stigma und sind bemüht, sie zu verbergen. Den behandelnden Ärzten bleiben frühe Stadien oder unauffällige Formen des Missbrauchs oder der Abhängigkeit verborgen, oder Verdachtsmomente werden nicht weiterverfolgt, weil es allzu häufig als unangenehm oder lästig empfunden wird, sich mit den Schutzmechanismen und der Abwehr des Patienten auseinanderzusetzen (Hapke et al., 1994). Mangelnde Kenntnisse über diese Mechanismen erhöhen die Unsicherheit und induzieren nicht selten Aggression bei den Ärzten und dem Pflegepersonal im Umgang mit betroffenen Patienten. Sekundäre Prävention von Alkoholmissbrauch und -abhängigkeit im Allgemeinkrankenhaus beinhaltet immer eine Auseinandersetzung mit Einstellungen, Erwartungen und Motiven der Patienten und ihrer Behandler. Einzelne Interventionsformen können in der Regel nur dann erfolgreich eingesetzt werden, wenn sie in ein sekundärpräventives Gesamtkonzepts integriert sind (John et al., 1995; Kremer, Dormann & Wienberg, 1996). Zum Spektrum sekundärpräventiver Interventionen bei Alkoholmissbrauch und -abhängigkeit zählen schriftliche Informationen, mündliche Ratschläge, Feedbacks, Beratung und Therapie. Für die Fallfindung wird häufig ein Screening eingesetzt. Ziel dieser Interventionen ist es, die Inanspruchnahme weiterer Hilfen zu fördern und/oder direkt auf den Alkoholkonsum einzuwirken.

Eine Übersichtsarbeit von Bien, Miller und Tonigan (1993) zu Kurzinterventionen bei Alkoholproblemen belegt ihre Wirksamkeit in Bereichen der Gesundheitsversorgung bei bevölkerungsbezogenen, sekundärpräventiven Interventionen und in Settings der ambulanten Suchtberatung.

Die WHO *Brief Intervention Study Group* (1993) führte eine multizentrische Evaluationsstudie durch, die den Effekt von Kurzinterventionen bei Patienten mit gesundheitlich bedenklichem Alkoholkonsum in verschiedenen Settings der Gesundheitsversorgung untersuchte. Ausgewählt wurden 1260 Männer mit einem Alkoholkonsum von umgerechnet mehr als 50 und weniger als 120 Gramm Reinalkohol pro Tag und 299 Frauen mit den Ein- und Ausschlussgrenzen von 32 und 80 Gramm. Weitere Ausschlusskriterien waren Hinweise auf eine Alkoholabhängigkeit, Leberschäden, schwere psychische Erkrankungen, Schwangerschaft, der Rat eines Arztes oder eines anderen Professionellen, dem Alkohol völlig zu entsagen, soziale Instabilität, keine feste Wohnung und ein Alter von unter 18 oder über 70 Jahren. Zielgruppe waren somit Patienten mit einem erhöhten Risiko für gesundheitliche Folgen aufgrund von Alkoholkonsum, bei denen sich jedoch keine oder noch keine schwerwiegende Alkoholproblematik eingestellt hatte. Erprobt wurden zwei Kurzberatungen, die ca. 5 bzw. 20 Minuten dauerten. An der Studie nahmen Forschungszentren aus Australien, Bulgarien, Costa Rica, Großbritannien, Kenia, Mexiko, Norwegen, Russland, USA und Zimbabwe teil.

Nach neun Monaten wurde bei den männlichen Patienten der Interventionsstichprobe eine signifikant ($p < .05$) höhere Reduktion des Alkoholkonsums im Vergleich zur Kontrollgruppe festgestellt. Bei den weiblichen Patienten wurde in der Studien- und der Kontrollstichprobe ein signifikanter ($p < .05$) Rückgang der Trinkmenge ermittelt. Der Effekt zwischen den beiden unterschiedlich langen Interventionen variierte nicht. Der Erfolg der Intervention war bei den Forschungsstandorten unterschiedlich ($p < .001$) stark ausgeprägt. Interaktionseffekte zwischen Intervention und Forschungsstandort wurden lediglich bei den weiblichen Patienten gefunden ($p < .05$).

Die Studie bezieht sich auf ein eingegrenztes Spektrum von Patienten. Sie macht deutlich, dass kurze Interventionen in Einrichtungen der medizinischen Basisversorgung bei Menschen mit einem gesundheitlich riskanten Alkoholkonsum Effekte erzielen können.

2.7.1 Screening im Allgemeinkrankenhaus

Eine Reihe von Studien belegt, dass der Einsatz von Screening-Instrumenten im Allgemeinkrankenhaus die Identifikationsrate von Alkoholmissbrauch und -abhängigkeit erhöhen kann (Babor, Ritson & Hodgson, 1986;

Cleary et al., 1988; Cohen, Kern & Hassett, 1986; Coulehan, Zettler, Segal, Block & Schulberg, 1987; Graham, 1991; Moore et al., 1989; Nieder, 1985; Seppä & Mäkelä, 1993; Umbricht-Schneiter, Santora & Moore, 1991).
Als Screening-Instrumente kommen klinische Tests, biologische Marker und direkte oder indirekte Fragebogenverfahren in Betracht.
Klinische Tests basieren auf klinischen Merkmalen, wie z.B. Gesichtsröte, Voralterung, systolischer Blutdruck, Folgeerkrankungen und Laborwerte (Richter, Zahn & Klemm, 1993). Eine Übersicht zu biologischen *Alkoholismusmarkern* wurde von Soyka 1995 veröffentlicht, eine kritische Bewertung von Labormarkern findet sich bei Mihas & Tavassoli (1992). Das *Carbohydrate-Deficient Transferin* (CDT) hat sich - mit einigen Einschränkungen - als aussagefähigster Marker für chronisch exzessiven Alkoholkonsum erwiesen (Mihas & Tavassoli, 1992; Seitz, Stickel, Simanowski & Seitz, 1995).
Indirekte Fragebogenverfahren erfragen Merkmale, die für den Befragten nicht eindeutig als Alkoholismusmerkmale erkennbar sind, wie z. B. typische Verletzungen oder Unfälle. Das bekannteste Instrument ist die *History of Trauma* von Skinner, Holt, Schuller, Roy und Israel (1984). *Direkte Fragebogenverfahren erfragen* Merkmale, die auf Alkoholmissbrauch und -abhängigkeit hinweisen. International am häufigsten wurden der CAGE (Ewing, 1984; Mayfield et al., 1974) und der MAST (Selzer, 1971) eingesetzt.
In einer Studie von Bush, Shaw, Cleary, Delbanco und Aronson (1987) mit Patienten in einem Allgemeinkrankenhaus lag die Sensitivität des CAGE bei .85 und die Spezifität bei .89 für die Diagnosen Alkoholmissbrauch oder -abhängigkeit gemäß DSM III.
Eine Übersichtsarbeit von Hedlund und Vieweg (1984) bescheinigt dem MAST ebenfalls eine hohe diagnostische Effizienz. Die Sensitivität für eine Alkoholproblematik variierte in 13 von 14 Studien zwischen .79 und 1.00. Einer der Studien erwies sich mit einer Sensitivität von .57 als Ausreißer. Die Spezifität war in einer anderen Studie unbefriedigend (.36), in den übrigen Untersuchungen variierte sie zwischen .50 und .95.
In Deutschland wurde der MALT (Feuerlein, Ringer, Küfner und Antons, 1977; Feuerlein, Ringer, Küfner & Antons, 1978) als Screening-Instrument eingesetzt. Er besteht aus einem Fragebogenteil mit 24 Items (MALT-S) und einer Fremdbeurteilung (MALT-F), die eine Anamnese, eine körperliche Untersuchung und fremdanamnestische Informationen voraussetzt, die im Allgemeinkrankenhaus häufig nicht verfügbar sind (s. Kap. 2.6.2).
Von einer Projektgruppe der WHO, dem WHO *Collaborative Projekt on Early Detection of Persons with Harmfull Alcohol Consumption,* wurde der *Alcohol Use Disorders Identification Test* (AUDIT) entwickelt (Babor,

Kranzler & Lauermann, 1989; Babor, de la Fuente, Saunders & Grand, 1989; Saunders, Aasland, Babor, de la Fuente & Grant, 1993).

Der AUDIT umfasst zehn Fragen mit jeweils drei bis sechs Antwortkategorien, die mittels Interview oder Fragebogen gestellt werden. Der Test kann zusätzlich durch acht Items zur Fremdbeurteilung durch einen Arzt ergänzt werden.

Zielgruppe des AUDIT sind Menschen mit einem „hazardous" oder „harmful alcohol use" (Saunders et al., S. 349). Diese Begriffe, die sich am ehesten als *riskanter* oder *schädlicher* Konsum (Übers. d. Verf.) übersetzen lassen, werden von den Autoren des Tests recht weit gefasst. Die Arbeitsgruppe verfolgte die Absicht, nicht nur Menschen mit einer manifesten Alkoholproblematik zu erfassen, sondern darüber hinaus auch Menschen mit einem Alkoholkonsummuster, das mit einem erhöhten Risiko für negative Folgen einhergeht.

Das Konzept des AUDIT impliziert eine prospektive Validierung, die in Ansätzen durch eine Studie von Conigrave, Saunders und Reznik (1995) in einem ambulanten Setting der medizinischen Basisversorgung vorgenommen wurde. Hinsichtlich der Überprüfung des AUDIT-Konzepts ist die Studie jedoch unbefriedigend, weil Patienten mit einer Alkoholabhängigkeit oder einem Alkoholmissbrauch nicht von der Studie ausgeschlossen wurden.

Riskanter oder *schädlicher* Konsum im Sinne der WHO-Arbeitsgruppe ist prinzipiell nur ungenau zu erfassen. Eine Validierung von entsprechenden Instrumenten wird dadurch erschwert, dass entsprechende Validierungskriterien nur mit einer bestimmten Wahrscheinlichkeit eintreten.

Für den Routineeinsatz im Allgemeinkrankenhaus erweisen sich direkte Fragebogenverfahren als besonders geeignet (Graham, 1991; Kremer et al., 1996). Als Einzelverfahren verfügen sie im Vergleich zu klinischen oder biologischen Tests und indirekten Fragebogenverfahren über eine hohe Validität (Babor, Kranzler & Lauerman, 1989; Beresford, Blow, Hill, Singer & Lucey, 1990; Bernadt, Mumford, Taylor, Smith & Murray, 1982; Gibbs, 1983; Hedlund & Vieweg, 1984; Yersin, Trisconi, Paccaud, Gutzwiller & Magnenat, 1989) und sind ökonomischer als andere Screening-Verfahren. Sie können unmittelbar nach der Aufnahme im Krankenhaus vom Pflegepersonal oder dem aufnehmenden Arzt an die Patienten ausgehändigt werden. Eine schnelle Verfügbarkeit des Screening-Ergebnisses ist damit gewährleistet.

Die Durchführung von Screening-Untersuchungen mittels direktem Fragebogenverfahren erreichte in neueren Studien eine hohe Akzeptanz bei den Patienten. Im Rahmen der *Lübecker Studien* lehnten 7% der Patienten eine Teilnahme am Screening ab (John et al., 1996). Der Fragebogen umfasste

58 Fragen, von denen sich 32 direkt auf den Konsum von Alkohol und seine Folgen bezogen. Die Inhalte der Fragen waren zum Teil redundant, weil der Fragen-pool der Entwicklung eines Screening-Fragebogens diente (Rumpf, Hapke, Hill & John, 1997). In einem Modellprojekt in Bielefeld wurden mit diesem nur sieben Items umfassenden Fragebogen 97% der Patienten eines Allgemeinkrankenhauses erreicht (Kremer et al., 1996).
Es gibt keine übereinstimmenden Befunde, die eine bestimmte Berufsgruppe als besonders geeignet für die Durchführung von Screenings prädestinieren (McCrady, Richter, Morgan, Slade & Pfeiffer, 1996). Die Bereitschaft und das Interesse des Krankenhauspersonals, bei solchen Untersuchungen mitzuwirken, ist eher durch individuelle Einstellungen und nicht durch die Zugehörigkeit zu einer bestimmten Berufsgruppe geprägt (McCrady et al., 1996, Rowland et al., 1987).
Bei der Berufsgruppe der Ärzte wurde mehrfach ein Unterschied zwischen Chirurgen und Internisten gefunden. Internisten haben ein höheres Interesse an der Thematik und eine höhere Bereitschaft, ein Screening durchzuführen (McCrady et al., 1996; Kremer et al., 1996).
Für alle Berufsgruppen gilt, dass Weiterbildung zur Sekundärprävention von Alkoholmissbrauch und -abhängigkeit die Motivation der Mitarbeiter, diesen Bereich in die stationäre Behandlung zu integrieren, erhöht (Kremer et al., 1996).
Häufig besteht seitens der Behandler der Verdacht auf Dissimulation einer Alkoholproblematik. Die Tendenz zu Bagatellisierung oder Leugnung des Alkoholkonsums und seiner Folgen hat sich bei den Betroffenen im Laufe von Jahren herausgebildet. Ein wesentlicher Grund hierfür ist die konkret erlebte oder auch nur befürchtete Stigmatisierung durch die soziale Umwelt.
Aus diesen Gründen wurden die bereits erwähnten indirekten Fragebogenverfahren oder klinische Merkmale und Laborparameter vorgeschlagen. Für den Einsatz im Rahmen eines sekundärpräventiven Gesamtkonzepts ergeben sich jedoch folgende drei Probleme:
(1) Die Spezifität dieser Verfahren ist nach wie vor nicht befriedigend. Ihr Einsatz bedingt zwangsläufig falsch positive Screening-Resultate (Mihas & Tavassoli, 1992). Es bedarf also prinzipiell der Verifizierung eines positiven Screenings durch den Patienten selbst oder durch Fremdanamnese.
(2) Die „verdeckte Ermittlung" durch klinische Merkmale oder Laborparameter kann die *Compliance* des Patienten herabsetzen. Wird der Patient durch diese Verfahren quasi überführt, liegt also tatsächlich eine Leugnung der Problematik vor, so entsteht für den Patienten eine Situation, die frühere Stigmatisierungserfahrungen erneut verstärkt. Dadurch besteht die Gefahr,

dass der „Überführte" mit Rückzug und Vermeidung eines weitergehenden Kontaktes mit dem Behandler reagiert (Hapke, Rumpf & John, 1997).
(3) Die Verfügbarkeit von Laborwerten im Allgemeinkrankenhaus ist eingeschränkt, weil nicht alle für ein Screening notwendigen Laborparameter routinemäßig erhoben werden. Eine gesonderte, zusätzliche Untersuchung erfordert die Aufklärung und das Einverständnis des Patienten. Damit würde eine Situation hergestellt, die für den Behandler schwer zu rechtfertigen ist, denn er könnte den Patienten ja auch zu seinem Alkoholkonsum befragen. Die Entstehung einer Beziehung, die auf gegenseitigem Vertrauen beruht, würde durch das implizite Misstrauen des Untersuchers gefährdet.
Ältere Patienten wurden von Screening-Untersuchungen häufig ausgeschlossen. Hierfür gibt es im wesentlichen zwei Gründe: Erstens nimmt die Prävalenz von Alkoholmissbrauch und -abhängigkeit ab dem 60. Lebensjahr erheblich ab (vgl. Kap. 2.4.4 und 2.6.2.). zweitens führt eine geringe Prävalenz in einer Population dazu, dass falsch positive Befunde zunehmen und richtig positive abnehmen.
Bei einer Sensitivität und Spezifität von jeweils .90 würde bei einer Prävalenz von unter 10% bereits die Anzahl der falsch positiven Screening-Ergebnisse überwiegen. Screening-Instrumente zu Alkoholmissbrauch oder -abhängigkeit haben in der Regel eine geringere Sensitivität und Spezifität als in dem angenommenen Beispiel (Babor, Kranzler & Lauerman, 1989; Hedlund & Vieweg, 1984), so dass die Effizienz eines Screenings bei niedriger Prävalenz unbefriedigend wird. Darüber hinaus hat sich gezeigt, dass die bekannten Screening-Verfahren bei älteren Populationen eine unbefriedigende Validität aufweisen (Graham, 1986; Jones, Lindsey, Yount, Soltys & Farani-Enayat, 1993).

2.7.2 Beratung und andere Interventionen im Allgemeinkrankenhaus

Der nächste logische Schritt nach der Identifikation einer Alkoholproblematik ist die Bereitstellung von Interventionen. Ohne ein weitergehendes Angebot wäre der Aufwand eines systematischen Screenings wenig sinnvoll. International wurden nur wenige kontrollierte Untersuchungen zu sekundärpräventiven Interventionen in Allgemeinkrankenhäusern durchgeführt. Tabelle 2.7.2 enthält eine Übersicht der bis einschließlich 1997 veröffentlichten Studien.
Chick, Lloyd und Cromby (1985; Chick, 1991) führten eine Studie zur Wirksamkeit einer kurzen Beratung bei männlichen internistischen Patienten mit einer Alkoholproblematik durch. Auf vier internistischen Männerstationen des *Royal Infirmary* in Edinburgh wurde mit allen aufgenommenen Patienten im Alter von 18 bis 65 Jahren ein Screening-Interview von

Tabelle 2.7.2
Kontrollierte Interventionsstudien bei Patienten mit Alkoholmissbrauch oder Alkoholabhängigkeit im Allgemeinkrankenhaus

Autoren	Stichprobe	Intervention	N[1]	Kriterien[2]	Ergebnisse[3]
Chick et al, 1985	männliche internistische Patienten „problem drinkers"	Info-Broschüre + Beratung versus Kontrollgruppe	156 (78) 79 %	Trinkmenge „problem score" GGT „improved"	I(+)K(+) I(=)K I(+)K(±) I(=)K I(+)K(±) I(=)K I(+)K(±) I(>)K
Elvy et al., 1988	84 % männliche 16 % weibliche orthopädische und chirurgische Patienten „non-dependent problem-drinkers"	konfrontative Intervention + Beratungsangebot versus Kontrollgruppe	198 (84) 74 %	„CAST score" „WORK-problems"	I(+)K(±) I(>)K I(+)K(±) I(>)K
Kuchipudi et al. 1990	männliche internistische Patienten mit einer chronisch rezidivierenden Alkoholfolgeerkrankung	I: fünfstufiges Interventionsprogramm versus K: Sozialplan + Therapieempfehlung + Beratungsangebot	114 (59) 77 %	Abstinenz	I=35.6 % I(=)K K=36.4 %
Heather et al. 1996	männliche internistische und chirurgische Patienten „heavy drinkers"	BMI[4] versus SBC[5] versus Kontrollgruppe	174 (47) (43) 71 %	Trinkmenge	BMI(>)K SBC(>)K BMI(=)SBC
Yersin et al. 1996	30 männliche 6 weibliche internistische Patienten MAST ≥ 5[6]	I: dreistufiges Interventionsprogramm versus K: Kurzberatung	36 (17) 56 %	Trinkmenge Abstinenz Inanspruchnahme	Keine Effektprüfung

[1] Anzahl der Untersuchungsteilnehmer: in Klammern ist die Größe der jeweiligen Interventionsgruppe angegeben, die Prozentzahl gibt die Ausschöpfung in der Nachuntersuchung an.
[2] „problem score" ist die Summe alkoholbezogener Probleme, die in der Studie erhoben wurden; GGT ist die Abkürzung für Gamma-Glutamyltranspeptidase; „improved" ist ein globales Maß für eine Besserung, das aus den Erfolgskriterien der Studie generiert wurde; „CAST score" ist der Summenwert des Canterbury Alcoholism Screening Tests (Elvy & Wells, 1984).
[3] I = Interventionsgruppe; K = Kontrollgruppe; (+) = signifikant gebessert; +- = keine signifikante Verbesserung, I (=) K Interventions- und Kontrollgruppe unterscheiden sich nicht signifikant, I (>) K = der Effekt in der Interventionsgruppe ist signifikant größer als in der Kontrollgruppe; signifikant heißt, daß $\alpha \leq 0.05$ ist.
[4] BMI = brief motivational interviewing
[5] SBC = skills-based counselling
[6] MAST = Michigan Alcoholism Screening Test (Selzer, 1971; s. Anhang B).

einer speziell ausgebildeten Krankenschwester durchgeführt. Patienten, die keinen festen Wohnsitz hatten, deren Geisteszustand kein Interview zuließ, die final erkrankt oder bereits vorher an die psychiatrische Abteilung verwiesen worden waren, wurden nicht interviewt.

Das Screening-Interview umfasste Fragen zum Alkoholkonsum, zu Symptomen von Alkoholabhängigkeit sowie körperlichen, psychischen und sozialen Problemen. Der Alkoholkonsum wurde in *standard units* pro Woche erfasst. Ein *unit* wurde von den Autoren mit acht Gramm Reinalkohol kalkuliert (S. 966). Dieses entspricht in etwa 0,2 Liter Bier, 0,1 Liter Wein oder 0,02 Liter Whisky (Gerchow & Heberle, 1980, S. 30-31). Aus den alkoholbezogenen Problemen wurde ein *problem-score* generiert.

In die Interventionsstudie wurden Personen eingeschlossen, die mindestens zwei der folgenden Kriterien erfüllten: eine zum Untersuchungszeitpunkt oder mindestens in sechs der letzten zwölf Monate bestehende Erwerbstätigkeit; verheiratet; eine bestehende enge Freundschaft oder die Existenz einer vertrauten Person; ein gemeinsamer Haushalt mit mindestens einer anderen Person. Ingesamt handelte es sich also um eine Selektion in Richtung sozial integrierter Patienten.

Im Wechsel von jeweils zwei bis drei Monaten wurden die Patienten einer Station in die Interventionsgruppe bzw. die Kontrollgruppe aufgenommen. Die Kontrollgruppe erhielt keine weitere Intervention im Rahmen der Studie. Etwaige Interventionen der behandelnden Internisten wurden nicht explizit ausgeschlossen. Patienten der Interventionsgruppe erhielten eine eigens für die Studie entwickelte Broschüre mit Informationen zur Alkoholabhängigkeit, zu Folgeproblemen und Hilfsmöglichkeiten.

Die Krankenschwester, die dem Patienten bereits durch das Screening-Interview bekannt war, führte zusätzlich ein weitergehendes Beratungsgespräch durch, das maximal eine Stunde dauerte. Vor dem Hintergrund der Lebensumstände des Patienten und seinem bestehenden Trinkmuster wurden die Patienten in diesem Gespräch dabei unterstützt, bestehende negative Folgen des Alkoholkonsums wahrzunehmen. Damit sollte eine Entscheidung über den zukünftigen Alkoholkonsum herbeigeführt werden. Diese Form der Beratung ist eher als niederschwellig (Schwoon, 1988, 1990) einzustufen und nicht auf das Ziel der Abstinenz eingeengt, sondern auf eine Reduktion alkoholbezogener Probleme.

In der Studie von Chick und Mitarbeitern wurden 731 Männer untersucht, 161 (22%) erfüllten die Kriterien für die Interventionsstudie. Hiervon stimmten 156 (97%) einer Teilnahme an der Studie zu und wurden in zwei Gruppen von jeweils 78 Teilnehmern unterteilt.

In den Merkmalen Alter, Familienstand, soziale Unterstützung, Erwerbstätigkeit, medizinische Diagnosen, durchschnittlicher Alkoholkonsum in der

Woche vor der Krankenhausaufnahme, mittleres Zellvolumen (MCV) und Gamma-Glutamyltranspeptidase (GGT) wiesen die beiden Stichproben keine Unterschiede auf. Es ist anzumerken, dass GGT und MCV mit chronisch hohem Alkoholkonsum korrelieren, aber auch bei anderen internistischen Störungen pathologisch erhöht sein können. Die Interventionsgruppe hatte zum Zeitpunkt der Erstuntersuchung im Mittel signifikant (p = .014) mehr alkoholbezogene Probleme.

Nach einem Jahr konnten 59 Patienten der Kontrollstichprobe und 65 der Interventionsstichprobe katamnestisch nachuntersucht werden. In beiden Stichproben hatte sich die durchschnittliche Trinkmenge signifikant (p < .001) reduziert, in der Interventionsstichprobe von 69 auf 32 units pro Woche, in der Kontrollstichprobe von 69 auf 35. In der Interventionsstichprobe hatten 64% und in der Kontrollstichprobe 48% ihren Alkoholkonsum um mindestens 50% verringert. Der Unterschied zwischen den Stichproben war jedoch nicht signifikant. In der Interventionsgruppe wurde eine signifikante (p < .001) Reduktion der alkoholbezogenen Probleme *(problem score)* von durchschnittlich 2.4 auf 1.1 festgestellt, in der Kontrollgruppe fiel der Wert von 1.4 auf 1.2. Der Leberwert GGT ging in der Interventionsgruppe von durchschnittlich 151 auf 89 signifikant (p < .05) zurück, in der Kontrollgruppe reduzierte sich der Wert nicht signifikant von 126 auf 99.

Auf der Auswertungsebene der Einzelmerkmale wurden keine signifikanten Unterschiede zwischen den beiden Gruppen gefunden. Unter Einbeziehung aller alkoholbezogenen Merkmale wurde eine globalere Unterteilung der Patienten in solche mit gebesserter und nicht gebesserter Alkoholproblematik vorgenommen. Bei dieser Auswertung erwiesen sich die Patienten der Interventionsgruppe mit 52% signifikant (p = .038) häufiger als definitiv gebessert („definetly improved", S. 966) als die Kontrollstichprobe mit 34%.

Das deutlich höhere Ausgangsniveau der alkoholbezogenen Probleme in der Interventionsstichprobe erschwert eine Interpretation der Studienergebnisse. Die Autoren halten den Unterschied in den Stichproben zum ersten Messzeitpunkt für ein zufälliges Ereignis.

Elvy, Wells und Braid (1988) untersuchten die Wirksamkeit einer Intervention, die aus einer konfrontativen Intervention und einer Suchtberatung bestand. Von Juni 1982 bis Juni 1983 wurden die Patienten von drei orthopädischen und zwei chirurgischen Stationen eines Krankenhauses in Neu Seeland mit dem *Canterbury Alcoholism Screening Test* (CAST, Elvy & Wells, 1984) untersucht. Bei dem CAST handelt es sich um eine modifizierte Fassung des MALT (Feuerlein, Ringer, Küfner & Antons, 1977; Feuerlein, Ringer, Küfner & Antons, 1978; vgl. Kap. 2.6.2). Ausgeschlossen aus der Screening-Untersuchung wurden pädiatrische Patienten, Patienten ab dem 70. Lebensjahr und Schwersterkrankte.

Das Screening wurde von zwei Schwestern durchgeführt, die ein spezielles Training erhalten hatten. Bei Patienten mit einem positiven Screening-Ergebnis wurden zusätzliche anamnestische und diagnostische Daten erhoben. Patienten, die sich wegen ihrer Alkoholproblematik in Behandlung befanden oder bei denen der behandelnde Arzt die Diagnose *Alkoholabhängigkeit* gestellt hatte, wurden von der Studie ausgeschlossen.

Es resultierte eine Stichprobe von 198 Patienten mit einer Alkoholproblematik, die nicht die Kriterien einer Abhängigkeit erfüllten („non-dependent problem drinkers" S. 84). Von diesen Patienten wurden 97 randomisiert der Interventionsgruppe zugeordnet. Davon verließen 13 das Krankenhaus, bevor die Intervention erfolgte. Sie wurden der Kontrollgruppe zugeordnet, die somit 114 Patienten enthielt. 83% der Interventionsgruppe und 85% der Kontrollgruppe waren Männer, das Durchschnittsalter betrug 30 bzw. 29 Jahre. Die Intervention wurde von einem Psychologen in Form einer Konfrontation durchgeführt, die von den Autoren als „confrontational interview" (S. 88) bezeichnet wird:

> „In the confrontation, patients were told that their drinking was leading to inappropriate and unacceptable behaviours, and that they would need help to overcome their diffeculties" (S. 84).

Patienten, die in eine weitere Behandlung einwilligten, wurden innerhalb eines Tages von einem Suchtberater aufgesucht. Auf Inhalt, Umfang und Konzept der Beratung wird von den Autoren nicht näher eingegangen. Zusätzlich wurde dem behandelnden Hausarzt des jeweiligen Patienten eine Mitteilung über die alkoholspezifischen Befunde zugestellt.

Von den 84 Patienten der Interventionsgruppe nahmen 52 (61.9%) das Angebot einer Beratung während des Krankenhausaufenthaltes an, 19 Patienten (22.6%) nahmen mindestens einen zusätzlichen Beratungstermin nach dem Krankenhausaufenthalt wahr. Nach 12 und 18 Monaten wurden Katamnesen mit einer Ausschöpfung von 74% beim ersten Termin und 61% beim zweiten durchgeführt. Die Ausschöpfung variierte nicht zwischen der Interventions- und der Kontrollgruppe.

Die Patienten, die bei den Katamnesen nicht erreicht wurden, unterschieden sich zum Zeitpunkt des Krankenhausaufenthaltes in drei Merkmalen signifikant von den Interviewten: Sie gaben im Mittel mehr Geld für Alkohol aus ($p < .001$), tranken durchschnittlich mehr Alkohol ($p = .04$) und hatten häufiger neben dem Alkoholkonsum andere Drogen eingenommen ($p < .05$) (S. 85).

Die Patienten der Kontrollgruppe unterschieden sich zum Zeitpunkt der Ersterhebung in vier Merkmalen signifikant ($p < .05$) von jenen der Interventionsgruppe. Sie hatten eine positivere Lebenseinstellung („positive attitudes to life", S. 84), mehr Beziehungsqualität in Partnerschaft und sozialem Umfeld, weniger Arbeitsplatzprobleme („quality of partner, other relationships, and work problems respectively", S. 84) und einen geringeren Punktwert im CAST. Die Autoren merken an, dass diese Unterschiede weitgehend aus der Einbeziehung der 13 vorzeitig entlassenen Patienten resultieren.

In der Interventionsgruppe zeigten sich nach 12 Monaten zwei signifikante Veränderungen gegenüber der Ersterhebung ($p < .05$). Der mittlere CAST *score* sank von 6.4 auf 5.1 Punkte und die Skala *work problems* sank von 5.5 auf den Mittelwert von 4.8 Punkten. In der Kontrollgruppe ergaben sich keine signifikanten Veränderungen: Der mittlere CAST *score* stieg von 5.6 auf 5.8 und der *work problems score* von 5 auf 5.2. Nach 18 Monaten betrug der mittlere CAST *score* in der Interventionsgruppe 4.4 und 3.7 in der Kontrollgruppe, währen der *work problems score* mit 4.9 in beiden Gruppen gleich war.

Die Autoren selbst bemerken in ihrer Diskussion, dass die Veränderungen in der Interventionsgruppe nicht gravierend seien. Bei der Durchführung der Studie erwies sich die personelle Trennung von Screening, konfrontierender Intervention und Beratung als ungünstig. Eine personelle Konstanz wird von den Autoren vor dem Hintergrund ihrer Erfahrungen als günstiger angesehen. Die gefundenen Veränderungen in der zweiten Nachbefragung werden dahingehend interpretiert, dass die erste Nachbefragung wie eine Intervention gewirkt habe.

Methodisch problematisch ist die Zuordnung der 13 frühzeitig entlassenen Interventionsgruppenpatienten zur Kontrollstichprobe, zumal die signifikanten Unterschiede zwischen den Gruppen zum Zeitpunkt der Ersterhebung maßgeblich auf diese 13 Patienten zurückzuführen war. Die Studie gibt keinen Aufschluss darüber, ob die beschriebenen Effekte auf die Konfrontation oder die Beratung zurückzuführen sind, die den Patienten angeboten worden war.

In einer internistischen Klinik eines Allgemeinkrankenhauses in Illinois, USA, untersuchten Kuchipudi, Hobein, Flickinger und Iber (1990) die Wirksamkeit zusätzlicher Interventionen bei Patienten, die wegen eines Rezidivs von alkoholbedingter Pankreatitis, Ulzera des Magens oder Leberzirrhose stationär aufgenommen worden waren. Die Patienten hatten gegen vorherigen ärztlichen Rat bis zum Zeitpunkt der Krankenhausaufnahme Alkohol konsumiert und in den letzten acht Wochen keine Behandlung wegen ihrer Alkoholproblematik in Anspruch genommen.

Routinemäßig wurde in dieser Klinik neben der internistischen Versorgung bei allen Patienten mit einer Alkoholproblematik ein Sozialplan erstellt, eine spezifische Therapieempfehlung bezüglich der Alkoholproblematik ausgesprochen und eine ausführliche Suchtberatung noch während des stationären Aufenthalts angeboten. Bei allen Patienten war monatlich mindestens eine internistische Nachuntersuchung im Anschluss an die stationäre Behandlung vorgesehen. Bei 55 Patienten, die als Kontrollgruppe dienten, wurde dieses Vorgehen unverändert fortgeführt.

In einer Interventionsgruppe von 59 Patienten wurde eine aus fünf Elementen zusammengesetzte, *motivationale Intervention (motivational intervention,* S. 356) vorgenommen:

(1) Zunächst wurde jedem Patienten der Zusammenhang zwischen seinem Alkoholkonsum und der resultierenden Erkrankung aus der Sicht und mit der Autorität des Klinikdirektors dargelegt („Here the person's health and drinking were reviewed from the viewpoint and with the authority of the director of the unit", S. 357). Das Anliegen einer optimalen gemeinsamen Behandlung des Alkoholproblems und der Folgeerkrankung wurde verdeutlicht.

(2) Dieses Anliegen wurde nach ca. einer Stunde von dem behandelnden Assistenzarzt nochmals bekräftigt.

(3) Nach ein bis zwei Tagen folgte eine erneute Intervention durch die Stationsschwester oder einen Gastroenterologen. Bei dieser Gelegenheit wurde die somatische Erkrankung nochmals durchgesprochen und die Notwendigkeit der Inanspruchnahme von Hilfen bezüglich des Alkoholproblems verdeutlicht.

(4) Anschließend wurde der Patient durch einen Sozialarbeiter über Programme und Einrichtungen zur weiteren Behandlung der Alkoholproblematik informiert und eine individuelle Empfehlung zur Weiterbehandlung gegeben.

(5) Ein zusätzliches Element war das Angebot einer gruppentherapeutischen Sitzung, die jeden Montag von einer psychiatrisch ausgebildeten Pflegekraft („psychiatric nurse therapist" S. 357) angeleitet wurde.

Die ersten beiden Behandlungsschritte wurden bei allen 59 Patienten der Interventionsgruppe durchgeführt. Von ihnen lehnten acht (13.6%) das dritte Gespräch ab und weitere sieben (11.9%) die Beratung durch den Sozialarbeiter. Insgesamt absolvierten 44 (74.6%) die ersten vier Elemente, die jeweils ein aktives Zugehen der Behandler auf den Patienten beinhalteten. Die Teilnahme an der „Montagsgruppe" entfiel für sieben Kurzlieger, die am Montag nach ihrer Aufnahme das Krankenhaus bereits verlassen hatten. Das Gruppenangebot wurde von zehn Patienten einmal und von sechs weiteren zweimal wahrgenommen. Insgesamt haben somit 27.1% der Patienten aus der Interventionsgruppe das gruppentherapeutische Angebot genutzt.

Die Alkoholabhängigkeit bestand in der Interventionsgruppe im Mittel seit 22 (SE = 11) Jahren und in der Kontrollgruppe seit 19 (SE = 7) Jahren und lediglich 19% der Interventionsgruppe sowie 25% der Kontrollgruppe hatten im Laufe der letzten zwölf Monate einen Arbeitsplatz. Diese Daten reflektieren eine hohe Chronizität der Alkoholabhängigkeit in der Untersuchungsstichprobe.

Die 10. bis 16. Woche nach dem Krankenhausaufenthalt wurde für die Evaluation ausgewählt. In diesem Zeitraum waren drei Nachuntersuchungen geplant. In den ersten zehn Wochen nach dem Krankenhausaufenthalt hatten elf (9.6%) Patienten eine 28tägige stationäre Therapie wegen ihrer Alkoholproblematik in Anspruch genommen, die ihnen während des Aufenthalts in der internistischen Klinik angeboten wurde: fünf Patienten der Interventionsgruppe und sechs der Kontrollgruppe. Weitere zehn (8.8%) Patienten haben mindestens einen zusätzlichen Beratungstermin wahrgenommen: sieben Patienten der Interventionsgruppe und drei der Kontrollgruppe. Die Ausschöpfung beträgt 100%, weil die Datengewinnung nicht auf Nachuntersuchungen beruhte, sondern aus der Dokumentation der beiden Einrichtungen, die während des Krankenhausaufenthalts empfohlen wurden.

Bei den Nachuntersuchungen konnten in der Interventionsgruppe zehn Patienten (17%) nicht erreicht werden, in der Kontrollgruppe neun (16.4%); drei (5.1%) waren verstorben, in der Kontrollgruppe vier (7.3%); 28 (47.5%) hatten wieder angefangen zu trinken, in der Kontrollgruppe 25 (45.5%) und 21 (35.6%) waren abstinent, in der Kontrollgruppe 20 (36.4%).

Die Ergebnisse geben keinen Hinweis darauf, dass die zusätzlichen Maßnahmen die Inanspruchnahme von Hilfen oder die Abstinenzraten erhöhen konnten. Bei dem Vergleich ist zu berücksichtigen, dass die Routinebehandlung der beiden Stichproben bereits umfangreiche Hilfsangebote beinhaltete.

Insgesamt sind die Interventionen in der Studie von Kuchipudi et al. direktiv und konfrontativ. Da es sich um Patienten handelte, die gegen früheren ärztlichen Rat weitergetrunken hatten, entsteht in dieser Situation leicht ein moralisierender Appell. Bei Alkoholabhängigen mit geringer Abstinenzmotivation wird durch Konfrontation und Moralisierung häufig zusätzliche Abwehr induziert, die der intendierten Motivierung entgegenwirkt (Miller & Rollnick, 1991).

In der Diskussion erwähnen Kuchipudi et al., dass 38 Patienten mindestens eines der Hilfsangebote der Routinebehandlung oder eines der fünf Elemente zusätzlicher Interventionen abgelehnt hätten. Von diesen Patienten waren im Evaluationszeitraum lediglich drei (7.9%) abstinent. Von den Patienten, die alle Behandlungselemente angenommen haben (n = 76), blieben 38

(50%) abstinent. Aus diesem signifikanten (p < .05, S. 359) Unterschied schließen die Autoren, dass die Prognose des weiteren Alkoholkonsums maßgeblich von der Bereitschaft, das Alkoholproblem zu thematisieren, abhängt. Bei dieser Schlussfolgerung wird die Bereitschaft als gegebenes Patientenmerkmal angesehen und nicht als ein Ergebnis der Interaktion zwischen Arzt und Patient.

Heather, Rollnick, Bell und Richmond (1996) verglichen die Wirksamkeit von *brief motivational interviewing* und s*kills-based counselling* im Setting eines Allgemeinkrankenhauses. Brief *motivational interviewing* ist eine Form der Kurzberatung, die vom *motivational interviewing* abgeleitet wurde (Rollnick & Bell, 1991). *Motivational interviewing* wurde im Kontext der Beratung und Behandlung von substanzabhängigen Menschen entwickelt. Grundgedanken und Techniken dieser Methode sind in Kap. 4.5.1 detaillierter beschrieben.

Brief motivational interviewing wurde für Settings entwickelt, in denen der Behandlungskontakt in der Regel nicht mehr als eine Stunde beträgt (Rollnick & Bell, 1991). Im Vorfeld der Studie von Heather et al. (1996) wurde eine Adaptation des *brief motivational interviewing* an das medizinische Setting vorgenommen (Rollnick, Heather & Bell, 1992).

Skills-based counselling ist aus der *self-control theory* hergeleitet (Hester & Miller, 1989). Es basiert auf verhaltenstheoretischen Modellen der Sucht (Ferstl, 1991) und ist ein fester Bestandteil verhaltenstherapeutischer Therapiekonzepte. Zentrale Elemente sind das Training von Verhaltensalternativen und die Nutzung von Selbstbeobachtungsverfahren als Verhaltenskorrektiv.

Heather (1989) und Rollnick (1987) hatten in früheren Arbeiten Zweifel an der Wirksamkeit von *skills-based counselling* bei Patienten, die sich nicht eigens wegen ihrer Alkoholproblematik in Behandlung begeben haben. Sie begründeten ihre Bedenken mit dem Argument, dass *skills-based counselling* bereits die Intention zur Verhaltensänderung voraussetzt, während motivational *interviewing* mit der Zielsetzung, intentionale Prozesse hervorzurufen und zu fördern, in früheren Stadien der Änderungsbereitschaft ansetzt. In ihrer Studie sollten drei zentrale Hypothesen geprüft werden:

(1) „that a single session of alcohol counselling given to heavy drinkers on the ward would lead to greater reduction in alcohol consumption following discharge from hospital than no counselling";

(2) „that, among patients receiving counselling, BMI [*brief motivational interviewing*] would lead to greater reduction in consumption than SBC [*skills-based counsellin*g]";

(3) „that there would be an interaction in the outcome data such that patients in earlier stages of change would show greater reductions in alcohol con-

sumption if they had received BMI than if they had received SBC, whereas those who had reached the Action stage would show greater reductions with SBC than with BMI" (Heather et al., S. 31).

Für die Studie wurden orthopädische, chirurgische, gastroenterologische, kardiologische und andere internistische Stationen von vier Allgemeinkrankenhäusern in Sydney, Australien, ausgewählt. Frauen wurden wegen der geringen Prävalenz von 0.8% exzessivem Alkoholkonsum unter den Patientinnen von der Studie ausgeschlossen. Bei den männlichen Patienten im Alter von 16 bis 75 Jahren wurde ein Screening durchgeführt. Ausschlussgründe waren eine bereits für den Untersuchungstag geplante Entlassung, Sprach- oder Schreibprobleme, ein schlechter neurologischer Status oder die Ablehnung der Teilnahme an der Untersuchung.

Als Screening-Instrument diente ein Fragebogen, der von den Patienten schriftlich ausgefüllt wurde. Er enthielt Fragen zum Gesundheitsverhalten, zu Ernährung, Nikotinkonsum und zur Quantität und Frequenz des Alkoholkonsums in den letzten sechs Monaten vor dem Krankenhausaufenthalt. Alkoholkonsum wurde, wie in der bereits beschriebenen Studie von Chick et al., (1985), in Form von *standard units* erfasst, wobei in Australien ein Standardgetränk mit 10 und nicht mit 8 Gramm Alkohol kalkuliert wird (Heather et al., 1996). In die Beratungsstudie wurden Patienten aufgenommen, die mehr als 28 units pro Woche als regelmäßigen Konsum angegeben hatten oder mindestens einmal im Monat mehr als 11 units bei einer einzelnen Trinkgelegenheit.

Alle Patienten, die dieses Kriterium erfüllten, wurden gebeten, zwei weitere Fragebögen zum Alkoholkonsum auszufüllen, den *Short-form Alcohol Dependence Data Questionnaire* (SADD, Raistrick, Dunbar & Davidson, 1983) und den *Readiness to Change Questionnaire* (RCQ, Rollnick, Heather, Gold & Hall, 1992). Der SADD ist ein Instrument, das die Schwere einer Alkoholproblematik misst, der RCQ dient der Taxonomie der Änderungsbereitschaft gemäß dem Stadien-Modell von Prochaska und DiClemente (siehe Kap 2.5.4 und 4.3.2). Aus der Interventionsstudie wurden alle Patienten ausgeschlossen, die 30 oder mehr Punkte im SADD und folglich eine sehr schwere Alkoholabhängigkeit hatten, deren körperliche Erkrankung absolute Abstinenz erforderte, eine schwere psychiatrische Störung aufwiesen oder keinen festen Wohnsitz hatten.

Die beiden Interventionsformen wurden auf jeder Station zeitlich gestaffelt und jeweils in Blocks von drei Monaten durchgeführt. Die Kontrollgruppe wurde in der Zeit vor und nach dem Interventionsblock rekrutiert. Die Beratung führten zwei Psychologen und eine in der Suchtberatung erfahrene Krankenschwester durch. Beide Beratungsformen wurden intensiv geschult. Während der Studienlaufzeit wurde durch Mitschnitt von Tonaufnahmen sichergestellt, dass die jeweilige Beratungsform eingehalten war. Beide Interventionsstichproben erhielten zusätzlich ein flipchart mit Informationen über Alkohol und eine Selbsthilfebroschüre. Die Interventionen dauerten 30 bis 40 Minuten.

Brief motivational interviewing (BMI) beinhaltete in dieser Studie die Exploration eines naheliegenden Trinktages sowie der Vor- und Nachteile des Alkoholkonsums; ein Angebot von Informationen über körperliche und soziale Folgen des Alkoholkonsums und der Exploration jener Aspekte, zu denen der Patient selbst einen Bezug äußerte; eine abschließende Zusammenfassung des Gesprächs mit dem Focus auf die individuellen „pros" und „cons" sowie der Frage, welche Folgerung der Patient aus dem Gespräch ziehen möchte.

Skills-based counselling (SBC) beinhaltete die Exploration von Trinkmuster und *lifestyle*; einen Vergleich der Trinkmenge des Patienten mit australischen Trinknormen; eine Unterweisung in der Berechnung von *standard units* und Informationen über empfohlene Trinklimits; eine Instruktion zum *self-monitoring*; Informationen über psychische und physische Alkoholtoleranz und die Gefahren exzessiven Alkoholkonsums; Tipps zur Reduktion der Trinkfrequenz; Exploration von kritischen Trinksituationen und Instruktionen zur Vermeidung von Alkoholkonsum in diesen Situationen; die Besprechung von alternativen Aktivitäten mit dem Ziel der Änderung des gegenwärtigen *lifestyle* (Heather et al., 1996, S. 33).

Insgesamt erfüllten 273 Patienten die Einschlusskriterien für die Interventionsstudie und 174 (63.7%) willigten in die Teilnahme einer Nachuntersuchung ein. Hiervon konnten 123 (70.7%) nach durchschnittlich 32 Wochen nachbefragt werden. Von diesen Patienten gehörten 43 der SBC, 47 der BMI und 33 der Kontrollgruppe an. Die Ausschöpfung lag mit 75% in der BMI-Gruppe am höchsten, gefolgt von der Kontrollgruppe mit 69% und der SBC-Gruppe mit 68%. Diese Unterschiede waren nicht signifikant.

Die mittlere Trinkmenge reduzierte sich in der SBC-Gruppe von durchschnittlich 54.1 (Median = 49) units pro Woche auf 35.5 (Median = 31), in der BMI-Gruppe von 49.5 (Median = 43) auf 27.6 (Median = 25) und in der Kontrollgruppe von 43.4 (Median = 34) auf 30.7 (Median = 25). Die Trinkmengenreduktion in den Interventionsstichproben war signifikant ($p < .05$) größer als in der Kontrollstichprobe. Durch dieses Ergebnis wird die erste Hypothese der Autoren unterstützt.

Die Trinkmengenreduktion der beiden Interventionsstichproben war nicht signifikant verschieden und folglich wird die zweite Hypothese der Autoren durch die Daten nicht unterstützt. Für die Prüfung der dritten Hypothese wurden die Patienten auf der Basis des *Readiness to Change Questionnaire* in zwei Gruppen unterteilt: *ready to change* und *not ready to change*. *Ready to change* entspricht hierbei *action* im Stadienmodell von Prochaska und

DiClemente (siehe Kap. 2.5.4), die andere Gruppe fasst die Stadien p*recontemplation* und *contemplation* zusammen. Bei der Auswertung ergab sich nicht der in der dritten Hypothese erwartete Interaktionseffekt zwischen der Änderungsbereitschaft und der Interventionsform.

In einem weiteren Analyseschritt wurde die Wirksamkeit der Interventionen für die beiden Untergruppen *ready to change* und *not ready to change* separat ermittelt. In der Untergruppe not ready to change erwies sich die BMI-Intervention als signifikant wirksamer ($p < .05$). Unter der Bedingung der BMI-Intervention reduzierte sich die mittlere Trinkmenge von 47.6 (Median = 42) auf 27,5 (Median = 23) units pro Woche, in der SBC-Gruppe lediglich von 45.9 (Median = 44,5) auf 37.6 (Median = 33).

Yersin, Besson, Duc-Mingot und Burnand (1996) untersuchten die Wirksamkeit eines dreistufigen Interventionsprogramms im Vergleich zu einer Kurzberatung von 20 bis 30 Minuten. Die Studie wurde auf einer internistischen Station eines Allgemeinkrankenhauses in Lausanne, Schweiz, durchgeführt. Die im Zeitraum von Oktober 1988 bis Dezember 1989 aufgenommenen Patienten im Alter von 16 bis 70 Jahren wurden mit einer französischen Übersetzung des MAST untersucht. Es wurden 52 Patienten mit mindestens fünf Punkten im MAST in die Studie aufgenommen. Weitere 54 Patienten erfüllten zwar dieses Kriterium, wurden jedoch wegen ortsfremdem Wohnsitz, finaler Erkrankung, geringem neuropsychologischem Status, psychiatrischer Komorbidität, Drogengebrauch oder einer bestehenden suchtspezifischen Behandlung bzw. definitiv geplanter Behandlung nicht in die Studie aufgenommen.

Die dreistufige Intervention bestand aus dem bereits erwähnten Screening, einer umfassenden Anamnese durch einen Psychiater und einer interdisziplinären Behandlungsplanung. Die Anamneseerhebung durch den Psychiater dauerte zwischen 45 und 60 Minuten, die Behandlungsplanung ca. 45 Minuten. Letztere basierte auf einer gemeinsamen Sitzung der jeweils behandelnden Internisten, des Oberarztes (senior supervisor) der Station, des Psychiaters, der die Anamnese erhoben hatte, eines auf die Behandlung Alkoholabhängiger spezialisierten Oberarztes (supervisor), eines externen Sozialarbeiters einer örtlichen Suchtberatungseinrichtung und nach Möglichkeit des behandelnden Hausarztes.

Insgesamt wurde diese Intervention bei 19 Patienten durchgeführt. Eine Vergleichsgruppe (n = 17) erhielt lediglich eine 20- bis 30minütige abstinenzorientierte Beratung durch den behandelnden Internisten. Eine dritte Gruppe (n = 16) bildeten die Patienten, die eine Beratung ablehnten.

Jeweils zehn Patienten der drei Untersuchungsgruppen konnten zu einem späteren Zeitpunkt nachbefragt werden. Die 30 durchgeführten Katamne-

sen entsprechen einer Ausschöpfung von 57.7 %. Der Katamnesezeitraum variierte zwischen 90 und 581 Tagen.
Sieben Patienten der Gruppe mit dreistufiger Intervention waren im Katamnesezeitraum durchgängig abstinent, in den anderen beiden Gruppen waren es fünf. Die Dauer der anfänglichen Abstinenzphase rückfälliger Patienten betrug in der Interventionsgruppe im Mittel 37 Wochen (Median = 32), in der Gruppe mit Kurzberatung 12 Wochen (Median = 0) und in der Gruppe, die eine Suchtberatung ablehnte, 17 Wochen (Median = 0). Aufgrund der geringen Fallzahl und der erheblichen Varianz der Katamnesezeiträume wurde von den Autoren auf eine Signifikanzprüfung dieser Unterschiede verzichtet.
Erwähnenswert ist eine Beobachtung, die sich auf die Screening-Prozedur bezieht. Es zeigte sich, dass in der Studie vor allem Patienten in vorangeschrittenen Stadien von Alkoholabhängigkeit erreicht wurden. Die Mehrheit der Patienten hatte eine oder mehrere Alkoholfolgeerkrankungen und war bereits von ihren Hausärzten als alkoholabhängig diagnostiziert worden. Die Autoren führen diese Beobachtung darauf zurück, dass die behandelnden Ärzte das Screening selektiv eingesetzt haben. Einige Ärzte hatten es tendenziell eher vermieden, ein Screening mit Patienten durchzuführen, bei denen es keine Hinweise auf eine Alkoholproblematik gab (vgl. Kap. 2.7.1).

2.7.3 Interventionen in anderen Bereichen der medizinischen Versorgung

Auf internationaler Ebene liegt eine Reihe von Studien vor, die belegt, dass sich sekundärpräventive Interventionen in verschiedenen Bereichen der medizinischen Versorgung als wirksam erweisen.
Goldberg, Mullen, Ries, Psaty und Ruch (1991) untersuchten zwei Kurzinterventionen zur Erhöhung der Inanspruchnahme von Suchtberatung im Setting ambulanter, allgemeinmedizinischer Versorgung. Die Studie wurde in drei Gemeinschaftspraxen in Seattle im Bundesstaat Washington, USA, durchgeführt, die dem *Harborview Medical Center der University of Washington* angegliedert sind. Die Patienten wurden bei ihrem Erstkontakt zum *Medical Center* zufällig einer der drei Praxen zugewiesen. In jeder dieser drei Praxen arbeiteten zum Zeitpunkt der Untersuchung sieben Ärzte, fünf bis sechs Fakultätsangehörige und verschiedene Fachkräfte der Krankenpflege. Das Personal wurde bei seiner Einstellung den drei Praxen ebenfalls zufällig zugewiesen. Durch diese kontinuierliche Randomisierung können kontrollierte Interventionsstudien ohne zusätzliches Randomisierungsverfahren durchgeführt werden. Die Zuordnung der zwei Interventionsformen

zu den Praxen erfolgte durch ein Losverfahren. Die dritte Praxis diente der Rekrutierung einer Kontrollgruppe.

Bereits vor Beginn der Studie hatte das Medical Center die Möglichkeit Patienten mit einer Alkoholproblematik, an einen Suchtberater zu überweisen. Innerhalb von vier Monaten wurde mit 16 Patienten ein entsprechender Termin vereinbart, den insgesamt zwölf Patienten wahrnahmen. Hierbei zeigte sich kein signifikanter Unterschied zwischen den Praxen.

Während der Laufzeit der Studie vom 17. April bis zum 11. August 1989 wurden in allen drei Praxen beim Erstgespräch mit der Praxisschwester zwei Screening-Fragen gestellt: „Have you ever had a drinking problem?" und „Have you had a drink in the last 24 hours?" (S. 51; vgl. Cyr & Wartman, 1988). Patienten mit mindestens einer positiven Antwort wurden in die Studie mit einbezogen. Der jeweils behandelnde Arzt erhielt keine Information über das Screening-Resultat. In der Kontrollgruppe entsprach das Behandlungsprozedere, mit Ausnahme der beiden Screening-Fragen, der üblichen Praxisroutine. In den beiden Interventionsgruppen wurden die Patienten gefragt, ob sie an einem Beratungsgespräch mit einem für die Praxis zuständigen Berater interessiert wären. Bejahten die Patienten diese Frage, wurde ihnen sofort ein Termin gegeben. Bei der zweiten Interventionsbedingung stellte sich darüber hinaus der Berater den Patienten noch während des Praxisbesuchs persönlich vor.

In der Laufzeit der Studie wurden in den drei Praxen 1 408 Patienten behandelt. Davon wurden 80 ausgeschlossen, weil ihre Zuordnung zu den Praxen nicht zufällig erfolgt war. Bei 1 201 Patienten - das sind 90.4% der 1 328 in Frage kommenden Patienten - wurde das Screening durchgeführt. Lediglich fünf Patienten (0.4%) lehnten die Beantwortung der Screening-Fragen ab. Die übrigen Ausfälle resultierten daraus, dass die Schwestern das Screening vergaßen oder Krankheitsvertretungen nicht instruiert worden waren.

Von den untersuchten Patienten hatten 428 (35.6%) ein positives Screening-Resultat, davon 289 (67.5%), weil sie die erste Frage mit ja beantwortet hatten, 78 (18.2%) aufgrund der zweiten Frage und 61 (14.3%), weil sie beide Fragen mit ja beantwortet hatten. In der Kontrollstichprobe hatten 133 Patienten (36.7%) ein positives Screening-Ergebnis, in der Stichprobe mit Beratungsangebot 141 (36.9%) und in der Stichprobe mit Beratungsangebot inklusive persönlicher Vorstellung des Beraters 154 Patienten (33.7%).

Unter den Patienten mit einem positiven Screening-Ergebnis wurde in den Interventionsgruppen eine signifikant ($p = .003$) höhere Rate (10.8%) an den Suchtberater überwiesen als in der Kontrollgruppe (2.3%). In der Kontrollgruppe erfolgte die Überweisung, unabhängig von der Studie, durch den behandelnden Arzt. Der Prozentsatz von 2.3% entsprach exakt jenem, der vor Beginn der Studie ermittelt worden war. Zwischen den beiden Interventionsgruppen fanden sich keine signifikanten Unterschiede. Bei Patienten, die beide Screening-Fragen mit ja beantwortet hatten, kam es signifikant (p = .011) häufiger (16.4%) zu einer Überweisung im Vergleich zu Patienten die lediglich eine der Fragen bejahten (6.8%).

Maheswaran, Beevers und Beevers (1992) erteilten 21 Patienten mit pathologisch erhöhtem Blutdruck und einem Alkoholkonsum von mehr als 20 *units* (ca. 200 Gramm Reinalkohol) pro Woche den Ratschlag, ihren Alkoholkonsum einzuschränken. Eine Kontrollgruppe von 20 Patienten erhielt keine entsprechende Empfehlung. In einem vierzehntägigen Turnus wurden vier Nachuntersuchungen vorgenommen.

Die Interventionsgruppe hatte ihren Alkoholkonsum im Zeitraum von acht Wochen von durchschnittlich 60 auf durchschnittlich 30 *units* signifikant (p < .05) reduziert. Die Kontrollgruppe hatte ihren Alkoholkonsum von durchschnittlich 50 bis 60 *units* pro Woche beibehalten. Die Serum-Gamma-Glutamyltransferase (GGT), ein Leberwert, der auf Alkoholkonsum reagiert, reduzierte sich in der Interventionsgruppe signifikant (p < .05) von durchschnittlich 77.1 auf 61. In der Kontrollgruppe stellte sich diesbezüglich keine Veränderung ein. Der stehend gemessene diastolische Blutdruck reduzierte sich in der Interventionsgruppe signifikant (p < .05) um 5 mm Hg, in der Kontrollgruppe zeigte sich keine entsprechende Veränderung.

Persson und Magnusson (1989) erteilten 36 randomisiert ausgewählten, ambulanten, somatischen Patienten mit einem exzessiven Alkoholkonsum den Ratschlag, ihren Alkoholkonsum zu reduzieren und boten ihnen einen monatlichen Termin mit einer Krankenschwester und den Besuch eines Arztes im Abstand von drei Monaten an. Die Interventionsgruppe hatte in einem Katamnesezeitraum von zwei Jahren signifikant (p < .05) weniger Krankheitstage als im Jahr vor der Intervention. In der Kontrollgruppe (n = 42) nahm die Zahl der Krankheitstage zu.

Anderson und Scott (1992) berichten über eine signifikant (p < .05) höhere Trinkmengenreduktion bei *heavy drinking* (mehr als 350 Gramm Alkohol pro Woche) männlichen Patienten einer allgemeinmedizinischen Praxis ein Jahr nach einer zehnminütigen Beratung im Vergleich zu einer Kontrollgruppe. Bei den Patientinnen der Studie mit dem Einschlusskriterium Alkoholkonsum von mehr als 210 Gramm pro Woche zeigte sich sowohl in der Interventionsgruppe als auch in der Kontrollgruppe eine signifikante (p < .001) Trinkmengenreduktion (Scott & Anderson, 1990).

Batel, Pessione, Bouvier und Rueff (1995) verschickten an 188 Patienten, die wegen Trunkenheit in der Notfallambulanz eines Pariser Krankenhauses behandelt worden waren, das Angebot einer ambulanten Therapie. Innerhalb von sechs Monaten hatten 21 Patienten (11.2%) dieses Angebot angenommen. In einer Kontrollgruppe von 181 Patienten hatten sich lediglich zwei (1.1%) in eine suchtspezifische Behandlung begeben.

Chafetz und Mitarbeiter (1961; Chafetz et al., 1962) führten im Setting internistischer Notfallbehandlung bei Patienten mit einer Alkoholproblematik eine Beratung durch, die auf einer emphatischen Gesprächsführung basierte. Ziel war es, die Inanspruchnahme eines weiteren Behandlungsangebotes zu fördern. 65% der beratenen Patienten nahmen einen weiteren Termin in Anspruch, in einer Kontrollgruppe waren es lediglich 5%. Die Ergebnisse konnten später nochmals repliziert werden (Chafetz, 1968; Chafetz et al., 1964). In der zweiten Studie nahmen 78% der Interventionsgruppe gegenüber 6% der Kontrollgruppe einen weiteren Beratungstermin wahr.

Im Rahmen eines fortlaufenden Reihenuntersuchungs- und Interventionsprogramms für Männer in Schweden (Kristenson, Öhlin & Hultén-Nosslin, 1983; Kristenson, 1984; Kristenson, 1987) wurde 261 Männern im Alter zwischen 46 und 53 Jahren, die eine pathologisch erhöhte Serum-Gamma-Glutamyltransferase (GGT) aufwiesen, ein feedback gegeben. Weiterhin wurden sie über den Zusammenhang von Alkoholkonsum und einem erhöhten Leberwert aufgeklärt. Die Laboruntersuchung wurde monatlich wiederholt. Eine Kontrollgruppe (n = 212) erhielt lediglich einen Brief mit einer entsprechenden Mitteilung.

Beide Stichproben zeigten in katamnestischen Untersuchungen nach zwei und vier Jahren im Mittel einen signifikanten ($p < .001$) Rückgang der GGT. Der Unterschied zwischen den Gruppen war nicht signifikant. Signifikante ($p < .05$) Unterschiede zeigten sich bei der Anzahl von Krankheitstagen, Krankenhausbehandlungstagen und hinsichtlich der Mortalitätsrate. Das Verhältnis von alkoholbedingten Krankenhausaufenthalten von Interventionsgruppe zu Kontrollgruppe betrug 5 : 1. Die höhere Hospitalisierungsrate in der Kontrollgruppe beruhte in erster Linie auf psychischen Störungen, Unfällen und gastrointestinalen Erkrankungen.

2.7.4 Rahmenbedingungen von Sekundärprävention

In der Bundesrepublik besteht in Folge der Entscheidung des Bundessozialgerichts von 1968, Alkoholismus als Krankheit im Sinne des § 182 RVO anzuerkennen, der Anspruch auf Heilbehandlung sowie der Gewährung von Maßnahmen nach § 1235 RVO (für Arbeiter) bzw. § 12 AVG (für Angestellte), die der Erhaltung, Besserung und Wiederherstellung der Erwerbstätigkeit des Versicherten dienen (Krasney, 1994).

Nach einer Regelung der Renten- und Krankenversicherungsträger tragen die Krankenkassen die Kosten für die körperliche Entzugsbehandlung, während die Rentenversicherungsträger für die psychotherapeutisch orientierten Entwöhnungsbehandlungen aufkommen (Krasney, 1994; Feuerlein, 1989; Wehmhöner, 1994). Gemäß dieser Vereinbarung entwickelte sich ein hochspezialisiertes stationäres Versorgungssystem im Bereich der Entwöhnung, das in Zusammenarbeit mit den Fachberatungsstellen in freier Trägerschaft den Kern der spezialisierten, professionellen Suchtkrankenversorgung repräsentiert.

Nach Hochrechnungen von Wienberg (1992) werden in der BRD jährlich nur 0.82% aller Alkoholabhängigen in einem Fachkrankenhaus oder einer Fachabteilung für Abhängigkeitskranke behandelt und lediglich 4.7% von einer Fachberatungsstelle beraten. Insbesondere in den Fachkliniken werden die Eingangsschwellen für die Behandlungen hoch angesetzt (Schwoon, 1988, 1990) und eine Selektion in Richtung auf prognostisch eher günstige Fälle vorgenommen (John, 1984; Rothenbacher, 1985; Wienberg, 1992, 1993). In psychiatrischen Krankenhäusern werden ca. 2.5% aller Alkoholabhängigen mindestens einmal jährlich behandelt (Wienberg, 1992).

Im Gegensatz zu der relativ geringen Kontaktdichte mit den suchtspezifischen Versorgungseinrichtungen werden ca. 24% aller Alkoholabhängigen einmal im Jahr in den internistischen oder chirurgischen Abteilungen von Allgemeinkrankenhäusern behandelt (Wienberg, 1992) und ca. 68% bei einem niedergelassenen Arzt (Dilling & Weyerer, 1984). Die Vernetzung zwischen den Einrichtungen der medizinischen Basisversorgung und denen des Suchthilfesystems ist gering (Wienberg, 1992).

Die Versorgung von alkoholabhängigen Patienten in den Krankenhäusern beschränkt sich in der Regel auf die körperliche Entgiftung und die medizinische Behandlung der Folgeerkrankungen des Alkoholkonsums. Auf andere Aspekte der Alkoholproblematik wird von den behandelnden Ärzten nur selten eingegangen. Im Rahmen ihrer Ausbildung erhalten Mediziner keine spezielle Schulung im Umgang mit substanzabhängigen Patienten. Suchtkonsiliar- und Liaisondienste oder festangestellte Suchtberater gehören nicht zur Regelversorgung der Krankenhäuser und finden sich nur an wenigen Orten. Die gesetzlichen Rahmenbedingungen bieten derzeit keine Voraussetzungen, solche Dienste flächendeckend einzufordern.

Krankenhäuser sind gesetzlich zur Sicherstellung der medizinischen Versorgung der Bevölkerung ohne Ansehen der Person verpflichtet. Dieser *Versorgungsauftrag* ist durch die Krankenhausbedarfspläne festgelegt (Wienberg, 1992). Die Ausgrenzung von Patienten mit einer Alkoholproblematik verbietet sich folglich nicht nur aus moralisch-ethischen Gründen, sondern auch aus formalen. Eine Ausgrenzung der Alkoholproblematik aus der Behandlung kann in vielen Fällen das Ziel einer langfristigen Genesung gefährden. Die Entwicklung und Evaluation von sekundärpräventiven Interventionen ist geboten, um adäquate Versorgungskonzepte für Patienten mit alkoholbezogenen Gesundheitsstörungen in den Versorgungsauftrag der Krankenhäuser zu integrieren.

2.8 ZUSAMMENFASSUNG UND BEWERTUNG DER THEORETISCHEN UND EMPIRISCHEN BEFUNDE

Deutschland gehört zu den Ländern, in denen eine permissive Grundhaltung gegenüber dem Alkoholkonsum vorherrscht. Als Genussmittel und Substanz, die die Stimmungslage beeinflusst, ist Alkohol kulturell fest verankert. Selbst Trinkexzesse und Intoxikationen sind, wenn auch situationsgebunden, weitestgehend akzeptiert. Die Verfügbarkeit von Alkohol unterliegt weder normativ noch ökonomisch gravierenden Einschränkungen.

Im Vergleich zu reinen Abstinenzkulturen und asketisch-puritanisch geprägten Kulturen findet sich in permissiven Kulturen ein erwartungsgemäß hoher Alkoholkonsum. Das relative Risiko für die Entstehung von Alkoholfolgeerkrankungen, -missbrauch und -abhängigkeit und einer Kumulierung dieser Störungen in der medizinischen Versorgung ist entsprechend hoch. Epidemiologische Studien bestätigen diese Annahmen.

Die Entstehung und der Verlauf von Alkoholmissbrauch und -abhängigkeit (s. Kap. 2.2) ist als multikonditionaler Prozess verstehbar, der aus dem Zusammenwirken der Substanz Alkohol, gegebenen und erworbenen individuellen Dispositionen und den interpersonalen, kulturellen und ökonomischen Lebensbedingungen resultiert. Außer der Substanz Alkohol selbst und seiner bei der überwiegenden Mehrheit der Menschen gegebenen Verträglichkeit ist keiner dieser Wirkgrößen notwendig oder ausreichend für die Entwicklung von Alkoholmissbrauch oder -abhängigkeit. Es handelt sich in der Regel auch nicht um ontogenetische Konstanten, sondern um variable Größen, die sich wechselseitig beeinflussen und zu inter- und intraindividuell variierenden Störungen und Beeinträchtigungen im Zusammenhang mit dem Konsum von Alkohol führen.

Trotz der Vielschichtigkeit der Alkoholproblematik gibt es brauchbare diagnostische Ansätze und systematische Befunde, die bei der Entwicklung sekundärpräventiver Konzepte für das Allgemeinkrankenhaus von Bedeutung sind.

Voraussetzung von sekundärpräventiven Interventionen bei Patienten mit Alkoholmissbrauch oder -abhängigkeit ist die Bestimmung von Zielgruppen. Die operationalen Diagnosesysteme der *Weltgesundheitsorganisation* (ICD-10) und der *American Psychiatric Association* (DSM-III und DSM-IV) (s. Kap. 2.1) erlauben es, Zielgruppen für Sekundärprävention zu bestimmen. Das zugrundeliegende Störungskonzept der beiden Diagnosesys-

teme ist von älteren Alkoholismus-Konzepten, die in höherem Maße stigmatisierend waren, abgegrenzt worden. Differentielle ätiologische und Verlaufsaspekte treten bei der in erster Linie kriterienorientierten Diagnostik der beiden Systeme in den Hintergrund. Für eine differentielle Beratungs- und Behandlungsindikation sind die Diagnosesysteme nicht ausreichend.
Die psychologischen Störungstheorien (s. Kap. 2.3) sollten im Zusammenhang mit Alkoholmissbrauch und -abhängigkeit nicht als konkurrierende Störungskonzepte angesehen werden. Es wird vielmehr deutlich, dass verschiedene Störungstheorien durch ihren spezifischen Focus auf einzelne Aspekte der Entstehung und des Verlaufs von Alkoholmissbrauch und -abhängigkeit zum Verständnis unterschiedlicher Prozesse beitragen, die bei der Entwicklung sekundärpräventiver Interventionen berücksichtigt werden sollten.
Es liegen zahlreiche experimentelle Befunde vor, die belegen, dass die spannungs- und angstreduzierende Wirkung von Alkohol bedeutsam für Prozesse ist, die durch klassische und operante Konditionierung abgebildet werden (s. Kap. 2.3.1). In entsprechenden Experimenten beobachtbare Effekte sind jedoch weder theoretisch noch empirisch hinreichend, um die Entwicklung und Aufrechterhaltung von Alkoholmissbrauch und -abhängigkeit zu erklären. Die lerntheoretischen Paradigmen sollten nicht generell verworfen werden; denn sie können als Teilaspekte in komplexere ätiologische Konzepte des kognitiv-behavioralen Ansatzes integriert werden.
Kognitiv-behaviorale Konzepte (s. Kap. 2.3.2) führen die Entstehung und Aufrechterhaltung von Alkoholmissbrauch und -abhängigkeit ebenfalls auf Prozesse der individuellen Lernerfahrung zurück. Kognitiven Prozessen des Wahrnehmens, Erkennens, Begreifens, Urteilens und Schließens wird eine zentrale Bedeutung beigemessen. Die ätiologische Relevanz von biologischen, sozialen sowie Umweltbedingungen wird nicht negiert, sondern als zusätzliche Einflussgröße in die Konzepte integriert. Alkoholmissbrauch und -abhängigkeit werden nicht als unbeeinflussbare Krankheit gesehen, sondern als potentiell reversible Störung. Fehlangepasste Bewältigungsstrategien von subjektiv empfundenen psychischen Beeinträchtigungen können in Remissionsprozessen durch adäquatere ersetzt werden. Von zentraler Bedeutung ist die Grundannahme, dass sich Menschen durch intentionale Prozesse von ihrer Abhängigkeit emanzipieren können und sie nicht als unbeeinflussbares Faktum akzeptieren müssen.
Psychoanalytische Konzepte (s. Kap. 2.3.3) lassen sich grob in den *triebpsychologischen*, den *ich-psychologischen* und den *objektpsychologischen* Ansatz unterteilen. Diese drei Ansätze erklären jeweils einen Prägnanztyp von Alkoholmissbrauch und -abhängigkeit. Die triebpsychologische Perspektive sieht im Alkoholkonsum den Versuch, Triebkonflikte zu lösen. Die Durch-

setzung des Lustprinzips durch Beseitigung von Hemmung und Abwehr sowie die Aufhebung von Sublimierung werden als vorrangiges Trinkmotiv gewertet. Später wurde diese Ansicht durch *regressive Unlustvermeidung* ergänzt.

Eine *oral-regressive Struktur* wurde häufig als Grundlage für die Chronifizierung des Alkoholkonsums angesehen. Insgesamt erklärt der triebpsychologische Ansatz eher den Alkoholkonsum und -missbrauch, der unterhalb der Schwelle zur Abhängigkeit liegt. Der Alkohol hat in diesem Zusammenhang seine kulturell untermauerte Funktion, sexuelle Hemmung, Ängste und Widerstände aufzuheben, um einen uneingeschränkten Lustgewinn zu erzielen.

Ich-psychologische Ansätze gehen davon aus, dass der Alkohol Funktionen des Ichs übernimmt. Hierdurch werden mangelhaft ausgebildete Abwehrmechanismen eines schwachen Ichs kompensiert. Unzureichend ausgebildete Stabilisierungs- und Regulierungsfunktionen des Ichs gegenüber der Außen- und Innenwelt führen zu Störungen der Affekt- und Impulskontrolle, die durch Alkoholkonsum gepuffert werden. Damit werden Beobachtungen zu Alkoholmissbrauch und -abhängigkeit erklärt, die phänomenologisch den fehlangepassten Bewältigungsstrategien von subjektiv empfundenen psychischen Beeinträchtigungen im kognitiv-behavioralen Ansatz entsprechen. Gegenüber dem *triebpsychologischen* Ansatz handelt es sich bei dem *ich-psychologischen* Ansatz eindeutiger um ein Pathologiekonzept. Der Ansatz vermag aber nicht schwerste, selbstzerstörerische Verläufe von Alkoholabhängigkeit zu erklären.

Diese destruktiven Komponenten vieler Suchtentwicklungen werden durch den objektpsychologischen Ansatz auf der Basis einer mangelhaft ausgebildeten, unsicheren Identität der Persönlichkeit erklärt. Es entwickeln sich autodestruktive Strukturen, die sich nicht allein auf den Trinkstil beschränken. Alkoholkonsum kann auch die Funktion haben, einen Suizid zu verzögern, indem er die Motive eines Suizids puffert. Der objektpsychologische Ansatz beinhaltet zahlreiche Konstrukte, deren Herleitung aus beobachtbarem Verhalten häufig schwer nachzuvollziehen ist. Das erhöhte Suizidrisiko bei Abstinenz ist jedoch ein wichtiger Sachverhalt, der bei der Behandlung von alkoholabhängigen Patienten im Allgemeinkrankenhaus beachtet werden sollte.

Insgesamt machen die psychoanalytischen Befunde deutlich, dass mit den Diagnosen Alkoholmissbrauch und -abhängigkeit recht heterogene Störungen subsumiert werden. Sekundärpräventive Interventionen sollten folglich so ausgelegt sein, dass sie zu einem breiten Spektrum von Störungen kompatibel sind.

Jellineks *Typologie des Alkoholismus* (s. Kap. 2.4.1) beschreibt die Heterogenität von Alkoholmissbrauch und -abhängigkeit auf der Ebene seiner phänomenologischen Erscheinungsformen. Richtungsweisend für weitere diagnostische Entwicklungen war der von ihm beschriebene Typ des *Gamma Alkoholismus*. Dieser bezeichnet einen von Jellinek in drei Phasen unterteilten progredienten Verlauf, der durch schwere soziale, psychische und physische Folgen gekennzeichnet ist. Kernmerkmale dieses Typs wurden als Kriterien für Alkoholabhängigkeit in die Diagnosesysteme ICD und DSM übernommen. Die Annahme, dass Menschen erst am Ende des progredienten Verlaufs des *Gamma Alkoholismus* einer suchtspezifischen Behandlung zugänglich sind, hat die Angebotsstruktur der Suchtkrankenversorgung und den Umgang mit Alkoholabhängigen nachhaltig geprägt. Für das Allgemeinkrankenhaus ist zu erwarten, dass auch unauffällige *Typen*, wie der *Alpha, Beta* oder *Delta Alkoholismus*, angetroffen werden, die sich im Suchthilfesystem seltener finden.

Ivanecs Stadienmodell (s. Kap. 2.4.2) geht ebenfalls von einem progredienten Verlauf der Alkoholabhängigkeit aus, der dem des *Gamma Alkoholismus* in Jellineks Typologie entspricht.

Die Typologien von Cloninger, Babour und Lesch (Kap. 2.4.3) beschreiben übereinstimmend eine Gruppe von Alkoholabhängigen, die durch einen frühen Beginn, einen schweren bzw. komplikationsreichen Verlauf sowie einer vergleichsweise schlechten Prognose gekennzeichnet ist. Ätiologische Hypothesen zu diesem Befund konnten empirisch nicht abgesichert werden. Zudem liegen keine validen Operationalisierungen für diese Typologien vor. Für eine differentielle Behandlungsindikation sind sie nicht hinreichend evaluiert. Insgesamt zeigen die vorliegenden Ergebnisse jedoch, dass ein hoher Anteil von Alkoholabhängigen multiple Störungen aufweist, die in einem sekundärpräventiven Interventionskonzept berücksichtigt werden sollten.

Grundsätzlich sind Versuche der Integration von psychischen, somatischen und sozialen Aspekten der Alkoholabhängigkeit in eine differentielle Therapieindikation zu begrüßen. Es ist aber fraglich, ob Typologien hierfür eine geeignete Grundlage sind. Sie erfassen in der Regel nur einen ausgewählten Teil von Menschen, die den Prägnanztypen der jeweiligen Typologie entsprechen. Eine multiaxiale oder multidimensionale Diagnostik würde dieser Aufgabe in höheren Maße gerecht werden, weil sie auf die Gesamtheit einer Zielgruppe anwendbar ist und eine individuellere Indikationsstellung erlaubt.

Langzeitstudien und Studien zu Remissionsprozessen (s. Kap. 2.4.4) zeigten recht unterschiedliche Verläufe von Alkoholmissbrauch und -abhängigkeit auf. Im Jugend- und jungen Erwachsenenalter findet sich häufig ein Alkoholmissbrauch, der nicht in einen chronisch progredienten Verlauf von Abhängigkeit übergeht. Meist handelt es sich eher um jugendliches Devianzverhalten als um ausgeprägte Suchtstrukturen. Gleichwohl besteht in diesem Zusammenhang ein nicht zu unterschätzendes Gesundheitsrisiko durch Unfälle und Körperverletzungen im intoxikierten Zustand.

Die Entwicklung einer Alkoholabhängigkeit ist in der Regel ein langjähriger Prozess, der sich häufig auch noch nach dem Eintreten erster Abhängigkeitssymptome progredient über Jahre hinaus fortsetzt. Der Anteil chronisch progredienter Verläufe von Alkoholabhängigkeit nimmt ab dem 30. Lebensjahr kontinuierlich zu und nach dem 50. Lebensjahr wieder ab. Gleichzeitig finden sich ab dem 40. Lebensjahr Mortalitäts- und Remissionsraten von jeweils ca. 2% pro Jahr. Da ca. 24% aller Alkoholabhängigen einmal im Jahr in einem Allgemeinkrankenhaus behandelt werden, können sekundärpräventive Interventionen in diesem Bereich der medizinischen Versorgung bereits bei geringen Erfolgsquoten die Remissionsraten von alkoholabhängigen Menschen kumulativ über die Jahre deutlich erhöhen. Folglich würde die Prävalenz von alkoholbezogenen, gesundheitlichen Beeinträchtigungen reduziert und das alkoholbedingte Mortalitätsrisiko abgesenkt. Dieses entspräche im wesentlichen der Intention sekundärer Prävention.

Studien zu Remissionsprozessen belegen, dass berufliche, interpersonale und gesundheitliche Probleme häufige und bedeutsame Gründe für den Ausstieg aus einer Alkoholabhängigkeit sind. Das Eintreten solcher Ereignisse wird in der Regel erst durch die subjektive Bewertung des Betroffen zu einem wirksamen Impetusfaktor der Remission. Von entscheidender Bedeutung sind kognitive und emotionale Prozesse, die eine Intention zum Ausstieg aus dem Substanzkonsum generieren. Dabei handelt es sich häufig um über Jahre andauernde Prozesse.

Es gibt auch Remissionsprozesse, bei denen sich die Betroffenen ohne konkret eingrenzbare Ereignisse sukzessiv von der Alkoholabhängigkeit emanzipieren. Die Remission wird bei diesen Verläufen aber durch Aspekte der Gesundheit, Unterstützung aus dem sozialen Umfeld und der Inanspruchnahme von Hilfen der Suchtkrankenversorgung begünstigt.

Die Studien zu Remissionsprozessen bei unbehandelten Alkoholabhängigen und -missbrauchern machen deutlich, dass eine Generalisierung von Befunden aus klinischen Populationen auf nicht klinische Gruppen ungeprüft nicht haltbar ist. Aus den explorativen Studien mit unbehandelten Remittierten resultieren Befunde, die verbreitete Annahmen über Entwicklung und Verlauf von Alkoholmissbrauch und -abhängigkeit in Frage stellen. Wichtig ist vor allem die Erkenntnis, dass Ausstiegsprozesse auch in frühen Entwicklungsstadien von Alkoholmissbrauch und -abhängigkeit stattfinden.

Negativ bewertete Folgen von Alkoholmissbrauch oder -abhängigkeit oder die Entwicklung neuer Einstellungen und Lebensziele bilden bei vielen Menschen die Grundlage für den Ausstieg aus dem Alkoholkonsum. *Erwartungs-Wert-Theorien* (s. Kap. 2.5.1) erklären diesen intentionalen Prozess durch den subjektiv erwarteten Nutzen des geänderten Verhaltens. Diese Annahme erscheint unmittelbar plausibel. Trotz dieser augenscheinlichen Evidenz erweist sich eine empirische Absicherung der Theorie als schwierig. So schränkt eine fortschreitende Abhängigkeit von Alkohol die Wahlfreiheit des Verhaltens beim Betroffenen zunehmend ein. Aktueller und langfristiger Nutzen eines Verhaltens stehen häufig in Konkurrenz zueinander. In der Situation der Verhaltensentscheidung wird der Nutzen häufig anders gewichtet oder auch nach anderen Kriterien bewertet als in der prospektiven oder retrospektiven Perspektive.

Ein wichtiger verhaltenswirksamer Aspekt ist die von Bandura geprägte *Selbstwirksamkeitserwartung.* Integriert man Banduras Konzept in die *Erwartungs-Wert-Theorien,* so wird der subjektiv erwartete Nutzen eines Verhaltens maßgeblich aus der subjektiv erwarteten Wirksamkeit dieses Verhaltens generiert.

Eine spezifische Variante der Erwartungs-Wert-Theorien ist der *Health-Belief-Ansatz.* In mehreren Studien, die diesem Ansatz folgten, erwies sich die subjektiv wahrgenommene Schwere einer gesundheitlichen Beeinträchtigung als entscheidender Faktor der Inanspruchnahme von suchtspezifischen Hilfen bei einer bestehenden Alkoholproblematik. Alkoholfolgekrankheiten stellen potentiell einen entscheidenden Impetusfaktor dar, der während des Aufenthalts im Allgemeinkrankenhaus im besonderen Maße deutlich wird.

Das Einstellungs- und Verhaltensmodell von Ajzen und Fishbein (s. Kap. 2.5.2) verbindet empirische Befunde der Einstellungsforschung mit dem Konzept der *Erwartungs-Wert-Theorien.* Eine wichtige Konsequenz für sekundärpräventive Interventionen ist die begründete Annahme, dass die Verhaltensänderung einer Person letztendlich auf ihren eigenen Überzeugungen beruht. Auf der Grundlage des Modells von Ajzen und Fishbein lässt sich argumentieren, dass sekundärpräventive Interventionen, die direkten Einfluss auf das Verhalten des Patienten nehmen wollen, wenig Aussicht auf Erfolg haben, wenn das Zielverhalten nicht mit den Erwartungen und Überzeugungen des Patienten im Einklang steht. Erfolgversprechender ist ein Konzept, das dem Patienten Informationen und Perspektiven bereitstellt, die es ihm ermöglichen, seine Erwartungen und Überzeugungen zu variieren. Auf dieser Grundlage lassen sich dann neue Verhaltensoptionen entwickeln, die durch veränderte Erwartungen und Überzeugungen des Patienten gestützt werden. Weiterhin impliziert das Modell von Ajzen und Fishbein, dass Interventionen zu den demographischen und Persönlichkeitsmerkmalen des Patienten sowie seinen allgemeinen Einstellungen zu Personen oder Institutionen kompatibel sein sollten.

Finney und Moos haben vorliegende empirische Befunde zur Inanspruchnahme von Behandlung bei Bestehen einer Alkoholproblematik in ihrem *Stress-Coping-Modell* integriert (s. Kap. 2.5.3). Auf der Basis ihrer Arbeit lassen sich entscheidende Argumente für sekundärpräventive Interventionen im Allgemeinkrankenhaus herleiten:

(1) Alkoholfolgeerkrankungen wirken als *Impetusfaktor* der Inanspruchnahme. Ein Krankenhausaufenthalt verdeutlicht diese negative Konsequenz des Alkoholkonsums in besonderem Maße. Aber auch Erkrankungen, die nicht mit dem Alkoholkonsum assoziiert sind, können als kritische Lebensereignisse die Inanspruchnahmebereitschaft erhöhen.

(2) Die sekundärpräventiven Interventionen sind im Hinblick auf die Inanspruchnahme weiterer Hilfen Vorerfahrungen mit Hilfsangeboten, und eine Überweisung zur weiteren Behandlung ist während des Krankenhausaufenthaltes in der Regel möglich. Bei einer entsprechenden Vernetzung mit Einrichtungen der Suchtkrankenversorgung ist die Verfügbarkeit von Behandlung ebenfalls größer. Eine Erhöhung der Inanspruchnahme weitergehender Hilfen ließe sich durch die Implementierung dieser *erleichternden Faktoren* herbeiführen.

Im Unterschied zu Einrichtungen des Suchthilfesystems sind die motivationalen Zugangsschwellen in Allgemeinkrankenhäusern deutlich niedriger. Es ist anzunehmen, dass das Spektrum der Motivationslagen von Patienten im Allgemeinkrankenhaus erheblich variiert. Beratungs- und Behandlungskonzepte der traditionellen Suchtkrankenversorgung sind auf Klienten ausgerichtet, bei denen bereits eine Intention vorliegt, an der Alkoholproblematik etwas zu ändern. Bei Patienten im Allgemeinkrankenhaus ist in der Regel nicht davon auszugehen, dass bereits eine Änderungsabsicht bezüglich des Alkoholkonsums besteht.

Das Stadienmodell von Prochaska und DiClemente bietet die Möglichkeit, eine Taxonomie der Änderungsbereitschaft bei Patienten mit einer Alkoholproblematik vorzunehmen (s. Kap. 2.5.4). Empirisch zeigte sich, dass in den Stadien der Änderungsbereitschaft *Precontemplation, Contemplation, Action* und *Maintenance* jeweils unterschiedliche psychologische Prozesse an der Entwicklung und Aufrechterhaltung von Änderungsbereitschaft beteiligt sind. Der Erfolg von Interventionen ist wahrscheinlich davon abhängig, ob sie diese spezifischen Prozesse berücksichtigen.

Neben der inhaltlichen Gestaltung von Interventionen ist eine nähere Kenntnis über die Häufigkeit der Ziel-Störung eine entscheidende Grundlage für die Entwicklung und Planung sekundärpräventiver Konzepte (s. Kap. 2.6).

Die aktuellste und nach methodischen Kriterien aufschlussreichste Prävalenzschätzung von Alkoholmissbrauch und -abhängigkeit in einem deutschen Allgemeinkrankenhaus wurde 1993 in Lübeck durchgeführt. In einer repräsentativen Stichprobe von Patienten im Alter von 18 bis 64 Jahren wurde bei 12.7% eine Alkoholabhängigkeit, bei 2.6% eine remittierte Alkoholabhängigkeit und bei 4.8% ein Alkoholmissbrauch diagnostiziert. Somit sind 17.5% der Patienten als Zielgruppe für Sekundärprävention anzusehen. Werden Interventionen, die der Aufrechterhaltung von Remission dienen, mit einbezogen, erweisen sich sogar 20.1% der Patienten als potentielle Zielgruppe.

Bei Patienten im Alter ab 70 Jahre nimmt die Prävalenz alkoholbezogener Störungen erheblich ab. Während sie hinsichtlich Alkoholmissbrauch und -abhängigkeit für die Altersgruppe von 65 bis 69 Jahren noch 21.6% betrug, sank sie mit zunehmendem Alter deutlich ab (70 bis 74: 8.9%; 75 bis 79: 6.9%; 80 bis 84: 7.7%; über 80: 1.1%).

Studien aus Kanada, USA, Finnland und den Niederlanden zeigen, dass die Prävalenz von Alkoholmissbrauch und -abhängigkeit zwischen verschiedenen Fachabteilungen erheblich variiert, wobei die chirurgischen und internistischen Stationen eine mittlere Position einnehmen.

Sekundärpräventive Interventionen (s. Kap. 2.7) implizieren ein aktives Zugehen auf eine definierte Zielgruppe. Im Setting des Allgemeinkrankenhauses mangelt es in der Regel an qualifikatorischen, zum Teil auch intentionalen Voraussetzungen seitens der behandelnden Ärzte und des Pflegepersonals.

Die Rate der Identifikation von Patienten mit Alkoholmissbrauch und -abhängigkeit und die Indikationsstellung für Intervention lässt sich durch den Einsatz von Screening-Instrumenten deutlich erhöhen (s. Kap. 2.7.1). Für den Routineeinsatz im Allgemeinkrankenhaus erweisen sich Fragebogenverfahren als besonders geeignet. Diese Präferenz ist vor allem durch Aspekte der Validität und Utilität begründet.

In einer umfangreichen Literaturrecherche konnten nur fünf kontrollierte Studien zu sekundärpräventiven Interventionen im Allgemeinkrankenhaus ausfindig gemacht werden (s. Kap. 2.7.2). Drei dieser Studien hatten zum Ergebnis, dass kurze Interventionen im Allgemeinkrankenhaus bei Patienten mit einer Alkoholproblematik eine signifikante Wirkung haben. Erfolgskriterien waren überwiegend durch die nachstationäre Trinkmenge bzw. Abstinenzzeiten operationalisiert.

In einer Studie (Kuchipudi et al., 1990) wurden keine Effekte festgestellt. Hierzu ist anzumerken, dass die Studie in einem Krankenhaus durchgeführt wurde, das bereits ein sekundärpräventives Interventionskonzept in die

Routinebehandlung integriert hatte. Bei der Kontrollgruppe handelte es sich folglich nicht um eine alkoholspezifisch unbehandelte Vergleichsstichprobe. Ziel der Intervention war es, durch Ausdehnung der Maßnahmen bei schwer chronifizierten Alkoholabhängigen einen zusätzlichen Effekt zu erzielen.

In der zuletzt veröffentlichten Studie von Yersin et al. (1996) waren die Stichprobenvoraussetzungen für eine Effektmessung nicht hinreichend.

Die Stichproben der fünf Studien variieren erheblich und sind zum Teil hoch selektiv zusammengestellt worden. Die Interventionsmethoden werden in vier der fünf Studien nicht näher begründet und das zugrundeliegende Störungskonzept sowie Inhalte und Methodik der Intervention nicht explizit benannt oder thematisiert. Aus den Beschreibungen der Interventionen lässt sich lediglich schließen, dass es sich bei drei der Studien um konfrontative, expertenzentrierte Interventionen handelte. Bei diesem Vorgehen werden dem Patienten „objektive" Beweise vor Augen gehalten mit dem Ziel, die Selbstakzeptanz als jemand, der ein Problem hat, zu erhöhen. Die Selbstakzeptanz oder Krankheitseinsicht wird wiederum als Voraussetzung jeglicher Änderungsbereitschaft angesehen.

Elaborierte, psychologisch begründete Interventionsverfahren wurden lediglich in der Studie von Heather et al. (1996) evaluiert. Die Befunde dieser Studie legen nahe, dass *motivational interviewing* ein breiteres Wirkspektrum als eine verhaltenstherapeutisch orientierte Vermittlung von Copingfertigkeiten hat. Insbesondere Patienten in frühen Stadien der Änderungsbereitschaft profitieren eher vom *motivational interviewing*. Durch das Angebot eines Trainings von Copingfertigkeiten wird dieser Kreis von Patienten weniger angesprochen, weil es die Änderungsbereitschaft des Patienten bereits voraussetzt.

Der Focus bei der Beurteilung der Wirksamkeit der Interventionen lag bei den erwähnten Studien auf dem Trinkverhalten der Patienten nach dem stationären Krankenhausaufenthalt. Davon ausgehend, dass bei Alkoholabhängigen eine einmalige Kurzintervention häufig für eine vollständige Remission nicht ausreichend ist, sollte die Inanspruchnahme von suchtspezifischen Hilfen als weiteres Erfolgskriterium sekundärpräventiver Interventionen verstärkt berücksichtigt werden.

Ergänzend zu den Studien, die in Allgemeinkrankenhäusern durchgeführt wurden, finden sich in der Literatur einige bemerkenswerte Befunde aus anderen Bereichen der medizinischen Versorgung, die für die Konzeption von sekundärpräventiven Maßnahmen im Allgemeinkrankenhaus von Bedeutung sind (s. Kap. 2.7.3).

Im Setting allgemeinmedizinischer Versorgung konnte die Rate der Inanspruchnahme einer Alkoholberatungsstelle mit Hilfe eines konkreten Ter-

minangebots durch das Praxishilfspersonal im Anschluss an ein einfaches Zwei-Fragen-Screening von 2.3% auf 10.8% signifikant erhöht werden. Durch eine persönliche Vorstellung des Suchtberaters in der Arztpraxis konnte dieser Effekt aber nicht verstärkt werden.
Studien im Setting ambulanter medizinischer Versorgung haben ergeben, dass Rückmeldungen über somatische Folgestörungen, wie Bluthochdruck oder erhöhte Leberwerte in Verbindung mit dem Ratschlag zur Trinkmengenreduktion, eine wirksame Intervention sind.
Die umfangreiche Studie von Kristenson et al. (s. Kap. 2.7.3) zeigte, dass solche Rückmeldungen im Rahmen eines Gesundheits-"Check-Up" in Verbindung mit dem Angebot von Nachuntersuchungen langfristig die Anzahl von Krankheitstagen, Krankenhausbehandlungstagen sowie die Mortalitätsrate einer männlichen Bevölkerungsstichprobe signifikant herabsetzen konnten.
Die Rahmenbedingungen der Suchtkrankenversorgung (s. Kap. 2.7.4) sehen derzeit keine systematischen sekundärpräventiven Konzepte für die Versorgung von Suchtkranken in Allgemeinkrankenhäusern vor. Die Entwicklung und Evaluation von geeigneten Ansätzen im Rahmen von Forschungs- und Modellprojekten ist eine wesentliche Voraussetzung, um Vorschläge für die Gestaltung der Gesundheitsversorgung im Allgemeinkrankenhaus zu entwickeln.

3. Zielsetzung, Fragestellung und Hypothesen der Studie

Auf der Basis vorliegender theoretischer und empirischer Befunde wurde ein Konzept der Sekundärprävention von Alkoholmissbrauch und -abhängigkeit im Allgemeinkrankenhaus erstellt, das die Elemente *Screening* und *Beratung* umfasst (Hapke et al., 1996; Hapke, Rumpf, Hill & John, 1997; Hapke, Rumpf & John, 1997; John et al., 1996; s. Kap. 4.5).
Die Grundannahmen des Konzepts sollen im Rahmen dieser Arbeit an einer repräsentativen Stichprobe von Krankenhauspatienten überprüft werden.

3.1 ZIELSETZUNG

Ein Ziel der Studie ist die Untersuchung einer Beratungsstichprobe, die durch den Einsatz von Screening-Fragebögen gewonnen wurde, im Vergleich zu einer Patientengruppe, die durch Krankenhausärzte zugewiesen wurde. Hierbei steht die Untersuchung von Merkmalen im Vordergrund, die der Konzeptentwicklung eines zielgruppenspezifischen Beratungskonzepts für das Setting des Allgemeinkrankenhauses dient.
Die Modelle von Finney und Moos (s. Kap. 2.5.3) und Prochaska und DiClemente (s. Kap. 2.5.4) sollen hinsichtlich ihrer Anwendbarkeit auf Patienten mit Alkoholmissbrauch oder -abhängigkeit im Allgemeinkrankenhaus untersucht werden. Katamnestische Untersuchungen dienen zur Prüfung der prädiktiven Validität der Modellannahmen. Als outcome-Kriterien dienen *Abstinenz*, die *Reduktion von gesundheitlich riskantem Alkoholkonsum* und die *Inanspruchnahme des Suchthilfesystems*. Aus den Ergebnissen sollen Vorschläge für sekundärpräventive Interventionen im Allgemeinkrankenhaus abgeleitet werden.
Die Verwertbarkeit der Ergebnisse dieser Arbeit für die Gestaltung von Versorgungskonzepten für Patienten mit einer Alkoholproblematik im Allgemeinkrankenhaus hatte bei der Durchführung der Studie hohe Priorität. Diese Anforderung impliziert eine versorgungsnahe Durchführung der Studie und entsprechende Restriktionen bei der Auswahl der Untersuchungsinstrumente. Konstrukte, die einer aufwendigen Operationalisierung bedürfen konnten aus Gründen der Durchführbarkeit nicht mit in die Studie einbezogen werden.

3.2 Fragestellung

Eine wichtige Fragestellung der Studie bezieht sich auf den Einsatz von Screening-Fragebögen im Allgemeinkrankenhaus. In bisher vorliegenden Studien wurde die hierdurch erzielte quantitative Erhöhung von Fallidentifikationsraten belegt. Ein Mangel an Kenntnissen besteht darüber, ob es sich lediglich um eine Erhöhung von Identifikationsraten handelt oder ob durch das Screening zusätzliche Zielgruppen erreicht werden, die sonst keine oder nur eingeschränkte Berücksichtigung finden. Daher soll geprüft werden, ob eine Verwendung von Screening-Fragebögen der sekundärpräventiven Forderung nach frühzeitiger Erkennung von Alkoholmissbrauch und -abhängigkeit zuträglich ist (vgl. Kap. 2.7.1). Bei der Evaluation des Einsatzes von Screening-Fragebögen steht somit die Fragestellung im Vordergrund, ob er lediglich die Beratungszielgruppe quantitativ vergrößert oder ob er auch ein verändertes Merkmalsprofil der Zielgruppe generiert.

Ein weiterer Schwerpunkt der Fragestellung bezieht sich auf das Stadienmodell zur Änderungsbereitschaft von Prochaska und DiClemente (Kap. 2.5.4). Zunächst soll ein geeigneter Weg zur Taxonomie der Änderungsbereitschaft der Patienten gemäß des Stadienmodells gefunden werden.

Weiter wird der Fragestellung nachgegangen, ob bei Patienten im Allgemeinkrankenhaus häufig erwartete *Impetusfaktoren* zu den Stadien der Änderungsbereitschaft *precontemplation*, *contemplation* und *action* assoziiert sind. Bezogen auf den Bereich der Sekundärprävention von Alkoholmissbrauch und -abhängigkeit wird dadurch der inhaltlich und empirisch begründeten Forderung von Finney und Moos (1995, S. 1237-1238) nach einer Integration des *Stress-Coping-Modells* und des Stadienmodells von Prochaska und DiClemente (Kap. 2.5.3) Rechnung getragen.

In katamnestischen Untersuchungen werden die Inanspruchnahme von weitergehenden Hilfen und das Trinkverhalten der ehemaligen Patienten im Jahr nach dem Krankenhausaufenthalt untersucht. Die prädiktive Validität des *Stadienmodells zur Änderungsbereitschaft* von Prochaska und DiClemente sowie des *Stress-Coping-Modells* von Finney und Moos steht hierbei im Mittelpunkt der Fragestellung.

3.3 Hypothesen

Eine wesentliche Grundannahme der Studie ist, dass das Allgemeinkrankenhaus ein günstiger Ort ist, um die Ziele von Sekundärprävention (s. Kap. 2.7) zu realisieren. Vor dem Hintergrund dieser Grundannahme und den Fragestellungen der Studie werden fünf zentrale Hypothesen aufgestellt, an denen sich der empirische Teil dieser Arbeit orientiert. In dem Teil der Studie der, sich mit dem Einsatz von Screening-Fragebögen befasst, die im Rahmen eines sekundärpräventiven Konzepts eingesetzt werden, steht die *Hypothese I* im Vordergrund. Sie wird durch die ergänzenden Hypothesen *a* bis *g* näher spezifiziert.

Hypothese I
Der Einsatz von Screening-Fragebögen fördert die Einbeziehung von Patienten in frühen Stadien der Änderungsbereitschaft und mit weniger schwer ausgeprägten Formen alkoholbezogener Störungen in ein sekundärpräventives Interventionskonzept.
Wird die Indikation für Beratung auf der Basis von Screening-Fragebögen gestellt, unterscheidet sich diese Stichprobe von einer Vergleichsgruppe mit Indikationsstellung durch die behandelnden Ärzte. Es wird angenommen, dass die Patienten der durch Screening gewonnenen Stichprobe

a. häufiger über Merkmale einer bestehenden sozialen Integration verfügen,

b. einen geringeren Anteil von typischen Alkoholfolgekrankheiten aufweisen,

c. zu einem geringeren Anteil alkoholabhängig und zu einem höheren Anteil Alkoholmissbraucher sind,

d. bei bestehender Alkoholabhängigkeit die Schwere ihrer Alkoholabhängigkeit im Durchschnitt geringer ist,

e. weniger häufig interpersonale und soziale Folgeprobleme haben,

f. bei Vorliegen von Alkoholabhängigkeit oder -missbrauch häufiger frühen Stadien der Änderungsbereitschaft zugeordnet werden können und

g. seltener eine komorbid auftretende Angst oder Depression haben

als Patienten, die von den behandelnden Krankenhausärzten an einen Suchtberater verwiesen werden.

Hypothese II
In beiden Stichproben zeigt sich ein Rückgang von gesundheitlich riskantem Alkoholkonsum und ein Anstieg der Inanspruchnahme des Suchthilfesystems.

Weitergehende Hypothesen zu Stichprobenunterschieden hinsichtlich der in der Katamnesestudie erhobenen outcome-Kriterien wurden nicht aufgestellt. Eine Herleitung wäre spekulativ gewesen, weil sie die Kenntnis der Unterschiede zwischen den Stichproben voraussetzt.

Hypothese III
Alkoholfolgeerkrankungen, die Schwere der Alkoholabhängigkeit, zusätzlich auftretende Komorbidität in Form von Angst und Depression und interpersonale sowie soziale Folgeprobleme wirken als Impetusfaktoren der
a. Änderungsbereitschaft bezüglich des Alkoholkonsums und
b. der Inanspruchnahme von Angeboten der Suchtkrankenhilfe.

Hypothese IV
Das Stadienmodell zur Änderungsbereitschaft von Prochaska und DiClemente erweist sich im Setting des Allgemeinkrankenhauses als valides Konzept hinsichtlich seiner Konstruktannahmen und der prädiktiven Valenz.

4. Methode: Studienablauf, Stichproben und Instrumente

Die Studie versteht sich als Ergänzung und Fortsetzung der *Lübecker Studien zur Prävalenz und Sekundärprävention von Alkoholmissbrauch und -abhängigkeit in der medizinischen Versorgung* (John, Hapke, Rumpf, Hill und Dilling, 1996). Es handelt sich um ein Forschungsvorhaben mit mehreren Teilstudien, das von Juli 1992 bis Juni 1995 mit Förderung des Bundesministeriums für Gesundheit durchgeführt wurde und seit Juli 1995 in Eigenleistung fortgesetzt wird.

Im Rahmen der *Lübecker Studien* wurden Prävalenzschätzungen von Alkoholmissbrauch und -abhängigkeit bei Patienten in einem Allgemeinkrankenhaus (John et al., 1996; siehe auch Kap. 2.6.2), einer Notfallambulanz (Hapke & Polte et al., 1996) und in allgemeinmedizinischen Praxen vorgenommen (Hill, Rumpf, Hapke, Driessen & John, 1997). Weiterhin wurde eine Prävalenzschätzung von Alkoholfolgeerkrankungen im Allgemeinkrankenhaus durchgeführt (Gerke, Hapke, Rumpf & John, 1997; siehe auch Kap. 2.6.1) sowie der *Lübecker Alkoholabhängigkeits- und -missbrauchs-Screening-Test* (LAST) (Rumpf, Hapke, Hill & John, 1997) und ein Beratungskonzept für das Allgemeinkrankenhaus (Hapke et al., 1996) entwickelt. Eine Prävalenzschätzung bei älteren Patienten des Allgemeinkrankenhauses erfolgte aus inhaltlichen und methodischen Gründen in einer gesonderten Studie (Botzet et al., 1996; siehe Kapitel 2.7.1).

Die Verknüpfung mehrerer Studien realisierte Synergieeffekte, die die durchgeführten Untersuchungen in ihrem Umfang überhaupt erst ermöglichten. Gleichzeitig implizierte dieses Vorgehen eine restriktive Instrumentenauswahl.

Mit Ausnahme der Untersuchung in allgemeinmedizinischen Praxen wurden die einzelnen Teilstudien im *Städtischen Krankenhauses Süd* in Lübeck durchgeführt, das das Stadtgebiet Lübeck und die umliegenden Gemeinden versorgt. Dieses Krankenhaus hatte zum Zeitpunkt der Untersuchungsdurchführung eine Abteilung für Innere Medizin mit 209 Planbetten, eine Abteilung für Chirurgie mit 182 Planbetten und eine interdisziplinäre Intensivstation mit 16 Betten. Die Intensivstation wurde nicht mit einbezogen, weil die Patienten überwiegend schwere Beeinträchtigungen aufwiesen und im Anschluss an die intensivmedizinische Behandlung in der Regel auf eine Station der internistischen oder chirurgischen Klinik verlegt wurden. Acht urologische Belegbetten der chirurgischen Klinik wurden ebenfalls ausgeschlossen.

Die Patienten wurden an jedem zweiten Tag, alternierend mit der Medizinischen Universität zu Lübeck, aufgenommen.
Die Abteilung für Innere Medizin umfasste sechs Stationen: (1) Gastroenterologie und Infektionen, (2) allgemeine Innere, (3) Kardiologie, (4) Hämatologie und Onkologie, (5) Privatstation und allgemeine Innere sowie (6) Endokrinologie.
Die Chirurgie war in fünf Stationen unterteilt: (1-2) zwei traumatologische, (3) eine für Abdominalchirurgie, (4) eine für Abdominalchirurgie und septische Patienten und (5) eine Privatstation. Das *Städtische Krankenhaus Süd* ist ein typisches Allgemeinkrankenhaus mit Versorgungsauftrag für eine städtische Bevölkerung von etwa 220.000 Einwohnern sowie anliegenden Gemeinden im Einzugsgebiet.
Vor Beginn der Studie existierte in diesem Krankenhaus kein spezifisches Versorgungskonzept für Patienten mit einer Alkoholproblematik. Die behandelnden Ärzte hatten jedoch die Möglichkeit, eine psychiatrische Konsiliaruntersuchung in der Klinik für Psychiatrie der Medizinischen Universität zu Lübeck anzufordern. Im Rahmen der Studiendurchführung wurde ein Suchtliaisondienst eingerichtet, der der Poliklinik für Psychiatrie an der *Medizinischen Universität zu Lübeck* angegliedert war.
Die Durchführung der Studie lässt sich in vier Abschnitte unterteilen:
(1) Vorarbeiten und Pretest (7/92 bis 12/92)
(2) Durchführung der Untersuchung im Krankenhaus (1/93 bis 12/93)
(3) Durchführung der Katamneseuntersuchungen (1/94 bis 3/95)
(4) Dateneingabe und Auswertung (ab 4/1995)

4.1 Vorarbeiten und Pretest

Zunächst wurden die Forschungsvorhaben den Direktoren der Kliniken, der Pflegdienstleitung und dem Verwaltungsleiter vorgestellt. Nachdem eine Genehmigung zur Durchführung vorlag, folgte die sukzessive Implementierung einer systematischen Screening-Diagnostik und Beratung auf den einzelnen Stationen. Hierbei wurden verschiedene Instrumente auf ihre Brauchbarkeit hin untersucht.
Im Pretest wurde mit 92 Patienten eine Screening-Untersuchung durchgeführt. Bei 31 Patienten mit positivem Ergebnis wurde eine weitergehende Diagnostik und Beratung angeschlossen. Zusätzlich wurden 66 Konsiliaranforderungen, bei denen eine Alkoholproblematik im Vordergrund stand, in den Pretest mit einbezogen.
Die Stichproben- und Arbeitsplanung basierte auf Zeitmessungen beim Pretest sowie einer Hochrechnung der zu erwartenden Aufnahmen, die der

Autor mit freundlicher Unterstützung der EDV-Abteilung des Städtischen Krankenhauses Süd vornahm.

Die Sceening-Untersuchungen und Beratungen wurden in Fallbesprechungen der Arbeitsgruppe aufgearbeitet. Die Projektmitarbeiter wurden in der Anwendung der *Schedules for Clinical Assessment in Neuropsychiatry* (SCAN, s. Kap. 4.3.2) als diagnostisches Experteninterview von einem durch die WHO autorisierten Trainer der ICD-10 *Arbeitsgruppe der Klinik für Psychiatrie der Medizinischen Universität zu Lübeck* geschult.

Einige Pflegekräfte und Ärzte begegneten dem Vorhaben zunächst mit Unmut, weil sie Proteste von Patienten befürchteten oder die Beratung von Alkoholabhängigen für wirkungslos hielten. Der überwiegende Teil des Stammpersonals empfand das Projekt jedoch nach Einschätzung der Projektmitarbeiter in der Pretestphase als Entlastung im Umgang mit Patienten, die eine Alkoholproblematik aufwiesen. Die Integration der Screening-Untersuchungen und Beratungsgespräche in die Stationsarbeit erfolgte problemlos. Auf einigen Stationen war es jedoch notwendig, Änderungen der Arbeitsabläufe mit dem Stammpersonal zu vereinbaren, um eine ungestörte Beratung der Patienten zu ermöglichen. Insgesamt hat sich die Akzeptanz der Studie durch das Stammpersonal sukzessiv erhöht.

Im Pretest wurden die im Kap. 2.6.1 bereits beschriebenen Screening-Instrumente MALT, CAGE und der MAST erprobt (vgl. auch Kap. 4.3.1). Der MALT erwies sich im Setting des Allgemeinkrankenhauses als wenig sensitiv, weil der Fremdbeurteilungsteil (MALT-F) nicht befriedigend erhoben werden konnte. Zwei Probleme traten hierbei in den Vordergrund: Erstens wurden nicht alle Patienten auf eine Lebererkrankung untersucht und notwendige Laborwerte nicht auf allen Stationen routinemäßig bestimmt und zweitens lagen in der Regel keine Informationen darüber vor, ob Familienangehörige oder nahe Bezugspersonen der Patienten schon einmal Rat wegen der Alkoholprobleme des Patienten gesucht hatten. Der Einsatz der Screening-Fragebögen erwies sich als unproblematisch.

In der Beratung reagierten einige Patienten auf direktives und konfrontatives Vorgehen mit Abwehr in Form von Leugnung, Bagatellisierung oder Rationalisierung. Der Verlauf der Beratung wurde dabei häufig von beiden Seiten als unangenehm empfunden. Angebote zur weitergehenden Suchtbehandlung wurden in solchen Situationen häufig abgelehnt.

Als Konsequenz dieser Erfahrung hat sich der Autor, auf Empfehlung der *WHO Brief Intervention Study Group,* die Prinzipien, Interventionsformen und Vorgehensweisen des *motivational interviewing* (Miller & Rollnick, 1991) angeeignet und an das Setting des Allgemeinkrankenhauses adaptiert (Hapke et al., 1996). Um eine möglichst konsequente Umsetzung des Konzepts zu realisieren, haben die Mitarbeiter des Suchtliaisondienstes teilnehmende Beobachtungen und Fallbesprechungen durchgeführt.

4.2 STICHPROBEN

Die Fragestellung bezüglich des Einsatzes von Screening-Fragebögen und die hierzu aufgestellten Hypothesen implizierten die Bildung von zwei Vergleichsgruppen: Eine *Stichprobe 1*, die durch den Einsatz von Screening-Fragebögen gewonnen wird, und eine *Stichprobe 2,* die durch die jeweils behandelnden Ärzte dem Liaisondienst zugewiesen wird.
Die Beschreibung der Stichproben gibt zunächst nur eine erste Übersicht. Eine detailliertere Darstellung wird im Rahmen des Stichprobenvergleichs vorgenommen, der im Ergebnisteil (s. Kap. 5.2) dieser Arbeit enthalten ist.
Für die Bearbeitung der weiteren Fragestellungen wurden die beiden Stichproben zusammengefasst und bilden auch die Gruppe, bei der ein Jahr nach dem Krankenhausaufenthalt Katamnesen durchgeführt wurden.

4.2.1 Stichprobe 1: Patienten mit positivem Screening-Ergebnis

In die Untersuchung wurden alle Patienten im Alter von 18 bis einschließlich 64 Jahren mit mindestens 24 Stunden Krankenhausaufenthalt einbezogen. Patienten, die im Untersuchungszeitraum erneut aufgenommen oder auf eine andere Station verlegt wurden, wurden nur einmal in die Studie aufgenommen.
Im ersten Halbjahr 1993 wurde die Untersuchung in der Abteilung für Innere Medizin durchgeführt, im zweiten Halbjahr folgte die Chirurgie. Insgesamt erfüllten 1 736 Patienten die Einschlusskriterien der Studie. Hiervon wurden 427 von der Untersuchung ausgeschlossen und 1 309 Patienten untersucht, was einer Ausschöpfung von 75.4% entspricht. Tabelle 4.2.1 enthält eine differenzierte Darstellung der Ausschlussgründe.
Die Patienten der Untersuchungsstichprobe hatten ein Durchschnittsalter von 44.9 Jahren (SD = 13.7) und der Anteil von Frauen betrug 41.9% (n = 549). Von den untersuchten Patienten entstammten 635 (48.5%) der internistischen und 674 (51.5%) der chirurgischen Klinik.
Als positives Screening-Ergebnis wurde gewertet, wenn die Patienten mehr als einen Punkt im CAGE oder mindestens fünf Punkte im MAST hatten (s. Kap. 4.3.1), im Aufnahmebefund eine Alkoholproblematik vermerkt war oder das ärztliche Personal eine Entzugsmedikation angesetzt hatte.
Von den untersuchten Patienten hatten 298 (22.8%) ein positives Screening-Ergebnis, 293 (98.3%) aufgrund der Fragebögen und weitere 5 (1.7%) aufgrund des Aufnahmebefundes oder einer angesetzten Entzugsmedikation.

Tabelle 4.2.1
Stichprobe 1: Stationäre Patienten mit positivem Screening-Ergebnis[1]

Untersuchungsstichporobe und Ausschlüsse	n	%
Insgesamt aufgenommene 18-64jährige Patienten	2 674	100
Aufenthalt unter 24 Stunden	386	14.4
Wiederaufnahme im Untersuchungszeitraum	552	20.6
Geplante Studienstichprobe	1 736	100
Teilnahme abgelehnt	122	7.0
Schwerste und/oder finale Erkrankungen	62	3.6
Kiene hinreichenden Deutschkenntnisse	61	3.5
Entlassung vor Durchführung der Untersuchung	129	7.4
Andere Gründe[2]	53	3.1
Patienten, bei denen ein Screening durchgeführt wurde	1 309	75.4/100
Patienten mit positivem Screening-Ergebnis	298	22.8[3]

[1] MAST $\geq$ 5 Michigan Alkoholism Screening Test (Selzer, 1971); CAGE > 1 (Ewing, 1984; Mayfield & McLeod & Hall, 1974) (s. Kap. 4.3.1)
[2] Zum Beispiel Patienten in Radio-Jod- oder Immunsuppressionstherapie; Begleitpersonen.
[3] Die Prozentzahl bezieht sich auf die untersuchten 1 309 Patienten.

4.2.2 Stichprobe 2: Patienten, die von Ärzten zugewiesen wurden

Die Stichprobe 2 enthält 87 Patienten, bei denen die behandelnden Ärzte die Indikation für ein weiteres Beratungsangebot gestellt haben. Zu Beginn der Studie wurde den Ärzten das Beratungskonzept vorgestellt und darauf hingewiesen, dass es darum ginge, möglichst viele Patienten mit dem Beratungsangebot zu erreichen. Die Ärzte erhielten eine Telefonnummer, unter der sie eine Beratung anmelden konnten.
Die Rekrutierung der Stichproben 1 und 2 erfolgte parallel. In dem Zeitraum, in dem bei Patienten der internistischen Klinik die Indikation für Beratung auf Screening-Untersuchungen basierte, wurde in der Chirurgie die Indikation durch die behandelnden Ärzte gestellt. Nach einem halben Jahr wurde das Procedere zwischen den Kliniken gewechselt.

4.3 ERHEBUNGSINSTRUMENTE

Den Untersuchungsschritten folgend, lassen sich drei Sätze von Erhebungsinstrumenten unterscheiden: (1) Die Instrumente der Screening-Untersuchung, (2) die Instrumente der vertiefenden Diagnostik bei positivem Screening-Ergebnis und (3) die Instrumente der Katamneseuntersuchung. Abbildung 4.3.1 gibt die Untersuchungsschritte schematisch wieder.

Abbildung 4.3.1

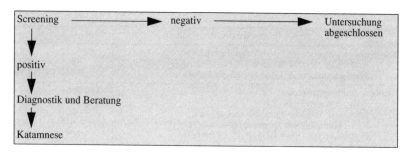

Da es sich insgesamt um 51 Seiten Fragebögen und Interviewdokumentationsbögen handelt wird, auf eine vollständige Anlage verzichtet. Im folgenden werden die Instrumente näher beschrieben, die für die Fragestellung der Studie von zentraler Bedeutung sind. Englischsprachige Instrumente wurden mit Unterstützung einer muttersprachlich amerikanischen, sozialwissenschaftlich ausgebildeten Medizinerin übersetzt. Durch jeweilige Rückübersetzungen wurde die Übersetzung nochmals geprüft und optimiert.

4.3.1 Instrumente der Screening-Untersuchung

Die Screening-Untersuchung umfasste eine mündliche Exploration und Fragebögen zum Konsum psychotroper Substanzen, drei Screening-Fragebögen zu Alkoholmissbrauch und -abhängigkeit und einen Fragebogen zur Erfassung von Angst und Depression. Die Fragebögen waren so gestaltet, dass sie von den Patienten selbständig ausgefüllt werden konnten.
Der Konsum psychotroper Substanzen wurde durch einen Fragebogen, unterteilt nach den Bereichen Alkohol, Nikotin, Koffein, Beruhigungs-, Schlaf- und Schmerzmittel sowie Drogen erfasst.
Häufigkeit und Menge des Konsums wurden in Anlehnung an die *Standards für die Durchführung von Katamnesen bei Abhängigen* der *Deutschen Gesellschaft für Suchtforschung und Suchttherapie* (1985) erhoben. Beim Alkohol wurde differenziert nach Bier, Wein und Sekt, Likör (unter 30% Alkohol) und Schnaps (über 30% Alkohol). Somit besteht die Möglichkeit, den Alkoholkonsum durch den *Quantity-Frequency (Q-F) Index* (Mulford & Miller, 1960, S 27; Bradley, Donovan & Larson, 1993; Uhl & Springer, 1996) zu berechnen.
Der Q-F Index ist das Produkt aus der gewöhnlichen Trinkmenge an einem typischen Tag, an dem der Befragte Alkohol trinkt, und der Anzahl der Tage mit Alkoholkonsum, bezogen auf einen definierten Zeitraum.

Auf der Basis der vorliegenden Literatur (Kap. 2.7.1) und vor dem Hintergrund der Voruntersuchung (s. Kap. 4.1) wurden die Fragebögen CAGE und MAST für die Screening-Untersuchung ausgewählt. Die Kombination beider Instrumente hatte zur Zielsetzung, ein möglichst sensitives Screening für Alkoholmissbrauch und -abhängigkeit zu realisieren. Mindestens zwei Punkte im CAGE oder fünf im MAST wurden als positives Screening-Resultat gewertet. Zusätzlich zu diesen beiden Screening-Instrumenten wurde der Sachverhalt einer verordneten Entzugsmedikation oder der Vermerk über eine bestehende Alkoholproblematik im Aufnahmebefund als positives Screening-Ergebnis gewertet.

Aus den Items 3, 6, 11, 12, 13, 14, 15 und 16 des MAST wurde eine weitere Skala gebildet, die *interpersonale und soziale Folgeprobleme* erfasst. Zunächst waren auch die Items 24 und 25 für diese Scala vorgesehen, hatten jedoch keine befriedigende Trennschärfe (Item-Gesamtwert-Korrelation < .30). Die verbleibenden Items zeigten mit einem Cronbach's Alpha von .76 eine befriedigende interne Konsistenz. Jede positive Antwort wurde mit einem Punkt gewertet. Folglich kann der Summenwert zwischen 0 und 8 variieren.

In dem Screening-Fragebogen war weiterhin die *History of Trauma* (Skinner et al., 1984) enthalten. Sie erfragt typische Verletzungen, die infolge Alkoholmissbrauchs gehäuft auftreten.

Zur Erfassung von *Angst* und *Depression* wurde die *Hospital Anxiety and Depression Scale* verwendet (Zigmond & Snaith, 1983). Zwischenzeitlich ist ihre autorisierte deutschsprachige Fassung erschienen (Herrmann, Buss & Snaith, 1995). Der Fragebogen wurde speziell für die Erfassung von Angst und Depression bei Patienten der somatischen Medizin entwickelt. Die Depressions- und die Angst-Skala des Fragebogens enthalten jeweils sieben Einzelfragen mit vier gestuften Antwortkategorien, die den Wert 0 bis 4 annehmen können. Für die Auswertung werden von Zigmond und Snaith drei Wertebereiche angegeben, und zwar jeweils 0-7 als unauffällig, 8-10 als grenzwertig und ≥ 11 als auffällig. Bei diesen Wertegrenzen zeigt sich die beste Übereinstimmung mit klinischen Fremdratings (Herrmann, Buss & Snaith, 1995; Zigmond & Snaith, 1983).

Mündlich erhobene und Beobachtungsdaten des Screening-Interviews wurden systematisch in drei Dokumentationsbögen kodiert. In den ersten drei Tagen nach der Aufnahme wurden bis zu drei gestellte Diagnosen der behandelnden Ärzte dokumentiert. Die diesen *Behandlungs-Diagnosen* zugrundeliegenden Erkrankungen wurden auf der Basis der vorliegenden Literatur in drei Kategorien unterteilt: (1) *typische Alkohol-Folgeerkrankungen,* (2) *wahrscheinliche Alkohol-Folgeerkrankungen* und (3) *andere Erkrankungen,* bei denen nach bestehendem Kenntnisstand Alkoholkonsum nicht als Ursache angesehen wird. Eine differenzierte Darstellung dieser Unterteilung findet sich bei Gerke, Hapke, Rumpf und John (1997). Die Kategorien I und II der in Kapitel 2.6.1 beschriebenen Unterteilung wurden zu einer Kategorie, den (1) *typischen Alkohol-Folgeerkrankungen,* zusammengefasst, weil eine Differenzierung zwischen akuten und chronischen Erkrankungen auf der Basis der ärztlichen Behandlungsdiagnosen häufig nicht möglich war. Zudem zeigte sich, dass beide Kategorien eine hohe Überschneidung aufwiesen.

Soziodemographische Merkmale sollten der Einschätzung der sozialen Integration dienen. Im mündlichen Interview wurden der Familienstand, die Wohn- und die Erwerbssituation erfasst. Die Erwerbstätigkeit wurde in Anlehnung an die *Basisdokumentation* der *Klinik für Psychiatrie der Medizinischen Universität zu Lübeck,* in elf Kategorien (1 - 11) unterteilt. Eine Taxonomie des *sozioökonomischen Status* wurde durch Zuordnung der elf Kategorien zu drei Gruppen (I - III) vorgenommen:

(I.) Erwerbstätigkeit mit geringem sozioökonomischem Status: (1) ungelernte Berufe; (2) angelernte Berufe; (7) kleinste Selbständige (ambulantes Gewerbe etc.).

(II.) Erwerbstätigkeit mit mittlerem sozioökonomischem Status: (3) Angestellte und Beamte im einfachen Dienst, Facharbeiter und Handwerker; (4) mittlere Angestellte und Beamte im mittleren Dienst; (8) kleine selbständige Gewerbetreibende; (9) selbständige Handwerker und Landwirte mit kleinen Betrieben; (10) selbständige Handwerker, Landwirte und Gewerbetreibende mit mittleren Betrieben.

(III.) Erwerbstätigkeit mit höherem sozioökonomischem Status: (5) höher qualifizierte Angestellte und Beamte im gehobenen Dienst; (6) leitende Angestellte und Beamte im höheren Dienst; (11) Akademiker, freie Berufe und größere Unternehmer.

Bei nicht bestehender Erwerbstätigkeit wurde die zuletzt ausgeübte Tätigkeit kodiert und bei nie ausgeübter Erwerbstätigkeit, die Tätigkeit des Lebenspartners. Falls beides nicht gegeben war, wurde die Erwerbstätigkeit der Eltern zugrundegelegt.

4.3.2 Diagnostik bei Patienten mit positivem Screening-Ergebnis

Bei Patienten mit positivem Screening-Ergebnis wurde eine weitergehende vertiefende Diagnostik und Beratung angeboten. Im Interviewablauf wurden Diagnostik und Beratung miteinander verknüpft.

Begonnen wurde zunächst mit der Einschätzung der Änderungsbereitschaft nach dem Modell von Prochaska und DiClemente (s. Kap. 2.5.4). Hierfür wurde das von Rollnick, Heather, Gold und Hall entwickelte *Readiness to Change Questionnaire* (RCQ) (1992) eingesetzt. Dieser Fragebogen enthält 12 Fragen, die mit einem fünfstufigen Rating zu beantworten sind (Anhang H). Jeweils vier Fragen werden zu einer Scala zusammengefasst. Die Skalen repräsentieren Aussagen, die zu den Stadien *precontemplation, contemplation* und action assoziiert sind (s. Kap. 5.1). Da der Fragebogen keine Items für das Stadium *maintenance* enthält, ist er für remittierte Patienten nicht geeignet.

Der RCQ wurde eigens für eine Anwendung in Settings der medizinischen Basisversorgung ausgerichtet und enthält modifizierte Items der *University of Rhode Island Change Assessment Scale* (URICA) in der Fassung für Menschen mit einer Alkoholproblematik (DiClemente & Hughes, 1990). URICA wurde ursprünglich entwickelt, um die Stadien der Änderungsbereitschaft bei verschiedenen psychotherapeutischen Prozessen abzubilden (McConnaughy, Prochaska & Velicer, 1983).

Zur Messung der *Schwere der Alkoholabhängigkeit* wurde eine aktualisierte Fassung der Lübecker Alkoholabhängigkeitsskala (LAS) (John et al., 1992) verwendet (Anhang I). Die LAS ist eine empirisch begründete Auswahl von Items des *Short Alcohol Dependence Data Questionnaire* (SADD) (Raistrick, Dunbar & Davidson, 1983), des *Severity of Alcohol Dependence Questionnaire* (SADQ) (Stockwell, Hodgson, Edwards, Taylor & Rankin, 1979) und der *Alcohol Dependence Scale* (ADS) (Skinner & Allen, 1982). Zusätzlich enthält die LAS weitere sechs Items zur Erfassung von craving (ein starkes subjektives Verlangen, Alkohol zu konsumieren).

Die LAS beinhaltet sechs Skalen:

(1) *Einengung des Trinkverhaltens* (Item 1 bis 4),

(2) *Toleranzsteigerung* (Item 19 bis 24),

(3) *körperliche Entzugssymptome* (Item 5 bis 7),

(4) *craving und psychische Entzugssymptome* (Item 11 bis 18),

(5) *Alkoholkonsum zur Vermeidung von Entzugssymptome*n (Item 8 bis 10) und

(6) *Wiederherstellung des Syndroms nach Abstinenz* (Item 29 - 33).

Die aktualisierte, bisher nicht veröffentlichte Fassung enthält zusätzlich vier Items zur Messung von *Toleranzumkehr* (Item 25 bis 28).

Durch die Verwendung der LAS wurde die *Schwere der Alkoholabhängigkeit* durch die Erfassung von Symptomen der Alkoholabhängigkeit operationalisiert und nicht durch Sekundärmerkmale von Alkoholabhängigkeit wie soziale, psychische und interpersonale Folgeprobleme (vgl. Kap. 2.1). Die bisherige Inanspruchnahme von Beratungen, Selbsthilfegruppen, Entzugs- und Entwöhnungsbehandlungen wurde ebenfalls im mündlichen Interview erfragt. Als Beratung wurden nur solche Kontakte gewertet, die mindestens eine Suchtanamnese und eine Planung zur Bewältigung der Alkoholproblematik enthielten. Dabei wurde differenziert zwischen Beratungen durch Hausärzte, Nervenärzte/Psychiater, Psychologen/Psychotherapeuten, Beratungsstellen und sonstiges. Mehrfachkodierungen eines Beratungskontakts wurden nicht vorgenommen. Kodiert wurde jeweils die Kategorie, die dem Setting der Beratung näher kam. Wenn z. B. ein Hausarzt mit dem Zusatztitel *Psychotherapie* den Patienten im Zuge einer Untersuchung des Kreislaufsystems bezüglich der Alkoholproblematik beraten hatte, wurde nur die Kategorie Hausarzt kodiert. Fand die Beratung jedoch im Kontext einer ambulanten psychotherapeutischen Behandlung eines Allgemeinmediziners mit Zusatztitel statt, wurde die Kategorie Psychotherapeut kodiert. Für jede Kategorie wurde die Anzahl der Beratungen und der Zeitpunkt des ersten und des letzten Termins kodiert.

Beim Besuch von Selbsthilfegruppen wurde zwischen den Kategorien *regelmäßig*, *unregelmäßig*, *regelmäßig/kurz* und *sporadisch/gelegentlich* unterschieden. *Regelmäßig* bedeutete ein Zeitraum von mindestens sechs Monaten bei Wahrnehmung von mindestens 50% der Termine; *unregelmäßig* war eine mindestens sechsmonatige Teilnahme an mindestens 25% der Termine; *regelmäßig/kurz* war ein kürzerer Zeitraum als sechs Monate und die Wahrnehmung von mindestens 50% der Termine; eine seltenere Inanspruchnahme wurde als *sporadisch/gelegentlich* kodiert. Die letztgenannte Kategorie wird bei der Datenauswertung nicht als Inanspruchnahme von Selbsthilfegruppen gewertet.

Für jede Kategorie wurde der Zeitpunkt des Beginns und der Beendigung der Inanspruchnahme kodiert. Mehrfachnennungen waren möglich. So konnte z. B. ein regelmäßiger Besuch von September 1989 bis August 1991 und ein anschließender sporadischer Besuch von September 1991 bis Oktober 1992 kodiert werden. Bei mehreren Zeiträumen einer Kategorie wurden die Anzahl der Inanspruchnahmezeiträume sowie Beginn und Ende des letzten Zeitraums kodiert.

Bei der Dokumentation von Entgiftungen wurden das Krankenhaus (Fachklinik Neustadt, Medizinische Universität zu Lübeck, Krankenhaus Süd und sonstige), die Klinik (Psychiatrie, Innere, Chirurgie und sonstige), die Anzahl der Entgiftungen für die letzten drei Jahreszeiträume, die Anzahl der Entgiftungen insgesamt und der Zeitpunkt der ersten Entgiftung erfasst. Darüber hinaus wurden ambulante und Selbstentzüge dokumentiert. Bei der Datenauswertung wurden nur solche Entgiftungen gewertet, bei denen die Patienten die stationäre Einrichtung nicht vorzeitig verlassen hatten und entzugssymptomfrei entlassen wurden.

Als Entwöhnungsbehandlungen wurden stationäre Entwöhnungsbehandlungen von mindestens vier Wochen Dauer gewertet. Sonstige stationäre

Behandlungen, die nicht auf die Suchtproblematik ausgerichtet waren, wurden nicht als Entwöhnungsbehandlung gewertet.

Für die Erstellung von alkoholbezogenen Diagnosen gemäß ICD-10 und DSM-III-R wurde die Sektion 11 der *Schedules for Clinical Assessment in Neuropsychiatry* (SCAN) (WHO, 1992) in einer adaptierten Übersetzung des *Zentralinstituts für Seelische Gesundheit* (ZI) benutzt. Zwischenzeitlich wurde die deutschsprachige, vom ZI erneut überarbeitete Fassung veröffentlicht (WHO, 1995). Die Sektion 11 erfasst die Konsumgewohnheiten, wie Häufigkeit, Menge und Art des Konsums, sowie die diagnostischen Kriterien für *Alkoholabhängigkeit, Alkoholmissbrauch (*DSM-III-R) bzw. *schädlichen Gebrauch* (ICD-10).

Der SCAN beinhaltet insgesamt 34 Fragen mit bis zu 13 kodierbaren Antwortkategorien. Jedes Merkmal wird für die gesamte Lebenszeit und die letzten 12 Monate getrennt erfasst. Die Anwendung des SCAN setzt klinisches Expertenwissen und ein mindestens einwöchiges Training voraus (s. Kap. 4.1).

Die Operationalisierung des Merkmals *Trinkmenge* im SCAN ist differenzierter und erlaubt eine genauere Bestimmung des Q-F Index als der Screening-Fragebogen. Die Umrechnung in Gramm reinen Alkohols erfolgte auf der Basis einer detaillierten Umrechnungstabelle von Gerchow und Heberle (1980, S. 30-31). Zusätzlich zum regelmäßigen Alkoholkonsum werden mit dem SCAN auch Trinkmengenmaxima und deren Frequenz erfasst. Auf dieser Datenbasis lässt sich die Überschreitung von *Limits* für *gesundheitlich riskanten* oder *schädlichen Alkoholkonsum* bestimmen.

Trinkmengen-Limits markieren die Grenzwerte für ein erhöhtes Risiko gesundheitlicher Schädigung durch Alkoholkonsum. Der Begriff schädlich ist in diesem Zusammenhang mit der diagnostischen Kategorie *schädlicher Gebrauch* gemäß ICD-10 (s. Kap. 2.1.3) konfundiert, die eine bereits eingetretene Schädigung voraussetzt. Aus diesem Grunde wird im Rahmen dieser Arbeit dem Begriff *riskanter Alkoholkonsum* der Vorzug gegeben. Auf der Basis einschlägiger Literatur (Bradley, Donovan & Larson, 1993; Saunders, Aasland, Amundson & Grand, 1993) wurden zwei Kategorien von gesundheitlich riskantem Alkoholkonsum bestimmt:

(1) *Riskante Trinkmenge*, wenn der durchschnittliche tägliche Alkoholkonsum mindestens 20 Gramm Reinalkohol bei Frauen und 30 bei Männern beträgt.

(2) *Riskante Trinkexzesse,* wenn eine Menge von mindestens 80 Gramm Reinalkohol bei Frauen und 120 bei Männern mindestens einmal pro Woche konsumiert wird.

4.3.3 Instrumente der Katamneseuntersuchung

Ein Jahr nach Entlassung der Patienten aus dem Krankenhaus Süd wurde eine Katamnese durchgeführt. Hierbei wurde erneut der SCAN angewendet und die Fragebögen der Diagnostik von der Ersterhebung wurden zur Beantwortung vorgelegt (s. Kap. 4.3.2). Der mündliche Teil des Interviews wurde auf ergänzenden Dokumentationsbögen dokumentiert.
Zusätzlich wurde der Substanzkonsum für jeden einzelnen Monat des Katamnesezeitraums erfragt. Erhoben wurden Alkohol, Nikotin und bis zu drei Arten von psychotropen Medikamenten. Um die Exploration zu erleichtern, wurden dabei die Kalendermonate zugrundegelegt. Bei diesem Vorgehen wurden insgesamt 13 Kalendermonate erfasst, wobei der Entlassungsmonat und der Monat, in dem die Katamnese durchgeführt wurde, jeweils keine vollständigen Monate repräsentierten. Dokumentiert wurde der Konsum in vier Zeilen mit 13 Monatspalten.
Zum besseren Verständnis sei dieses Vorgehen an einem Beispiel der Exploration der Konsumhäufigkeit von Alkohol erläutert (s. Abb. 4.3.3).

Abbildung 4.3.3
Erhebungstabelle für Alkoholkonsum

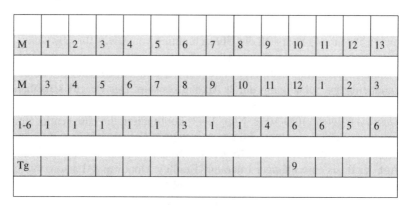

Die erste Zeile beginnt mit einer 1 für den Entlassungsmonat und endet mit einer 13, dem letzten Monat des Katamnesezeitraums. In der zweiten Spalte wird der Kalendermonat eingetragen, in dem der Patient aus dem Krankenhaus entlassen wurde in diesem Beispiel der März. Somit wurde in der ersten Spalte der zweiten Zeile eine 3 eingetragen. Es folgte dann die Eintragung der Folgemonate bis zum Katamnesetermin, der erneut im März liegt. Der Konsum wurde in den Kategorien *(1) nie, (2) einmal im Monat oder*

seltener, (3) 2 -3 mal im Monat, (4) 2 -3 mal in der Woche, (5) 4 mal in der Woche oder öfter und *(6) täglich* kodiert.

Im Katamneseinterview hatte der Patient angegeben, dass er nach seiner Entlassung bis zu seinem Geburtstag am 13. August abstinent geblieben sei und an diesem Tag sowie den beiden folgenden Tagen Alkohol getrunken hätte. Hierfür wurde in der ersten bis fünften Spalte eine 1 für die Kategorie nie eingetragen und in der sechsten Spalte für den August eine 3 für die Kategorie *2 - 3 mal im Monat.* Nach erneuter Abstinenz versuchte der Betroffene ab Mitte November, mit einem auf die Abende am Wochenende beschränkten Alkoholkonsum kontrolliert zu trinken. Dieses wird in Spalte 9 durch eine 4 dokumentiert. Ab 23. Dezember begann dann ein täglicher Konsum, der lediglich im Februar durch gelegentliche Abstinenz-Tage unterbrochen wurde. Für Dezember, Januar und März wurde daher eine 6 kodiert und für den Februar eine 5.

Für den Dezember wurde eine 6 kodiert, weil bei Veränderungen innerhalb eines Monats das Trinkverhalten in der Konsumphase dokumentiert werden sollte. Dies entspricht den empirisch begründeten Konventionen von diagnostischen Instrumenten wie dem SCAN (s. Kap. 4.3.2) oder dem *Composite International Diagnostic Interview* (CIDI, WHO, 1990). In der vierten Zeile wurde zusätzlich die Anzahl der Tage eines Monats vermerkt, in denen diese Konsumhäufigkeit auftrat.

Die Erfassung von Trinkmenge, Nikotin- und Medikamentenkonsum wurde in der gleichen Weise wie in dem Beispiel beschrieben vorgenommen.

4.4 Untersuchungsdurchführung

Die Untersuchung wurde von zwei Ärzten und zwei Diplom-Psychologen der Klinik für Psychiatrie der Medizinischen Universität zu Lübeck (MUL) durchgeführt. Einer der Ärzte verfügte über eine langjährige Erfahrung als psychiatrischer Konsiliararzt. Der zweite Arzt hatte in der Klinik für Psychiatrie sein *Praktisches Jahr* absolviert. Einer der Diplompsychologen (der Autor) hatte in seinem Erstberuf als Diplom-Sozialpädagoge/Sozialarbeiter umfangreiche Vorerfahrungen bei der Behandlung alkoholabhängiger Menschen durch zwei Jahre Psychiatrieerfahrung und einer siebenjährigen Tätigkeit als therapeutischer Mitarbeiter einer Entwöhnungseinrichtung für Alkoholabhängige und psychotherapeutischer Weiterbildung in Gestalt- und Verhaltenstherapie. Der zweite Diplom-Pychologe verfügte über eine fünfjährige klinische Erfahrung mit Multiple-Sklerose-Patienten der *Klinik für Neurologie der Medizinischen Universität zu Lübeck.*

Darüber hinaus gab es drei kurzzeitige Projekthospitationen von zwei Psychologen und einem Arzt. Die Hospitanten haben unter Anleitung der beiden Psychologen einzelne Untersuchungen durchgeführt.
Der Autor hat den Pretest in der Zeit von Juli bis Dezember 1992 gemeinsam mit dem konsiliarerfahrenen Arzt durchgeführt und das Konzept für die Beratung erstellt. Er hat dabei die psychologischen und der Arzt die medizinischen Anteile des Projekts bearbeitet.
Der zweite ärztliche Mitarbeiter wurde im Dezember 1992 eingearbeitet und hat sich von Januar bis März 1993 an der Studiendurchführung beteiligt. Im Juli 1993 ist auch der konsiliarerfahrene ärztliche Mitarbeiter aus dem Projekt ausgeschieden. Im April 1993 wurde der zweite Psychologe in das Projekt eingearbeitet und führte die Studie gemeinsam mit dem Autor bis zum Abschluss durch.
Insgesamt wurden 84.5% der Screening-Untersuchungen und 84.7% der Beratungen von den beiden Psychologen durchgeführt. Beim Untersuchungsablauf Screening, diagnostisches Interview und Beratung wurde auf personelle Konstanz geachtet. Von diesem Vorgehen wurde nur in seltenen Ausnahmen abgewichen, und zwar wenn z. B. ein Mitarbeiter das Screening am letzten Tag vor seinem Urlaub durchgeführt hatte und keine Zeit mehr für die Diagnostik und Beratung blieb. Die personale Konstanz im Kontakt mit dem einzelnen Patienten wurde als wichtig angesehen, weil eine Vertrauensbildung im Erstkontakt für den weiteren Prozess der Diagnostik und Beratung besser nutzbar erschien (s. Kap. 2.7.2, vgl. auch Elvy, Wells & Braid, 1988).

4.4.1 Interviewablauf

Die Mitarbeiter des Projekts haben während des Zeitraums der Ersterhebung das *Krankenhaus Süd* an jedem Werktag aufgesucht. Für die Rekrutierung der Patienten der Stichprobe 1 wurden den Aufnahmebüchern der Stationen die Namen und Zimmernummern der Patienten, die die Einschlusskriterien für die Studie erfüllten (s. Kap. 4.2), entnommen. Bei diesen Patienten wurde in der Regel innerhalb der ersten 24 Stunden das Screening-Interview durchgeführt.
Die Projektmitarbeiter haben sich kurz vorgestellt und die Patienten wurden zunächst darüber informiert, dass eine Studie zum Konsum von Nikotin, Medikamenten und Alkohol bei Krankenhauspatienten durchgeführt und jeder Patient mit einem Fragebogen zum Substanzkonsum befragt würde. Auf Nachfrage der Patienten über Sinn und Zweck der Studie wurde darauf hingewiesen, dass der Konsum von Nikotin, Medikamenten und Alkohol zu gesundheitlichen Störungen führen könne und ein Krankenhaus-

aufenthalt nach Meinung der Projektmitarbeiter ein geeigneter Zeitpunkt sei, sich mit dieser Problematik auseinanderzusetzen.

Die Patienten wurden darauf hingewiesen, dass der Fragebogen überwiegend das Thema Alkohol behandle, weil der Konsum von Alkohol in dieser Hinsicht von besonderer Wichtigkeit sei. Weiterhin wurde den Patienten gesagt, dass sie nach dem Ausfüllen des Fragebogens eine Rückmeldung und gegebenenfalls eine Beratung angeboten bekämen. Da es erfahrungsgemäß für einige Menschen peinlich oder unangenehm sei, über ein solches Thema zu sprechen, würde die Rückmeldung und die etwaige Beratung unter vier Augen stattfinden. Stimmte der Patient einer Teilnahme an der Untersuchung zu, wurde eine Vereinbarung darüber getroffen, bis wann der Fragebogen auszufüllen sei. Die Patienten wurden dann gebeten, noch die Fragen des mündlichen Interviewteils zu beantworten.

Bei einem positiven Screening-Ergebnis wurden die Patienten gefragt, ob sie bereit seien, weitergehende Informationen zu geben und eine Beratung in Anspruch nehmen möchten und ob es ihnen recht sei, den jeweils behandelnden Krankenhausarzt mit einzubeziehen, mit dem Ziel, die ärztliche Behandlung und die Beratung aufeinander abzustimmen. Nach Abschluss von Diagnostik und Beratung baten die Projektmitarbeiter um Auskunft, ob die Patienten nach einem Jahr zu einer Nachuntersuchung bereit seien. Aus datenschutzrechtlichen Gründen wurde ihnen eine schriftliche Einverständniserklärung zur Unterzeichnung vorgelegt (s. Anhang J).

Bei der Stichprobe 2 wurde in einigen Punkten von diesem beschriebenen Vorgehen abgewichen (s. Kap. 4.2.2). Wenn die behandelnden Ärzte bei einem Patienten eine Alkoholproblematik feststellten oder vermuteten, bestand die Vereinbarung den Liaisondienst in die Behandlung einzuschalten. Den Ärzten wurde zwar kein standardisiertes Procedere vorgegeben, sie wurden jedoch mehrfach darauf hingewiesen, dass es darauf ankäme, möglichst viele Patienten, unabhängig von ihrer Motivation und der Schwere ihrer Alkoholproblematik, zu erreichen. Der Liaisondienst sollte von den Ärzten möglichst bald telefonisch in Kenntnis gesetzt werden. Die auf diese Weise zugewiesenen Patienten wurden dann von einem Projektmitarbeiter aufgesucht und über die Ziele des Projektes aufgeklärt. Anschließend erfolgten das Screening-Interview, die Diagnostik und Beratung.

4.5 BERATUNGSKONZEPT

Das Beratungskonzept basiert auf den Grundprinzipien und Methoden des *Motivational Interviewing* (MI). Wesentliche Grundgedanken dieses Konzepts wurden von Miller bereits 1983 veröffentlicht. Eine umfassende Darstellung des MI findet sich in dem gleichnamigen Buch (Miller & Rollnick, 1991; vgl. Kap. 2.7.2). Im Rahmen des Pretests (s. Kap. 4.1) wurde eine Anpassung des Beratungskonzepts an die Spezifika des Settings im Allgemeinkrankenhaus vorgenommen (Hapke, et al., 1996).

4.5.1 Motivational Interviewing

MI wurde im Kontext der Behandlung von substanzabhängigen Menschen entwickelt (Miller, 1983, 1989; Miller & Rollnick, 1991). Ziel des MI ist die Förderung der Motivation, an seinem Substanzkonsum und den resultierenden Problemen etwas zu ändern. Es baut auf Grundsätzen der humanistischen Therapieschulen auf, ist jedoch direktiver und integriert weitere Konzepte und Methoden aus anderer Therapieschulen.

Beratungs- und Behandlungsstrategien sind spezifisch auf die verschiedenen Motivationslagen abgestimmt. Wichtig für ein Setting mit einer motivational niedrigen Zugangsschwelle zur Beratungssituation ist der Fokus, den Miller und Rollnick dem Konzept geben: „It is particulary useful with people who are reluctant to change and ambivalent about moving along the path to change." (S. 52)

Sie schlagen fünf *Grundprinzipien*, fünf *allgemeine Techniken der Gesprächsführung, strukturierende Vorgehensweisen* und *Strategien im Umgang mit Widerstand* vor, die sich wie folgt zusammenfassend beschreiben lassen.

Die *Grundprinzipien* des MI sind:

(1) Eine emphatische Grundhaltung des Beraters, die es dem Klienten erleichtert, seine Zurückhaltung aufzugeben und sich zu öffnen.

(2) Die Förderung der Wahrnehmung von Diskrepanzen zwischen Zielen und Wünschen des Klienten und seinem Substanzkonsum.

(3) Die Vermeidung von konfrontativen, moralisierenden und stigmatisierenden Argumentationen.

(4) Abwehr wird als ein Signal für eine Störung der Interaktion zwischen Klient und Berater gewertet, die es zu bearbeiten gilt.

(5) Die Erfahrung von Selbstwirksamkeit wird als ein wichtiges Element von erfolgreicher intentionaler Verhaltensänderung angesehen und soll daher im Rahmen der Intervention akzentuiert werden.

Die *fünf allgemeinen Techniken der Gesprächsführung* sind:

(1) *Offene Fragen:* Sie sollen den Klienten ermutigen, von sich zu berichten. Der Berater sollte Fragen vermeiden, die lediglich ein *Ja* oder *Nein* zur

Antwort erfordern, auch sollten sie keine wertenden Implikationen bezüglich möglicher Antworten enthalten.

(2) *Reflektierendes Zuhören:* Beinhaltet ein einfühlendes nichtwertendes Verstehen. Der Begriff basiert auf Arbeiten von Rogers (1957). Durch das Reflektieren von Inhalten und Themen erhält der Berater Zugang zu der Lebenswelt und den zentralen Konzepten des Klienten. Dem Klienten wird dabei Raum gegeben, ein differenziertes Bewusstsein über seine jetzige Lebenssituation zu entwickeln. Kontrainduziert sind: direktive Anweisungen, Warnungen oder Drohungen, Ratschläge, Lösungsvorschläge, Überredungen mit verschiedenen Argumentationen, Moralisierungen, Schuldzuweisungen oder andere Vorgehensweisen, die dem Klienten eine passive Rolle bei der Bearbeitung und Interpretation seiner jetzigen Lebenssituation zuweisen.

(3) *Bestätigen und Unterstützen:* Hierunter sind positive Rückmeldungen zu verstehen, die dem Patienten signalisieren, dass er verstanden und angenommen wird. In der Regel geschieht dies durch kurze Bemerkungen. Hat der Klient z. B. gerade berichtet, dass es ihm schwergefallen sei ins Krankenhaus zu gehen, weil er sich wegen seiner Alkoholproblematik schäme, könnte der Berater zum Beispiel bestätigen: „Das war ein schwerer Schritt für Sie, aber Sie haben es geschafft."

(4) *Zusammenfassen:* Zwischen zwei Gesprächsblöcken oder zum Ende der Beratung wird das Gesagte vom Berater nochmals zusammengefasst. Gesprächsteile werden zusammengeführt und in eine Struktur gebracht. Dem Klienten wird verdeutlicht, welches Stück Weges in dem Gesprächsabschnitt zurückgelegt wurde. Das *Für* und das *Wider* z. B. des Alkoholkonsums aus der Sicht des Klienten und seine Ambivalenz kann auf diese Weise verdeutlicht werden.

(5) *Äußerungen zur Eigenmotivation herausarbeiten:* Motive für Änderungsbereitschaft werden von den Klienten auf kognitiver, affektiver oder intentionaler Ebene geäußert. So ist die Äußerung eines Klienten „Ich habe durch meine Bauchspeicheldrüsenentzündung das erste Mal direkt zu spüren bekommen, dass mir Alkohol auch schaden kann." die Anerkennung eines Problems auf kognitiver Ebene. Auf affektiver Ebene spielt häufig der Ausdruck von Sorge eine große Rolle bei der Herausarbeitung von Änderungsbereitschaft. Sorge wird von vielen Menschen nicht gleich verbalisiert, sondern ist nur in Gestik oder Mimik zu erkennen. Auch intentionale Prozesse werden nicht immer offen geäußert, sondern in vielen Fällen auch indirekt durch z. B. die Frage „Was tun denn Ihre anderen Patienten, wenn sie mit dem Trinken aufhören wollen?"

Strukturierende Vorgehensweisen des MI haben das Ziel, einen systematischen Zugang zu den Problemlagen des Klienten herbeizuführen. Beispiele dafür sind: die Schilderung eines typischen Tages aus der letzten Zeit, die Herausarbeitung der positiven und negativen Aspekte des Alkoholkonsums aus der Sicht des Klienten, eine Bearbeitung von Vergangenheit, Gegenwart und Zukunft, die Exploration von Sorge und Beunruhigung, das Angebot von Informationen und die Unterstützung bei Entscheidungsfindungen durch das Aufzeigen von Optionen.

Miller und Rollnick gehen davon aus, dass *Widerstand* in der Interaktion zwischen Klient und Berater entsteht. In Anlehnung an das Modell von Prochaska und DiClemente (s. Kap. 2.5.4) ist *Widerstand* ein Zeichen dafür, dass die Intervention nicht zum *Stadium der Änderungsbereitschaft* passt, in dem sich der Patient befindet.

Widerstand artikuliert sich laut Miller und Rollnick insbesondere durch

(1) Einwände des Klienten, wie z. B. Zweifel an den Aussagen des Beraters, Misstrauen oder offene Feindseligkeit.

(2) Unterbrechungen des Dialogs durch Weiterreden ohne angemessene Gesprächspausen oder ein Nicht-Ausreden-Lassen.

(3) Verleugnung oder Verweigerung, indem die Problematik bagatellisiert wird, Angebote die ohne konstruktiven Gegenvorschlag abgelehnt werden, eine Eigenverantwortlichkeit negiert wird oder die Äußerungen durchgängig pessimistisch oder negativistisch sind.

(4) Ignorieren des Gesprächsinhalts, indem unvermittelt das Thema gewechselt oder durch Unaufmerksamkeit eine Fortsetzung des Gesprächs erschwert wird.

Eine konfrontative Gesprächsführung, die das Ziel hat, den *Widerstand* zu brechen, wird in den geschilderten Situationen als wenig erfolgreich angesehen. In der Regel kommt es dann sogar zu einer Erhöhung der Abwehr seitens des Klienten *(confrontation-denial trap*, Miller & Rollnick, 1991, S. 102). Miller und Rollnick schlagen deshalb spezifische *Strategien im Umgang mit Widerstand* vor, die es erleichtern sollen, den Dialog konstruktiver zu gestalten.

Diese Strategien werden zu acht Kategorien zusammengefasst:

(1) einfache Widerspiegelung,

(2) überzogene Widerspiegelung,

(3) Widerspiegelung von Ambivalenz,

(4) Verschiebung des Fokus,

(5) Zustimmung mit einer Wendung,

(6) Betonung der persönlichen Wahlfreiheit und Kontrolle,

(7) Informationen in einen anderen Kontext setzen und
(8) (in Ausnahmefällen) *paradoxe Interventionen.*
Miller und Rollnick (1991) geben zahlreiche Beispiele aus Beratungssitzungen, mit denen sie diese Techniken der Gesprächsführung illustrieren.

4.5.2 Modifikation des Motivational Interviewing für die Beratung von Patienten mit einer Alkoholproblematik im Allgemeinkrankenhaus

Das Konzept des MI wurde für die Studie im Krankenhaus Süd an die Spezifika des Settings des Allgemeinkrankenhauses adaptiert. Von besonderer Bedeutung waren der begrenzte Zeitrahmen für die Beratung, die in der Regel vorhandene Erkrankung und Verletzung des Patienten und die Heterogenität der Motivationslagen der Patienten.

Das im Pretest entwickelte Beratungskonzept war auf die Änderungsbereitschaft des jeweiligen Patienten abgestimmt (Hapke et al., 1996). In Anlehnung an das Modell von Prochaska und DiClemente wurde zwischen vier Stadien der Änderungsbereitschaft *(Vor-Absichtsbildung, Absichtsbildung, Umsetzung und Aufrechterhaltung)* differenziert. Grundlage für die Einschätzung der Motivationslage war der RCQ (*Quick-Method* s. Kap. 5.1). Die stadienspezifischen Elemente der Beratung bilden neben den Techniken des MI die Basis der Beratung.

Durch die diagnostischen Instrumente der Studie war eine zusätzliche Strukturierung vorgegeben, die nicht aus den Grundsätzen des Beratungskonzepts hergeleitet war, sondern aus den wissenschaftlichen Fragestellungen der Untersuchung resultierte.

4.5.2.1 Beratung in der Phase der Vor-Absichtsbildung

Die Beratung in der Phase der Vor-Absichtsbildung beinhaltet die vier Bestandteile *Informationen anbieten, Probleme bestimmen, Diskrepanzen entwickeln* und *Anbindung ermöglichen.*

(1) *Informationen anbieten:* Die erste Information bestand aus einer kurzen Beschreibung der eigenen Arbeit im Krankenhaus, die sich mit der Häufigkeit von alkoholbezogenen Gesundheitsstörungen bei Patienten im Allgemeinkrankenhaus begründet. Die Informationen werden zunächst bewusst neutral gehalten und nicht sofort auf den jeweiligen Patienten bezogen. So haben die Patienten die Möglichkeit, von sich aus auf die eigene Person zu kommen. Sehr häufig sind folgende Fragen der Patienten: „Wie kommen Sie ausgerechnet auf mich ?" oder „Glauben Sie denn, dass meine Bauchspeicheldrüsenentzündung vom Trinken kommt ?"

(2) *Probleme bestimmen:* Eine Bezugnahme zur Person des jeweiligen Patienten ergibt sich durch seine Fragen, bestehende Gesundheitsstörungen, die mit dem Alkoholkonsum assoziiert sind, oder einzelnen Antworten aus den Screening-Fragebögen. Wenn dem Patienten eine direkte Thematisierung des Trinkverhaltens und der Folgeprobleme unangenehm ist, wird zunächst versucht, diese Gefühle selbst zum Gegenstand des Gesprächs zu machen. Zeigt sich dabei ein deutlicher Widerstand, wird das respektiert und das Thema gewechselt. Vielen Patienten fällt es leichter, zunächst über ihren Stress, die Probleme am Arbeitsplatz oder ähnliches zu sprechen. Der Respekt des Beraters gegenüber den Verletzlichkeiten des Patienten, die sich häufig zunächst in Widerstand und Abwehr äußern, sind ein entscheidendes Grundprinzip.

(3) *Diskrepanzen entwickeln:* Ergänzend zur Bestimmung der Problemlage wird darauf geachtet, Gesundheitswünsche, Ziele und Wünsche bezüglich der individuellen Befindlichkeit und Lebensführung zu explorieren. Hierbei werden Diskrepanzen zwischen dem Alkoholkonsum, subjektiv positiven Effekten (z. B. Entspannung) des Alkoholkonsums und den negativen Konsequenzen gegenübergestellt. Die Beurteilung der Schwere oder Bedeutsamkeit dieser Konsequenzen wird dem Patienten überlassen und vor dem Hintergrund seiner subjektiven Wünsche und Ziele reflektiert. Nur auf Wunsch des Patienten wird eine Einschätzung des Beraters gegeben oder werden die objektiven medizinischen Befunde erläutert.

(4) *Anbindung ermöglichen:* Den Patienten wird das Modell von Prochaska und DiClemente kurz erklärt. Die *take home message* ist, dass viele Patienten, die gegenwärtig keine Änderungsabsicht haben, später evtl. einmal Hilfe brauchen, weil sie aufgrund sozialer, zwischenmenschlicher oder gesundheitlicher Probleme in Bedrängnis geraten. Aus diesem Grund wird den Patienten ein kleines grünes Kärtchen mit der Telefonnummer und Anschrift der Fachambulanz für Abhängigkeitserkrankungen gegeben. In gleicher Weise wird bei Patienten verfahren, die zwar abstinenzmotiviert sind, jedoch keine Unterstützung durch Einrichtungen der Suchtkrankenversorgung in Anspruch nehmen wollen.

4.5.2.2 Beratung in der Phase der Absichtsbildung

Beratung in der Phase der Absichtsbildung beinhaltet die vier Bestandteile *Diskrepanzen fördern, Informationen über Hilfen geben, Ziele definieren* und *Anbindung ermöglichen.*

(1) *Diskrepanzen fördern:* In der Phase der Absichtsbildung wird zunächst exploriert, welche Diskrepanzen der Patient bei sich selbst beobachtet hat. Auf der Grundlage einer positiven Rückmeldung über diesen Prozess der

Auseinandersetzung wird versucht, die einzelnen Diskrepanzen möglichst klar herauszuarbeiten.

(2) *Informationen über Hilfen geben:* Den Patienten werden Informationen über das suchtspezifische Hilfesystem angeboten. Darüber hinaus werden sie über weitere Hilfen informiert (z. B. Erziehungsberatung, Eheberatung, Schuldenberatung, Psychotherapie), wenn eine entsprechende Indikation besteht.

(3) *Ziele definieren:* Die Patienten werden darin unterstützt, konkrete Ziele auf der Grundlage der präzisierten *Diskrepanzen* herzuleiten. Es wird aber kein Wert darauf gelegt, alle Problembereiche möglichst umfassend abzudecken. In der Regel werden nur einige wenige Ziele herausgearbeitet, deren Realisierung nach Einschätzung des Patienten und des Beraters realistisch erscheinen.

(4) *Anbindung ermöglichen:* Die Anbindung des Patienten erfolgt mit der Zielsetzung, die Auseinandersetzung mit der Alkoholproblematik zu fördern. Dem Patienten wird aufgezeigt, dass er bei regelmäßiger Kontrolle seiner Laborwerte durch den Hausarzt mehr über die gesundheitlichen Folgen des Alkoholkonsums erfahren kann. Damit soll das Bewusstsein über alkoholbedingte gesundheitliche Beeinträchtigungen erhöht werden. Dem Patienten werden weitergehende Beratungskontakte angeboten, die kein Abstinenzgebot implizierten. Hierdurch soll die Hemmschwelle für die Inanspruchnahme von Hilfen gesenkt werden.

4.5.2.3 Beratung in der Phase der Umsetzung

Die Beratung in der Phase der Umsetzung beinhaltet die Elemente *Ziele konkretisieren* und *Anbindung ermöglichen.*

(1) *Ziele konkretisieren:* In der Phase der Umsetzung hat der Patient bereits Zielvorstellungen zur Änderung des bisherigen Verhaltens entwickelt. Diese Ziele können sehr klar und konkret sein, z. B.: „Ich möchte eine Entwöhnungsbehandlung beginnen." oder sehr diffus: „Ich muss mein Leben vollständig ändern". Die Beratung hat primär das Ziel, die konkrete Umsetzung in Form einer Handlungsplanung zu unterstützen. Die Umsetzung von Zielsetzungen, die sich auf das Trinkverhalten beziehen, werden an konkreten Beispielen aus der Lebenswelt des Patienten bearbeitet, z. B. der Umgang mit der Alkoholproblematik am Arbeitsplatz oder Vereinbarungen mit dem Ehepartner.

(2) *Anbindung ermöglichen:* Den Patienten werden regelmäßige Besuche des Hausarztes empfohlen, wobei ein Rückgang pathologischer Laborwerte als positiver Verstärker fungieren soll. Beinhaltet die Umsetzung der Ziele eine Inanspruchnahme von weitergehenden Hilfen, so werden die Patienten

dabei unterstützt, noch möglichst während des Krankenhausaufenthalts mit den entsprechenden Einrichtungen Kontakt aufzunehmen.

4.5.2.4 Beratung in der Phase der Aufrechterhaltung

Patienten, die ihren Alkoholkonsum bereits vor dem Krankenhausaufenthalt beendet haben, wurden in das Konzept mit einbezogen. Die Beratung umfasst die Elemente *positive Rückmeldung geben, Beratungsbedarf prüfen* und *Inanspruchnahme thematisieren.*

(1) *Positive Rückmeldung geben:* Viele abstinente Alkoholabhängige erhalten selten positive Rückmeldungen über das Erreichte. Bei der Besprechung des Screenings ist es gut möglich, den Patienten eine positive Rückmeldung über die bewältigte Problematik zu geben. Wenn Befunde aus früheren Aufenthalten vorliegen, wird ihm der Rückgang pathologischer Laborwerte mitgeteilt.

(2) *Beratungsbedarf prüfen:* In den ersten Jahren der Abstinenz findet eine Adaptierung an die geänderte Lebensführung statt. Häufig werden Probleme, die in der nassen Trinkzeit nicht realisiert wurden, erst nach Beendigung des Alkoholkonsums deutlicher wahrgenommen. In der Beratung wird aus diesem Grunde die aktuelle Zufriedenheit mit der geänderten Lebenssituation und die Reaktion des sozialen Umfelds auf die Abstinenzentscheidung exploriert. Wenn sich bei diesem Gesprächsabschnitt ein Bedarf für weitergehende problembezogene Beratung ergibt, werden konkrete Hilfeangebote unterbreitet. Die Erörterung von Möglichkeiten der Krisenbewältigung und Rückfallprophylaxe bildet einen weiteren Schwerpunkt.

(3) *Inanspruchnahme thematisieren:* Die Beratung beinhaltet die Thematisierung der bisherigen Inanspruchnahme von Hilfen. Dabei werden positive und negative Erfahrungen aufgearbeitet und Informationen über weitere Hilfen angeboten.

4.6 DATENEINGABE UND AUSWERTUNG

Für die im *Krankenhaus Süd* erhobenen Daten wurden Eingabemasken in SPSS/PC+ programmiert, bei den Katamnesedaten erfolgte die Eingabe im Editor von SPSS *für Windows.* Eingabefehler wurden durch die Festsetzung zulässiger Werte möglichst gering gehalten. Durch Prüfroutinen wurden weitere Eingabefehler aufgespürt. Darüber hinaus erfolgte bei 20% der eingegebenen Fälle eine Doppelkodierung durch einen zweiten Kodierer. Bei mehr als 1% Eingabefehlern wurde der Datensatz komplett doppelt kodiert.

Die Datenauswertung erfolgte mittels der statistischen Auswertungsprogramme SYSTAT 5.2 für Macintosh (Systat, 1992); SPSS 7.5.2 für Windows (SPSS, 1997) und SAS 6.12 für Windows (SAS, 1997).

Die bei der Datenauswertung verwendeten statistischen Auswertungsmethoden werden in den jeweiligen Kapiteln der Ergebnisdarstellung benannt und gegebenenfalls näher erläutert.

Das in den Kap. 5.2.9, 5.3.5. und 6.2.3 angewandte Verfahren der *Logistischen Regression* wird zu Beginn von Kap. 5.2.9 am Beispiel der Analyse der Stichprobenunterschiede kurz erläutert.

5. Ergebnisse der Untersuchung im Städtischen Krankenhaus Süd

In den folgenden Abschnitten werden die Ergebnisse dargestellt, die aus der Datenerhebung im *Krankenhaus Süd* resultieren (s. Kap. 4). Da sich mehrere Auswertungen auf das Stadienmodell von Prochaska und DiClemente (s. Kap. 2.5.4) beziehen, wird zunächst auf die Operationalisierung des Modells durch den *Readiness to Change Questionnaire* (RCQ) eingegangen.

5.1 TAXONOMIE DER ÄNDERUNGSBEREITSCHAFT MIT DEM READINESS TO CHANGE QUESTIONNAIRE (RCQ)

Für die Zuordnung der Patienten zu den Stadien *precontemplation*, *contemplation* und *action* auf der Basis des RCQ (siehe Kap. 4.3.2 und Anhang H) werden die sogenannte *Quick-Method* und die *Refined-Method* vorgeschlagen (Rollnick et al., 1992; Heather, Rollnick & Bell, 1993).
Bei der *Quick-Method* (Heather et al., S. 1674) werden die Rohwerte der drei Skalen aufsummiert, der höchste Skalenwert bestimmt und der Patient dem Stadium zugeordnet, das zu dieser Skala assoziiert ist. Dieses Verfahren ist vor allem für den klinischen Alltag geeignet, weil das Ergebnis unmittelbar vorhanden ist. Der Nachteil dieser Methode ist, dass zwei Skalen gleich hohe Werte annehmen können.
Die als *Refined-Method* (S. 1673) bezeichnete Methode beinhaltet eine aufwendigere Auswertung. Die Zuordnung zu den Stadien erfolgt über die Skalenprofile. Bei einem positiven Wert in der *precontemplation*-Skala und negativen Werten in der *contemplation*- und *action*-Skala (+, -, -) erfolgt eine Zuordnung zum precontemplation-Stadium. Entsprechend werden die Probanden mit dem Profil (-, +, -) dem *contemplation-Stadium* und diejenigen mit dem Profil (-, -, +) dem *action-Stadium* zugeordnet.
Zusätzlich zu den bereits erwähnten Stadien der Änderungsbereitschaft, sieht die *Refined-Method* eine Zuordnung zum Stadium *preparation* vor (siehe Kap. 2.5.4). Begründet wird dieser Vorschlag damit, dass ein großer Teil der Probanden in der *contemplation*-Skala und in der action-Skala positive Werte aufweist (-, +, +). Inhaltlich ist dieses Profil durchaus plausibel, weil durch die aktive Änderung des Trinkverhaltens (*action*) nicht automatisch auch die Reflektion des bisherigen Trinkverhaltens (*contempla-*

tion) endet. Die Autoren schlagen daher vor, Probanden mit dem Profil (-, +, +) dem *preparation-Stadium* zuzuordnen, wenn der Wert der *contemplation*-Skala höher liegt als der Wert der *action*-Skala. Die übrigen Probanden mit dem Profil (-, +, +) werden dem *action*-Stadium zugeordnet. Weiterhin ist bei der *Refined-Method* vorgesehen, insgesamt selten vorkommende inkonsistente Profile, wie z.B. (+, -, +) oder (+, +, +), von der Auswertung auszuschließen.

Rollnick et al. (1992) fanden in ihrer Krankenhausstichprobe eine systematische Antworttendenz. Die Probanden hatten im Mittel niedrigere Rohwerte in der *precontemplation*-Skala und höhere in der *contemplation*-Skala. In der Studie im Krankenhaus Süd zeigte sich die gleiche Tendenz. Bei den *precontemplation*-Items wurden die Skalenendpunkte in Richtung *precontemplation* deutlich seltener angegeben als die Skalenendpunkte der *contemplation*-Items. Patienten, die nach der *Quick-Method* dem *precontemplation-Stadium* zuzuordnen wären, hatten bei den entsprechenden vier Items (1, 5, 10, 12, siehe Anhang H) nur zu 50%, 40.6%, 43.8% bzw. 31.2% den Skalenendpunkt angegeben. Patienten, die dem *Contemplation*-Stadium zuzuordnen wären, hatten in den vier Items der *contemplation*-Skala (3, 4, 8, 9, siehe Anhang H) zu 45.8%, 61.9%, 68.6% bzw. 55.9% den Skalenendpunkt genannt. Dies entspricht einer im Durchschnitt um 16.65% häufigeren Nennung des positiven Skalenendpunktes bei den *contemplation*-Items.

Zum Ausgleich dieser Antworttendenzen zwischen den Skalen wird von Rollnick (1992) die Verwendung standardisierter z-scores (S. 749) bei der Auswertung vorgeschlagen. Dieser Effekt würde auch bei der Verwendung von Faktor-Werten erreicht. Um ein solches Vorgehen abzusichern, wurde die im folgenden Abschnitt beschriebene Hauptkomponenten-Analyse mit den Daten des RCQ gerechnet.

5.1.1 Hauptkomponenten-Analyse des RCQ

Rollnick et al. (1992) fanden in einer Hauptkomponenten-Analyse mit einer Rotation nach dem Varimax-Kriterium eine Drei-Komponenten-Lösung, die mit den Modellannahmen übereinstimmte. Mit dem Datensatz aus dem Krankenhaus-Süd konnte dieses Ergebnis repliziert werden (Tabelle 5.1.1).

Die Zahl der zu extrahierenden Faktoren wurde nach dem Kaiser-Kriterium festgelegt, wonach nur Faktoren mit einem Eigenwert größer als eins extrahiert werden (Backhaus et al., 1989, S. 90). Die erklärte Varianz betrug 65.09%, in der Lösung von Rollnick et al. waren es 68.6%. In der Tabelle sind die Werte größer als 0.50 fettgedruckt (Markiervariablen). Die Zuordnung der Items zu den drei Skalen über die Makiervariablen entspricht derjenigen bei der Entwicklung des Fragebogens.

Tabelle 5.1.1
Ladungsmatrix der Hauptkomponenten-Lösung mit Rotation nach dem Varimax-Kriterium zum RCQ

Item Nr.*	I Precontemplation	II Action	III Contemplation
1(P)**	**0.59** (0.35)***	0.17 (-0.20)	-0.40 (-0.51)
2(A)	-0.02 (-0.22)	**0.72 (0.74)**	0.21 (0.16)
3(C)	-0.11 (-0.05)	-0.02 (0.02)	**0.81 (0.77)**
4(C)	-0.18 (-0.27)	0.14 (0.35)	**0.82 (0.72)**
5(P)	**0.78 (0.88)**	-0.08 (-0.15)	-0.13 (-0.08)
6(A)	0.06 (-0.09)	**0.73 (0.84)**	0.15 (0.12)
7(A)	-0.21 (-0.12)	**0.76 (0.86)**	-0.21 (0.14)
8(C)	-0.44 (-0.23)	0.47 **(0.52)**	**0.57 (0.64)**
9(C)	-0.33 (-0.09)	0.21 (0.14)	**0.69 (0.77)**
10(P)	**0.81** (0.63)	-0.11 (-0.23)	-0.31 **(-0.52)**
11(A)	-0.34 (-0.14)	**0.54 (0.76)**	0.48 (0.34)
12(P)	**0.81 (0.84)**	-0.17 (0.15)	-0.09 (-0.20)

* Die Items sind in Anhang H in ihrem vollständigen Wortlaut abgedruckt.
** (P) = Precontemplation, (A) = Action, (C) = Contemplation
*** In Klammern sind die Werte von Rollnick et al. (1992, S. 748) aufgeführt.

5.2 Vergleich von Stichprobe 1 mit Stichprobe 2

In den folgenden Abschnitten wird Stichprobe 1, die aus dem Einsatz von Screening-Fragebögen resultierte, mit der Stichprobe 2, die durch Indikationsstellung der behandelnden Krankenhausärzte gewonnen wurde, verglichen (s. o. Kap. 4.2).
Berücksichtigt wurden die *soziodemographischen Merkmale* der Stichproben, die *Behandlungsdiagnosen der Krankenhausärzte,* die Teilnahme an der weiterführenden Diagnostik und Beratung während des Krankenhausaufenthalts, die diagnostischen Untergruppen gemäß ICD-10 und DSM-III-R, die

Schwere der Alkoholabhängigkeit, interpersonale und soziale Folgeprobleme, die *Stadien der Änderungsbereitschaft* sowie *Angst* und *Depression* gemäß HAD.
Auf die Stichprobenunterschiede hinsichtlich *gesundheitlich riskantem Alkoholkonsum, Abstinenz* und der *Inanspruchnahme von Hilfen* wird im Zusammenhang mit den Ergebnissen der Katamnese-Untersuchung näher eingegangen (s. Kap. 6.1).

5.2.1 Soziodemographische Merkmale der Stichproben

Tabelle 5.2.1 auf der nächsten Seite gibt einen Vergleich der beiden Stichproben hinsichtlich der erhobenen *soziodemographischen Merkmale* wieder.
Weitere Auswertungen zeigten, dass die Gründe für das Alleinleben in den beiden Stichproben signifikant unterschiedlich verteilt war (χ^2, p < .01): Patienten der Stichprobe 1 lebten seltener allein, weil sie geschieden waren (37.1%) im Vergleich zur Rate von 66.7% in Stichprobe 2 und lebten häufiger allein, weil sie Single oder verwitwet (62.9%) waren im Vergleich zu Stichprobe 2 (33.3%).

Tabelle 5.2.1
Soziodemographische Merkmale der Stichprobe 1, die aus der Screening-Untersuchung resultierte, im Vergleich zu der von Ärzten zugewiesenen Stichprobe 2

	Stichprobe 1 n=298	Stichprobe 2 n=87	p*
Alter, arithmetisches Mittel	44.3	45.7	0.25
	%	%	
Männliche Patienten	77.9	78.2	0.95
Familienstand:			
Single	34.2	22.4	**0.03**
verheiratet	35.6	34.1	0.74
geschieden/getrennt lebend	24.4	43.5	**<0.00**
verwitwet	5.8	-	-
Wohnsituation:			
alleinlebend	37.9	45.9	0.18
mit Partner	25.5	26.4	0.86
in einer Familie**	30.5	18.4	**0.03**
wohnungslos	3.0	5.7	0.32
andere	3.1	3.6	0.74
Höchster Schulabschluss:			
bis Hauptschulabschluss	70.5	69.6	0.56
Realschulabschluss	18.2	23.2	0.39
ab Fachhochschulabschluss	11.3	7.2	0.30
Status der Erwerbstätigkeit***:			
gering	37.5	44.0	0.24
mittel	53.5	52.4	0.99
hoch	9.0	3.6	0.12
Arbeitslos	24.2	42.4	**<0.00**

* χ^2-Test. Für Merkmale mit erwarteten Zellbesetzungen von < 5 wurde der Fisher's exact test verwendet, für den Mittelwertsvergleich des Alters der t-test.
** mit Partner und mindestens einem Kind
*** Die Zuordnung ist im Kapitel 4.3.1 beschrieben.

5.2.2 Behandlungsdiagnosen der Krankenhausärzte

Tabelle 5.2.2 zeigt den Vergleich der beiden Stichproben hinsichtlich der Behandlungsdiagnosen (s. Kap. 4.3.1). Sieben der Patienten der Stichprobe 1 und vier Patienten der Stichprobe 2 hatten von den behandelnden Ärzten keine Diagnose bzw. keine klassifizierbare Behandlungsdiagnose erhalten. Diese Patienten waren nicht wegen einer akut aufgetretenen Erkrankung aufgenommen worden, sondern zur Beobachtung einer unklaren Symptomatik oder einer Nachbehandlung, wie z. B. einer Nagelentfernung aus dem Oberschenkel.

Tabelle 5.2.2
Behandlungsdiagnosen der Stichprobe 1, die aus der Screening-Untersuchung resultierte, im Vergleich zu der von Ärzten zugewiesenen Stichprobe 2

	Stichprobe 1 n=291*	Stichprobe 2 n=83*	
Krankheitsgruppen:			
typische Alkohol-Folgeerkrankungen	43.6 %	78.3 %	
wahrscheinlich Alkohol-Folgeerkrankungen	32.3 %	16.9 %	
andere Erkrankungen	24.1 %	4.8 %	p**

* Sieben Patienten der Stichprobe 1 und vier Patienten der Stichprobe 2 hatten keine verwertbare Diagnose und wurden von der Auswertung ausgeschlossen.
** χ^2; 2 x 3 Tafel; df = 2; p < .01

5.2.3 Teilnahme an Beratung und Diagnostik

Tabelle 5.2.3 zeigt die Häufigkeiten der Teilnahme der Patienten an der Diagnostik und Beratung während des Krankenhausaufenthalts von Stichprobe 1 im Vergleich zu Stichprobe 2 Als vollständige Diagnostik werden nur Fälle gewertet, bei denen ein vollständiger Diagnostik-Datensatz erstellt werden konnte. Eine Beratung wird als durchgeführt bewertet, wenn die in Kap. 4.5.2 beschriebenen Elemente der Beratung durchgeführt wurden.

Tabelle 5.2.3
Teilnahme an Diagnostik und Beratung der Stichprobe 1, die aus der Screening-Untersuchung resultierte, im Vergleich zu den von Ärzten zugewiesenen Stichprobe 2

	Stichprobe 1 n=298		Stichprobe 2 n=87		
	n	%	n	%	p*
Vollständige Diagnostik und Beratung	209	70.0	80	92.0	<0.01
Keine Diagnostik und Beratung, weil vorher entlassen	35	11.7	2	2.3	
Diagnostik und Beratung abgelehnt	26	8.7	3	3.4	
Diagnostik unvollständig, aber Beratung angenommen	8	2.7	0	-	
andere Gründe	20	6.7	2	2.3	

*χ^2; 2 x 2 Tafel; df=1

5.2.4 Diagnostische Untergruppen von Alkoholmissbrauch und -abhängigkeit

Auf der Basis des SCAN und Informationen aus der Anamnese wurden diagnostische Untergruppen alkoholbezogener Diagnosen gebildet.

(1) *Alkoholabhängigkeit - ständiger Substanzgebrauch* entspricht der Diagnose F10.25 der ICD-10 Forschungskriterien „Abhängigkeitssyndrom - ständiger Substanzgebrauch" (Dilling et al., 1994, S. 77).

(2) *Alkoholabhängigkeit - episodischer Substanzgebrauch* entspricht der Diagnose F10.26 der ICD-10 Forschungskriterien „Abhängigkeitssyndrom - episodischer Substanzgebrauch" (S. 78).

(3) *Alkoholabhängigkeit - Teilremission* entspricht der Diagnose F10.201 der ICD-10 Forschungskriterien „Abhängigkeitssyndrom - Teilremission" (S. 78).

(4) *Alkoholabhängigkeit - Vollremission* entspricht der Diagnose F10.202 der ICD-10 Forschungskriterien „Abhängigkeitssyndrom - Vollremission" (S. 78).

(5) *Alkoholmissbrauch* fasst die Diagnosen F10.1 „schädlicher Gebrauch" gemäß ICD-10 Forschungskriterien und 305.00 „Alkoholmissbrauch" gemäß DSM-III-R zusammen (S. 75-76; Wittchen et. al, 1991, S. 215-216).

(6) *Verdacht auf Alkoholmissbrauch* und

(7) *Verdacht auf Alkoholabhängigkeit* waren Verdachtsdiagnosen, die nicht auf dem SCAN basierten. Hierfür wurden vier Kriterien herangezogen: Medikation wegen Entzugserscheinungen, *typische Alkoholfolgeerkrankungen*, mindestens zwei von drei außerhalb des Referenzbereichs liegende Laborwerte (GGT, GOT, MCV) und ein berichteter durchschnittlicher Alkoholkonsum von mehr als 40 Gramm Reinalkohol pro Tag bei Frauen und 60 Gramm bei Männern. Waren zwei dieser vier Kriterien erfüllt, wurde eine Verdachtsdiagnose gestellt, war eines der Kriterien ein Kriterium für Abhängigkeit, wurde ein *Verdacht auf Alkoholabhängigkeit* kodiert, die anderen als *Verdacht auf Alkoholmissbrauch*.

(8) *Keine alkoholbezogene Diagnose* fasst die Patienten zusammen, die die Kriterien für die Untergruppen 1 bis 7 nicht erfüllten.

Tabelle 5.2.4 zeigt die Häufigkeit der diagnostischen Untergruppen in Stichprobe 1 im Vergleich zur Stichprobe 2. Wegen der teilweise geringen Zellbesetzung wurden für den Häufigkeitsvergleich zwischen den Stichproben die übergeordneten Kategorien *Alkoholabhängigkeit, Alkoholabhängigkeit - remittiert* und *Verdachtsdiagnosen* gebildet.

Tabelle 5.2.4
Diagnostische Untergruppen von Alkoholabhängigkeit und -missbrauch der Stichprobe 1, die aus der Screening-Untersuchung resultierte, im Vergleich zu der von Ärzten zugewiesenen Stichprobe 2

	Stichprobe 1 n=209		Stichprobe 2 n=80		
	n	%	n	%	p*
Alkoholabhängigkeit:	115	55.0	70	87.5	<0.01
ständiger Gebrauch (F 10,25)	108	51.7	69	86.2	
episodischer gebrauch (F 10,26)	7	3.4	1	1.2	
Alkoholabhängigkeit - remittiert:	41	19.6	2	2.5	<0.01
Teilremission (F 10,201)	22	10.5	2	2.5	
Vollremission (F 10,202)	19	9.1	0	-	
Alkoholmissbrauch	29	13.9	5	6.2	0.07
Verdachtsdiagnosen:	13	6.2	1	1.2	0.12
Alkoholmissbrauch	11	5.3	1	1.2	
Alkoholabhängigkeit	2	1.0	0	-	
Keine alkoholbezogene Diagnose	11	5.3	2	2.5	0.53

* χ^2-test. Für Diagnosen mit erwarteten Zellbesetzungen von weniger als 5 wurde der Fisher's exact test verwendet.

5.2.5 Schwere der Alkoholabhängigkeit

Die Subskalen der Lübecker Alkoholabhängigkeitsskala (s. Kap. 4.3.2) umfassen jeweils eine unterschiedliche Anzahl von Items. Aus diesem Grunde wurde aus den jeweiligen Rohwerten mittels linearer Transformation (Henss, 1989) für jede Skala ein Wert berechnet, der zwischen dem Minimum von 0 und dem Maximum von 100 variieren konnte. Der Wert 0 bedeutet, dass bei jedem Item der jeweiligen Skala die Antwortkategorie „Nie" angegeben wurde - der Wert 100 hingegen bedeutet, dass jedes Merkmal der Skala täglich aufgetreten ist. Die *Schwere der Abhängigkeit* wurde aus dem Mittelwert der fünf Skalenwerte gebildet. Bei den dichotomen Antwortkategorien der Skala *Toleranzsteigerung* wurde ebenfalls eine entsprechende Transformation vorgenommen.

Tabelle 5.2.5 zeigt einen Vergleich der Patienten mit der Diagnose *Alkoholabhängigkeit* - ständiger Substanzgebrauch der Stichprobe 1 mit jenen der Stichprobe 2. Die Verteilungen der Subskalenwerte in Stichprobe 1 waren asymmetrisch nach links verschoben, die Verteilung der Werte von *Alkoholkonsum zur Vermeidung von Entzugssymptomen* war sogar linksschief J-förmig (Clauß & Ebner, 1978).

Die vier Items zur Toleranzumkehr (siehe Kap. 4.3.2) wurden nicht mit in die Auswertung einbezogen, weil eine Validierung der Items zum Zeitpunkt der Datenauswertung noch nicht vorlag.

Ebenfalls von der Auswertung ausgeschlossen wurde die *Skala Wiederherstellung des Syndroms nach Abstinenz*. Insgesamt hatten 83% der Alkoholabhängigen mindestens von einer Abstinenzzeit von mehr als einer Woche berichtet. Bei 28% der Patienten lag diese schon länger als zwei Jahre zurück, so dass eine zwischenzeitlich progrediente Entwicklung keine Berücksichtigung gefunden hätte. Dies betrifft insbesondere jene Fälle, bei denen die letzte Abstinenzzeit vor Beginn der Alkoholabhängigkeit oder kurz danach datiert war.

Eine valide Erfassung der *Wiederherstellung des Syndroms nach Abstinenz* ist aus den genannten Gründen bei den vorliegenden Stichproben in Frage gestellt und begründet den Ausschluss der Skala bei der Auswertung.

Tabelle 5.2.5
Schwere der Alkoholabhängigkeit gemäß LAS* bei alkoholabhängigen Patienten der Stichprobe 1, die aus der Screening-Untersuchung resultierte, im Vergleich zu jenen von Ärzten zugewiesenen der Stichprobe 2

	Stichprobe 1 n=108 MEDIAN	Stichprobe 2 n=69 MEDIAN	p**
Körperliche Entzugssymptome	25	42	0.08
Psychische Entzugssymptome	19	44	**<0.01**
Toleranzsteigerung	17	33	**<0.01**
Einengung des Trinkverhaltens	25	38	0.07
Alkoholkonsum zur Vermeidung von Entzugssymptomen	0	33	**0.02**
Schwere der Abhängigkeit	23	45	**<0.01**

* Lübecker Alkoholabhängigkeitsskala (siehe Kap. 4.3.2)
** Mann-Whitney U-Test

Als weiteres Maß der Schwere einer Alkoholabhängigkeit wird häufig die Trinkmenge herangezogen. Der Median der Trinkmenge (Q-F-Index, s. Kap. 4.3.1) lag mit 720 Gramm Reinalkohol pro Woche in Stichprobe 2 signifikant höher als in Stichprobe 1 mit 528 Gramm (Mann-Whitney U-Test, p = .04).

5.2.6 Interpersonale und soziale Folgeprobleme

Tabelle 5.2.6.1 zeigt einen Vergleich von Stichprobe 1 und Stichprobe 2 hinsichtlich der Mittelwerte, Standardabweichungen und Mediane der Skala *Interpersonale Folgeprobleme* (s. Kap.4.3.1) für jene Patienten, die eine der in Tabelle 5.2.4 (Kap. 5.2.4) aufgeführten alkoholbezogenen Diagnosen erhalten hatten.

Tabelle 5.2.6.1
Interpersonale Folgeprobleme der Patienten mit einer alkoholbezogenen Diagnose der Stichprobe 1, die aus der Screening-Untersuchung resultierte, im Vergleich zu jenen von Ärzten zugewiesenen der Stichprobe 2

	Stichprobe 1 n=198*	Stichprobe 2 n=78*	p**
Mittelwerte	2.51	3.27	
Standardabweichungen	2.17	2.33	
Mediane	2.00	3.00	0.010

* 13 Patienten, die keine alkoholbezogenen Diagnosen aufwiesen (s. Kap. 5.2.4), wurden von dieser Auswertung ausgeschlossen.
** Mann-Whitney U-Test, df = 1

Beschränkt man den Vergleich der interpersonalen und sozialen Folgeprobleme auf die Gruppe der Patienten mit der Diagnose *Alkoholabhängigkeit*, so zeigt sich kein signifikanter Unterschied zwischen Stichprobe 1 und Stichprobe 2 (Tab. 5.2.6.2).

Tabelle 5.2.6.2
Interpersonale Folgeprobleme der alkoholabhängigen Patienten der Stichprobe 1, die aus der Screening-Untersuchung resultierte, im Vergleich zu den von Ärzten zugewiesenen alkoholabhängigen Patienten der Stichprobe 2

	Stichprobe 1	Stichprobe 2	p*
Mittelwerte	3.12	3.50	
Standardabweichungen	2.32	2.31	
Mediane	3.00	3.00	0.283

* Mann-Whitney U-Test, df = 1

5.2.7 Stadien der Änderungsbereitschaft

Von den Patienten mit Alkoholmissbrauch oder -abhängigkeit in Stichprobe 1 konsumierten 143 Patienten aktuell Alkohol, in Stichprobe 2 waren es 74. Einer der Patienten aus Stichprobe 2 wurde wegen fehlender Werte im RCQ von der Auswertung ausgeschlossen. Für die Zuordnung zu den Stadien der Änderungsbereitschaft gemäß dem Modell von Prochaska und

DiClemente (Kap. 2.5.4) wurden die aus der Hauptkomponentenanalyse berechneten Faktorwerte verwendet (s. Kap. 5.1).
Tabelle 5.2.7.1 zeigt den Vergleich von Stichprobe 1 mit Stichprobe 2 hinsichtlich der Verteilung der Patienten auf die drei *Stadien der Änderungsbereitschaft*. In Stichprobe 1 befand sich nahezu ein Drittel der Patienten im Stadium *precontemplation*, in Stichprobe 2 waren es nur 11%. Hier überwogen die Stadien *contemplation* und *action*.

Tabelle 5.2.7.1
Verteilung der Patienten mit aktuellem Alkoholkonsum auf die drei Stadien der Änderungsbereitschaft in Stichprobe 1, die aus der Screening-Untersuchung resultierte, im Vergleich zu jenen von Ärzten zugewiesenen der Stichprobe 2

	Stichprobe 1 n=143		Stichprobe 2 n=73**		insgesamt n=216	
	n	%	n	%	n	%
Precontemplation*	44	30.8	8	11.0	52	24.1
Contemplation*	55	38.5	31	42.5	86	39.8
Action*	44	30.8	34	46.6	78	36.1

* Pearson χ^2; 2 x 3 Tafel; df = 2; p = 0.002
** Einer der Patienten mit aktuellem Alkoholkonsum wurde wegen fehlender Werte im RCQ von der Analyse ausgeschlossen.

Bei sieben der acht Patienten der Stichprobe 2, die dem Stadium *precontemplation* zugeordnet waren, handelte es sich um Alkoholabhängige mit schwersten chronifizierten Alkoholfolgeerkrankungen mit den ärztlichen Behandlungsdiagnosen (*Leberzirrhose*, *Varizenblutungen bei bekannter Leberzirrhose* oder *chronische Pankreatitis*). Eine weitere Patientin mit der Diagnose *Alkoholmissbrauch* war nach ihrer wiederholten Aufnahme in der Chirurgie wegen *multipler Frakturen nach Treppenstürzen im intoxikierten Zustand* an den Liaisondienst verwiesen worden.

5.2.8 Angst und Depression

Der Vergleich der alkoholabhängigen Patienten von Stichprobe 1 und 2 zeigt keine signifikanten Unterschiede zwischen den Patienten, die aus der Screening-Untersuchung stammen, mit jenen, die durch die Ärzte zugewiesen wurden (Tab. 5.2.8.1).
Ein Patient der Stichprobe 1 und sieben Patienten der Stichprobe 2 wurden wegen fehlender Werte im HAD von der Auswertung ausgeschlossen.

Tabelle 5.2.8.1
Häufigkeit von Angst und Depression gemäß HAD bei alkoholabhängigen Patienten in Stichprobe 1, die aus der Screening-Untersuchung resultierte, im Vergleich zu jenen von Ärzten zugewiesenen der Stichprobe 2

	Stichprobe 1 n=114*		Stichprobe 2 n=63*		
HAD-Skalenwert	n	%	n	%	p**
Angst ≥ 10	37	32.5	20	31.7	0.923
Depressionen ≥ 10	22	19.3	15	23.8	0.480

* Ein Patient der Stichprobe 1 und sieben Patienten der Stichprobe 2 wurden wegen fehlender Werte im HAD von der Analyse ausgeschlossen.
** Pearson χ^2; 2 x 2 Tafel; df = 1

Die Häufigkeit von Angst und Depression gemäß HAD lag bei den Patienten mit einer Alkoholabhängigkeit erwartungsgemäß höher als bei den Patienten der Studie, die kein positives Screening hatten (χ^2, 2 x 2 Tafel, df = 1, p < .001). Von den Patienten ohne Alkoholabhängigkeit hatten 12.8% in der Angst-Skala und 4.9% in der Depressions-Skala ein positives Ergebnis. Bei nicht alkoholabhängigen Patienten zeigte sich eine deutliche Geschlechterdifferenz. Frauen hatten mit 18.0% signifikant häufiger eine Angststörung gemäß HAD als Männer mit 8.6% (χ^2, 2 x 2 Tafel, df = 1, p < .001). In der Skala für Depression zeigte sich mit einem Verhältnis von 7.1% zu 3.2% ebenfalls ein signifikanter Geschlechterunterschied (χ^2, 2 x 2 Tafel, df = 1, p = .002).
Bei den alkoholabhängigen Patienten wurden andere Relationen zwischen den Geschlechtern gefunden, wobei die Geschlechterunterschiede nicht signifikant waren (α = 5%). Es hatten 42.9% der Frauen und 29.6% der Männer eine Angststörung gemäß HAD (χ^2, 2 x 2 Tafel, df = 1, p = .132). In der Skala für Depression hatten 17.1% der Frauen und 21.9% der Männer einen positiven Skalenwert (χ^2, 2 x 2 Tafel, df = 1, p = .541).

5.2.9 Multivariate Analyse der Stichprobenunterschiede

Der multivariate Auswertungsplan schließt die Merkmale des Stichprobenvergleichs der vorangegangenen Kapitel ein. Die einzelnen Auswertungsschritte beziehen sich auf die bereits beschriebenen Teilstichproben, die in den entsprechenden Kapiteln detailliert beschrieben wurden. Auf eine Wiederholung der Stichprobenbeschreibungen wird verzichtet und statt dessen auf die zugeordneten Kapitel verwiesen. Aufgrund des unterschiedlichen Skalenniveaus der unabhängigen Variablen und einer dichotomen abhängigen Variablen (Stichprobenzugehörigkeit) wurde die *Logistische Regression* als Methode ausgewählt.

Die Aufnahme der unabhängigen Variablen in die Regressionsgleichungen erfolgte *schrittweise vorwärtsgerichtet*. Bei diesem Verfahren wird jeweils mit der Variable begonnen, die den höchsten Erklärungswert hat. In den folgenden Analyseschritten wird dann eine weitere Variable aufgenommen, die unter den verbliebenen den höchsten Erklärungswert besitzt.

Als Aufnahmekriterium wurde die Signifikanz der Werte-Statistik ($p < .05$) und als Ausschlusskriterium eine Wahrscheinlichkeit von $p > .10$, bezogen auf die *Likelihood-Quotienten-Statistik*, gewählt. Die Zugehörigkeit zu Stichprobe 1 wurde hierbei mit „1" kodiert und zu Stichprobe 2 mit „0". Der Partial-Korrelationskoeffizient R erhält somit ein positives Vorzeichen, wenn er mit der Stichprobe 1 assoziiert ist, und ein negatives, wenn er mit Stichprobe 2 assoziiert ist.

Bei *schrittweisen Logistischen Regressionen* können die p- und R-Werte der Regressionsgleichungen von einem Analyseschritt zum nächsten geringfügig variieren. Bei den folgenden Ergebnisdarstellungen sind in Klammern jeweils jene p- und R-Werte angegeben, die nach Abschluss der Analyse aus der Regressionsgleichung resultierten.

Wegen der zahlreichen Einzelauswertungen wird von der konventionellen, tabellarischen Ergebnisdarstellung abgewichen und einer zusammenfassenden Beschreibung in Textform der Vorzug gegeben. Die Angaben der statistischen Kennwerte bleiben auf die p- und R-Werte sowie auf den aus der resultierenden Regressionsgleichung berechneten Anteil korrekt klassifizierter Patienten beschränkt.

Bei der Analyse der soziodemographischen Merkmale (Kap. 5.2.1) der beiden Stichproben wurden vier Variablen mit einem signifikanten Beitrag zur Unterscheidung der beiden Stichproben in die Regressionsgleichung aufgenommen: *geschieden/getrennt lebend* ($p = .0017$; $R = -.1383$), *arbeitslos* ($p = .0021$; $R = -.1348$), *verheiratet* ($p = .0035$; $R = -.1258$) und *in einer Familie lebend* ($p = .0299$; $R = .0812$). Mit einem Anteil von 77.40% korrekt klassifizierten Patienten konnte kein Zuwachs gegenüber der ausschließlichen Verwendung einer *Konstanten* in der Regressionsgleichung erzielt werden.

Der Unterschied Gegenüber der univariaten Auswertung lässt sich als Interaktionseffekt erklären, der auf dem hohen Anteil an geschiedenen Patienten in Stichprobe 2 beruht. Werden die Geschiedenen herausgerechnet, ergibt sich ein höherer Anteil von Verheirateten in Stichprobe 2 (60.4%) im Vergleich zu Stichprobe 1 (47.1%) (χ^2, $p < .05$). Der Anteil von Singles unterscheidet sich hingegen nicht mehr signifikant; er beträgt 39.6% in Stichprobe 2 und 45.3% in Stichprobe 1.

Anschließend wurden neben den soziodemographischen Merkmalen die Behandlungsdiagnosen der Krankenhausärzte (s. Kap. 5.2.2) mit in die Analyse einbezogen, also insgesamt jene Informationen, die im Krankenhaus routinemäßig vorliegen.

In der *Logistischen Regression* wurde im ersten Schritt das Merkmal *typische Alkoholfolgeerkrankung* (p < .0000; R = -.2424) und in einem weiteren Schritt *geschieden/getrennt lebend* (p = .0215; R = -.0911) aufgenommen. Mit der resultierenden Gleichung konnten 77.81% der Patienten korrekt klassifiziert werden, ohne einen Zuwachs gegenüber der Konstanten zu erzielen.

Im nächsten Auswertungsschritt mit zusätzlicher Einbeziehung der diagnostischen Kategorien alkoholbezogener Störungen auf der Basis des SCAN (s. Kap. 5.2.4), der *interpersonalen und sozialen Folgeprobleme* (s. Kap. 5.2.6) sowie *Angst* und *Depression* (s. Kap. 5.2.8) wurde die Analyse fortgesetzt. Es wurden zwei Merkmale in die Regressionsgleichung aufgenommen: *typische Alkoholfolgeerkrankung* (p = .0042; R = -.1403) und *Alkoholabhängigkeit - ständiger Substanzgebrauch* (p = .0068; R = -.1303). Mit der resultierenden Gleichung konnten 74.82% der Patienten korrekt klassifiziert werden. Dies bedeutet keinen Zuwachs gegenüber der ausschließlichen Verwendung einer Konstanten.

Bei der Hinzunahme der *Änderungsbereitschaft* gemäß RCQ bleibt die Analyse auf den Teil der Patienten beschränkt, der eine aktuelle Alkoholproblematik aufweist (s. Kap. 5.2.7 u. 4.3.2). Bei der Berechnung wurde die *Änderungsbereitschaft* als gestufte Variable aufgenommen (*precontemplation* = 1, *contemplation* = 2 und *action* = 3), weil dieses Vorgehen eine höhere Anpassungsgüte der Regressionsgleichung als bei einer dichotomen Kodierung der Einzelstadien ergab.

Im ersten Schritt der Regressionsanalyse wurde erneut das Merkmal *typische Alkoholfolgeerkrankung* (p = .0058; R = -.1487) und im zweiten Schritt die *Änderungsbereitschaft* (p = .0069; R = -.1442) in die Regressionsgleichung aufgenommen. Mit der resultierenden Gleichung konnten 68.78% der Patienten korrekt klassifiziert werden. Dies bedeutet keinen Zuwachs gegenüber der ausschließlichen Verwendung einer Konstanten.

Der letzte Vergleich der Stichproben beschränkte sich auf die diagnostische Untergruppe der Patienten mit der Diagnose *Alkoholabhängigkeit - ständiger Substanzgebrauch* (s. Kap. 5.2.3). Als zusätzliches Merkmal wurde die *Schwere der Alkoholabhängigkeit* gemäß LAS mit in die Datenanalyse einbezogen. Bei der *Logistischen Regression* wurde der Gesamttestwert für die *Schwere der Abhängigkeit* ausgewählt und nicht die einzelnen Skalen, weil er sich in einer vorgeschalteten *Logistischen Regression* als überlegen erwies.

Zwei Variablen mit einem signifikanten Beitrag zur Unterscheidung der beiden Stichproben wurden in die Regressionsgleichung aufgenommen, zunächst die *Änderungsbereitschaft* (p = .0058; R = -.1617) und anschließend die *Schwere der Abhängigkeit* (p = .0093; R = -.1492). Mit der resultierenden Gleichung konnten 64.63% der Patient korrekt klassifiziert werden. Gegenüber der ausschließlichen Verwendung einer Konstanten ist dies ein Zuwachs von 0.61%. Alle anderen Merkmale der Stichprobe leisten keinen signifikanten zusätzlichen Beitrag zur Unterscheidung der beiden Stichproben.

5.3 IMPETUSFAKTOREN DER ÄNDERUNGSBEREITSCHAFT

In den folgenden Abschnitten werden *Impetusfaktoren der Änderungsbereitschaft* (s. Kap. 2.5.3) hinsichtlich ihres Zusammenhangs mit den *Stadien der Änderungsbereitschaft* (s. Kap. 2.5.4) untersucht. In die Auswertung wurden die 216 Patienten mit Alkoholmissbrauch oder -abhängigkeit der Stichprobe 1 und 2 einbezogen, die einem Stadium der Änderungsbereitschaft gemäß RCQ zugeordnet worden waren (s. Kap. 5.2.7). Zunächst werden die einzelnen Impetusfaktoren separat untersucht, um sie anschließend in ein gemeinsames Messmodell zu integrieren.

5.3.1 Alkoholfolgeerkrankungen

Patienten mit *typischen Alkoholfolgeerkrankungen* (s. Kap. 5.2.2) waren häufiger den Stadien *action* oder *contemplation* als dem Stadium *precontemplation* zugeordnet worden als jene Patienten, die zwar eine Alkoholabhängigkeit oder einen Alkoholmissbrauch aufwiesen, jedoch keine Folgeerkrankung hatten (Tab. 5.3.1.1). Sieben Patienten wurden von der Analyse ausgeschlossen, weil keine klassifizierbare Behandlungsdiagnose vorlag (s. Kap. 5.2.2).
Eine zusätzlich durchgeführte Auswertung der Patienten mit *wahrscheinlichen Alkoholfolgeerkrankungen* und *anderen Erkrankungen* unter Ausschluss der Patienten mit *typischen Alkoholfolgeerkrankungen* ergab keinen signifikanten Unterschied zwischen den beiden Gruppen (s. Tab. 5.3.1.2).
Die Patienten mit *wahrscheinlichen Alkoholfolgeerkrankungen* zeigen auch keinen Trend, der jenem der *typischen Alkoholfolgeerkrankungen* entspräche. Eine weitere separate Auswertung zeigte sogar einen signifikanten Unterschied der Verteilung zwischen diesen beiden Gruppen (χ^2; 2 x 3 Tafel; df = 2; p = .01).

Tabelle 5.3.1.1
Verteilung der Stadien der Änderungsbereitschaft bei Patienten mit typischer Alkoholfolgeerkrankung im Vergleich zu Patienten ohne typische Alkoholfolgeerkrankung

Art der Erkrankung	action		comtemplation		pre-contemplation		insgesamt
	n	%	n	%	n	%	n**
typische Alkoholfolgeerkrankungen	55	*39*	59	*42*	27	*19*	141
keine typischen Alkoholfolgeerkrankungen*	20	*29*	23	*34*	25	*37*	68

Pearson χ^2; 2 x 3 Tafel; df=2; p=0.02
* Enthält die Gruppe der Patienten mit *wahrscheinlichen Alkoholfolgeerkrankungen* und die Gruppe der Patienten mit *anderen Erkrankungen* gemäß der Klassifikation in Kap. 5.2.2.
** Sieben Patienten wurden von dieser Auswertung ausgeschlossen, weil keine klassifizierbare Behandlungsdiagnose vorlag (s. Kap. 5.2.2).

Tabelle 5.3.1.2
Verteilung der Stadien der Änderungsbereitschaft bei Patienten mit wahrscheinlichen Alkoholfolgeerkrankungen im Vergleich zu Patienten mit anderen Erkrankungen

Art der Erkrankung	action	contemplation	precontemplation	insgesamt
wahrscheinliche Alkoholerkrankungen	14	14	19	47
andere Erkrankungen	6	9	6	21

Pearson χ^2; 2 x 3 Tafel; df=2; p=0.52

5.3.2 Schwere der Alkoholabhängigkeit

Die Patienten mit der Diagnose *Alkoholabhängigkeit - ständiger Substanzgebrauch* (s. Kap. 5.2.4) wurden den Stadien *precontemplation*, *contemplation* und *action* zugeordnet (s. Kap. 5.2.7) und hinsichtlich der *Schwere der Abhängigkeit* gemmäß LAS verglichen (s. Kap. 5.2.5). Aufgrund fehlender Werte in einem RCQ wurde einer der 177 Patienten von der Analyse ausgeschlossen.
Wegen der Verteilungen der Werte (vgl. Kap. 5.2.5) und der nicht gegebenen Homogenität der Varianzen (Bartlett-Test) wurde der Vergleich auf der Basis der Mediane und des *Mann-Whitney U-Tests* vorgenommen.

Tabelle 5.3.2.1 zeigt die Mediane der LAS-Skalen für die drei Patientengruppen. Tabelle 5.3.2.2 enthält Angaben darüber, welche Gruppenunterschiede sich als signifikant erwiesen (p < .05).
Von allen Patienten mit der Diagnose *Alkoholabhängigkeit - ständiger Substanzgebrauch* hat die Gruppe, die dem Stadium contemplation zugeordnet wurde deutlich höhere Werte in den LAS-Skalen als die übrigen Patienten. Patienten im Stadium action unterscheiden sich hingegen nicht gravierend von den Patienten im precontemplation-Stadium. Signifikante Unterschiede zeigten sich lediglich bezüglich des Auftretens körperlicher Entzugssymptome.

Tabelle 5.3.2.1
Mediane der LAS-Skalen der Patienten mit der Diagnose Alkoholabhängigkeit - ständiger Substanzgebrauch, unterteilt nach den Stadien der Änderungsbereitschaft precontemplation, contemplation und action

LAS-Skala	action n=65	contemplation n=82	precontemplation n=29
körperliche Entzugssysteme	24	50	0
psychische Entzugssymptome	19	53	9
Toleranzsteigerung	17	33	17
Einengung des Trinkverhaltens	13	47	13
Alkoholkonsum zur Vermeidung von Entzugssymptomen	0	38	0
Schwere der Abhängigkeit	21	47	15

Tabelle 5.3.2.2
Signifikante Unterschiede in den LAS-Skalenwerten zwischen Patienten in den Stadien der Änderungsbereitschaft precontemplation, contemplation und action

LAS-Skala	Mann-Whitney U-Test p <,05
körperliche Entzugssymptome	action < contemplation > precontemplation
	action > precontemplation
psychische Entzugssymptome	action < contemplation > precontemplation
Toleranzsteigerung	action < contemplation > precontemplation
Einengung des Trinkverhaltens	action < contemplation > precontemplation
Alkoholkonsum zur Vermeidung von Entzugssymptomen	action < contemplation > precontemplation
Schwere der Abhängigkeit	action < contemplation > precontemplation

5.3.3 Interpersonale und soziale Folgeprobleme

Die Gruppe der Patienten im Stadium contemplation hatte die meisten *interpersonalen und sozialen Folgeprobleme* (s. Kap. 4.3.1) angegeben, gefolgt von der Gruppe der Patienten in den Stadien *action* und *precontemplation*. Tabelle 5.3.3.1 zeigt die Mittelwerte, Standardabweichungen und Mediane der *interpersonalen und sozialen Folgeprobleme* für die drei Gruppen der Änderungsbereitschaft.

Da die Verteilung der Werte der Patienten im precontemplation-Stadium linksschief J-förmig war, wurde für die Signifikanzprüfung ein nonparametrisches Verfahren angewendet.

Tabelle 5.3.3.1
Mittelwerte, Standardabweichungen und Mediane der Skala interpersonale und soziale Folgeprobleme des Alkoholkonsums der Patienten mit Alkoholmissbrauch oder -abhängigkeit, unterteilt nach den Stadien der Änderungsbereitschaft precontemplation, contemplation und action

	action n=78	contemplation n=86	precontemplation n=52	p*
Mittelwerte	2.74	3.78	2.00	
Standardabweichungen	2.23	2.22	2.05	
Mediane	2.00	3.00	1.00	< .000

* Kruskal-Wallis Test; df = 2

Ergänzende Auswertungen ergaben, dass sich alle drei Gruppen signifikant voneinander unterschieden (Mann-Whitney U-Test, p < .05, df = 1). Es zeigten sich die Relationen:
action < contemplation, action > precontemplation und contemplation > precontemplation.

5.3.4 Angst und Depression

Die Häufigkeit von *Angst* und *Depression* gemäß HAD (s. Kap. 5.2.5 und 4.3.1) bei Patienten mit Alkoholmissbrauch oder -abhängigkeit ist in Tabelle 5.3.4.1, unterteilt nach der Zugehörigkeit zu den Stadien der Änderungsbereitschaft, dargestellt.

Tabelle 5.3.4.1
Häufigkeit von Angst und Depression gemäß HAD bei Patienten mit Alkoholmissbrauch oder -abhängigkeit, unterteilt nach den Stadien der Änderungsbereitschaft action, contemplation und precontemplation[*]

HAD-Skalenwert	action n=76		contemplation n=81		precontemplation n=52		
	n	%	n	%	n	%	p[**]
Angst ≥ 10	20	26.3	32	39.5	12	23.1	.079
Depression ≥ 10	7	9.2	25	30.9	7	13.5	.001

[*] Ein Fall wurde wegen fehlender Werte im RCQ und sieben Fälle wegen fehlender Werte im HAD von der Auswertung ausgeschlossen.
[**] Pearson χ^2; 2 x 3 Tafel; df = 2

Zusätzliche Auswertungen zeigten, dass Patienten im Stadium *contemplation* signifikant häufiger unter einer Depression gemäß HAD litten als Patienten im Stadium *action* oder *precontemplation*, die sich ihrerseits nicht signifikant voneinander unterschieden (χ^2; 2 x 2 Tafel; df = 1; p < .05). Hinsichtlich der Angst-Werte ergab sich lediglich zwischen den Patienten im Stadium contemplation im Vergleich zu jenen im Stadium precontemplation ein signifikanter Unterschied (χ^2; 2 x 2 Tafel; df = 1; p < .05).

5.3.5 Prädiktion der Stadien der Änderungsbereitschaft durch die Impetusfaktoren bei alkoholabhängigen Patienten

Mit Hilfe *Logistischer Regressionsanalysen* wird untersucht, ob die in den Kapiteln 5.3.1 bis 5.3.4 beschriebenen *Impetusfaktoren* einen prädiktiven Wert für die Zuordnung der Patienten mit der Diagnose *Alkoholabhängigkeit - ständiger Substanzgebrauch* zu den drei Stadien der Änderungsbereitschaft *precontemplation* (n = 29), *contemplation* (n = 82) und *action* (n = 65) haben.
Als zusätzliche Kovariaten werden die *soziodemographischen Merkmale* einbezogen. Die Variablenaufnahme in die Regressionsgleichungen erfolgt jeweils *schrittweise vorwärtsgerichtet* mit dem Aufnahmekriterium p < .05 und dem Ausschlusskriterium p > .10 (s. Kap. 5.2.9).
Eine Vorauswertung der Alkoholfolgeerkrankungen ergab erneut (vgl. Kap. 5.2.9), dass durch eine dreistufige Kodierung der drei Krankheitsgruppen keine Verbesserung der Anpassungsgüte in der Regressionsgleichung erreicht wird.

Hinsichtlich der Angst und Depression gemäß HAD (s. Kap. 4.3.1 u. 5.3.4) erweist sich der jeweilige Summenwert der Skalen gegenüber einer dichotomen Auswertung auf der Basis eines cut-off-Wertes von 10 als überlegen.
Bei der *Schwere der Alkoholabhängigkeit* gemäß LAS (s. Kap. 4.3.2 u. Kap. 5.3.2) wurden zusätzlich zum Gesamttest-Wert die einzelnen Skalen-Werte mit in die Auswertung einbezogen, weil einzelne Skalen bei einigen Auswertungen eine höhere Partialkorrelation hatten als der Gesamt-Wert des LAS.
Zunächst wurden drei *Logistische Regressionen* gerechnet, bei denen die Zugehörigkeit zu einem der Stadien *precontemplation, contemplation* und *action* jeweils als die abhängige Variable definiert wurde.
Bei der *Logistischen Regression* zum Stadium *precontemplation* wurden zwei Variablen in die Regressionsgleichung aufgenommen, im ersten Schritt die LAS-Skala *psychische Entzugssymptome* ($p = .0005$; $R = -.25586$) und in einem zweiten Schritt das Merkmal verheiratet ($p = .0279$; $R = -.1359$). Mit 83.52% korrekt vorhergesagten Zuordnungen konnte kein Zuwachs gegenüber der Prädiktion durch ausschließliche Verwendung einer *Konstanten* erzielt werden.
Die *Logistische Regression* zum Stadium *contemplation* führte ebenfalls zur Aufnahme der LAS-Skala *psychische Entzugssymptome* in die Gleichung, jedoch mit einer positiven partiellen Korrelation ($p < .0000$; $R = .2682$). Die Prädiktion der Gruppenzugehörigkeit erhöhte sich gegenüber der ausschließlichen Verwendung einer *Konstanten* von 54.55% auf 67.27%.
Bei der Auswertung zum Stadium action wurde die Skala *Depression* gemäß HAD mit in die Regressionsgleichung aufgenommen ($p = .0063$; $R = -.1585$). Die Anzahl der korrekt klassifizierten Patienten (63.07%) konnte gegenüber der ausschließlichen Verwendung einer *Konstanten* nicht erhöht werden.
Wichtig für die Interpretation der Ergebnisse ist, dass nur solche unabhängigen Variablen als relevante Größen in die Regressionsgleichung aufgenommen werden, die für das jeweils untersuchte Stadium der Änderungsbereitschaft sehr spezifische Kennzeichen sind und in den beiden anderen Stadien entweder keine Bedeutung haben oder sie mit umgekehrtem Vorzeichen kennzeichnen.
In dem Stadienmodell von Prochaska und DiClemente (s. Kap. 2.5.4) wird davon ausgegangen, dass eine Reihe von *Prozessen der Änderung* stadienübergreifend anzutreffen sind. Diese Annahme lässt sich auf die Impetusfaktoren übertragen. Aus diesem Grunde wurde bei den nächsten drei Auswertungsschritten untersucht, welche Merkmale zwischen jeweils zwei der *Stadien der Änderungsbereitschaft* unter Ausschluss der Patienten des verbleibenden dritten Stadiums differenzieren.

Als abhängige Variable in der Regressionsgleichung wurde (1) die Zugehörigkeit zum Stadium *precontemplation* versus der Zugehörigkeit zum contemplation-Stadium, (2) die Zugehörigkeit zum contemplation-Stadium versus der Zugehörigkeit zum action-Stadium und (3) die Zugehörigkeit zum precontemplation-Stadium versus der Zugehörigkeit zum action-Stadium gewählt. Zur Interpretation der Vorzeichen des Partialkorrelationskoeffizienten R wird im folgenden jeweils in Klammern angegeben, welches Stadium mit 0 bzw. 1 kodiert wurde.

Eine Differenzierung zwischen (1) *precontemplation* (0-Kodierung) und *contemplation* (1-Kodierung) erfolgte ausschließlich durch die LAS-Skala *psychische Entzugssymptome* (p = .0001; R = .3383). Die Anzahl der korrekt vorhergesagten Fälle lag mit 77.88% höher als die Anzahl der ausschließlich aufgrund der Konstanten vorhergesagten 72.12%.

Einen signifikanten Beitrag zur Unterscheidung (2) von *contemplation* (0-Kodierung) und *action* (1-Kodierung) leistete der Gesamttest-Wert zur *Schwere der Alkoholabhängigkeit* gemäß LAS (p = .0013; R = -.2114). Auch bei dieser Regressionsgleichung wurde mit 64.71% korrekt vorhergesagten Zuordnungen der Prozentsatz der ausschließlich aufgrund der *Konstanten* vorhergesagten 55.15% überschritten.

Bei der *Logistischen Regressionsanalyse* zur Differenzierung (3) der Stadien *precontemplation* (0-Kodierung) und *action* (1-Kodierung) wurden insgesamt vier Kovariaten in die Gleichung aufgenommen, und zwar im ersten Schritt das Merkmal *verheiratet* (p = .0306; R = .1538), im zweiten Schritt die LAS-Skala *physische Entzugssymptome* (p = .0043; R = .2330), im dritten der HAD-Skalenwert für *Depression* (p = .0015; R = -.2669) und im vierten der HAD-Skalenwert für *Angst* (p = .0108; R = .1993). Der Prozentsatz der mit der Regressionsgleichung korrekt vorhergesagten Zuordnungen beträgt 74.4% und liegt über den ausschließlich aufgrund der *Konstanten* vorhergesagten 67.78%.

6. Ergebnisse der Katamnese-Studie

Von 289 Patienten, bei denen eine vollständige Diagnostik und Beratung durchgeführt wurde war, lehnten siebzehn (5.9%) eine spätere Nachbefragung ab. Aus Gründen der Erreichbarkeit wurden zwei Patienten ohne festen Wohnsitz und drei über 300 km entfernt wohnende Patienten von der Katamnese ausgeschlossen. Ein Patient verstarb noch während des Krankenhausaufenthaltes.
Bei der Planung der Katamneseuntersuchung wurde festgestellt, dass drei Patienten sowohl in Stichprobe 1 als auch in Stichprobe 2 enthalten waren. Mit diesen Patienten wurde jeweils nur eine Katamnese durchgeführt. Sie wurden der Stichprobe zugeordnet, in die sie zeitlich gesehen als erstes aufgenommen worden waren, zwei der Stichprobe 1 und einer der Stichprobe 2. Insgesamt resultierte eine geplante Katamnesestichprobe von 263 Patienten. Tabelle 6.1 gibt Aufschluss über die Häufigkeit der Gründe, aus denen keine Katamnese durchgeführt wurde.

Tabelle 6.1
Ausschöpfung der Katamnesestichprobe und Häufigkeiten der Ausfallgründe

	n	%
Geplante Katamnesestichprobe	263	100
Katamnese abgelehnt	26	9.9
nicht erreicht bei 10 Kontaktversuchen	13	4.9
unbekannt verzogen	12	4.6
über 300 km verzogen	2	0.8
verstorben	20	7.6
schwersterkrankt	3	1.1
Katamnese durchgeführt	187	71.1

Hinsichtlich der erhobenen soziodemographischen und diagnostischen Merkmale zeigten sich keine signifikanten ($\alpha = 5\%$) Unterschiede zwischen der realisierten Katamnesestichprobe und der Gruppe, mit der keine Katamnese durchgeführt werden konnte.
Die Katamnesen wurden frühestens nach 12 Monaten, im Durchschnitt nach 14 Monaten (SD = 1.63) durchgeführt. Die Interviews wurden zu 85.2% in der Privatwohnung der Probanden durchgeführt, 10 Interviews (5.3%) im Büro des Untersuchers, 15 (8.0%) in einem Krankenhaus, 2 (1.1%) in einer Entwöhnungseinrichtung und 7 (3.7%) an sonstigen Orten.

6.1 Vergleich von Stichprobe 1 mit Stichprobe 2

Die Ausschöpfungsrate bei der Stichprobe 1, die aus dem Einsatz von Screening-Fragebögen resultierte, zeigte mit 70.8% (n = 131) keinen signifikanten Unterschied zur Ausschöpfungsrate von 71.8% (n = 56) bei der Stichprobe 2, die von den Ärzten zugewiesen wurde (χ^2; 2 x 2 Tafel; df = 1; p = .87). Bezüglich des Vergleichs der beiden Stichproben werden somit keine ausschöpfungsbedingten Verzerrungen erwartet.

6.1.1 Reduktion der Häufigkeit von gesundheitlich riskantem Alkoholkonsum

Die Bestimmung *riskanter Trinkmengen* und *riskanter Trinkexzesse* erfolgte zu beiden Untersuchungszeitpunkten auf der Basis des SCAN (s. Kap. 4.3.2). In beiden Stichproben war eine Abnahme *riskanter Trinkmengen* und *Trinkexzesse* zu beobachten (s. Tab. 6.1.1).
Der Rückgang war in beiden Kategorien des *riskanten Alkoholkonsums* in Stichprobe 2 signifikant (χ^2; 2 x 2 Tafel; df = 1; p < .01) stärker ausgeprägt als in Stichprobe 1. *Riskante Trinkmengen* und *riskante Trinkexzesse* waren zum ersten Messzeitpunkt, also in dem Jahr vor dem Krankenhausaufenthalt, in Stichprobe 2 signifikant häufiger (χ^2; 2 x 2 Tafel; df = 1; p < .01). Im Jahr nach dem Krankenhausaufenthalt zeigte sich kein Unterschied mehr (χ^2; 2 x 2 Tafel; df = 1; p = .27 bei Trinkexzessen, p = .66 bei Trinkmengen).

Tabelle 6.1.1
Riskante Trinkmengen und riskante Trinkexzesse im Jahr vor dem Krankenhausaufenthalt (t1) und im Jahr nach dem Krankenhausaufenthalt (t2) in Stichprobe 1, die aus der Screening-Untersuchung resultierte, im Vergleich zu Stichprobe 2, die von den Ärzten zugewiesen wurde

	Stichprobe 1 n=131		Stichprobe 2 n=56	
	t1 n (%)	t2 n (%)	t1 n (%)	t2 n (%)
Riskante Trinkmengen #	86 (65.6)>	47 (35.9)**	50 (89.3)>	22 (39.3)**
Riskante Trinkexzesse##	47 (35.9)>	34 (26.0)*	38 (67.9 >	19 (33.9)**

* p < .05, McNemar Test für abhängige Stichproben
** p < .01, McNemar Test für abhängige Stichproben
\# durchschnittlicher täglicher Alkoholkonsum mindestens 20 Gramm Reinalkohol bei Frauen und 30 Gramm bei Männern
\#\# mindestens einmal pro Woche 80 Gramm oder mehr Reinalkohol bei Frauen und 120 Gramm oder mehr bei Männern

Von 13 katamnestisch nachuntersuchten Patienten, die zum Zeitpunkt der Erstuntersuchung als *teilremittierte Alkoholabhängige* diagnostiziert worden waren, gaben insgesamt fünf *riskante Trinkmengen* und/oder *riskante Trinkexzesse* für das Jahr nach dem Krankenhaus an, bei den *vollremittierten* war es keiner der 12 nachuntersuchten Patienten.

6.1.2 Abstinenzraten der Patienten im Katamnesezeitraum

Abbildung 6.1.2 zeigt einen Stichprobenvergleich der Abstinenzraten je Kalendermonat des Katamnesezeitraums der Patienten, die zum Zeitpunkt der Erstuntersuchung im Krankenhaus die Diagnose *Alkoholabhängigkeit - ständiger Substanzgebrauch* erhalten hatten (s. Kap. 5.2.4). Signifikante Unterschiede zwischen den beiden Stichproben (χ^2; 2 x 2 Tafel; df = 1; (α = .05) wurden im ersten (p < .001), im zweiten (p = .017) und dritten (p = .026) Monat des Katamnesezeitraumes gefunden.
Durchgängig abstinent waren 9 (13.8%) der Stichprobe 1 und 12 (24.5%) der Stichprobe 2 (χ^2; 2 x 2 Tafel; df = 1; p = .147). Die Anzahl der abstinenten Monate im Katamnesezeitraum war bei den Patienten der Stichprobe 2 größer (Median = 8) als bei denen in Stichprobe 1 (Median = 5) (p = .031, Mann-Whitney U-Test).

Abbildung 6.1.2
Abstinenzraten je Kalendermonat des Katamnesezeitraums bei alkoholabhängigen (F 10.25) Patienten der Stichprobe 1 (n = 65), die aus der Screening-Untersuchung resultierte, im Vergleich zu den alkoholabhängigen Patienten der Stichprobe 2 (n = 49), die von Ärzten zugewiesen wurden.

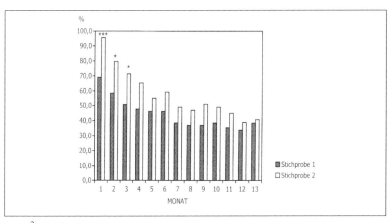

*   (χ^2; 2 x 2 Tafel; df = 1; p < .05)
*** (χ^2; 2 x 2 Tafel; df = 1; p < .001)

6.1.3 Inanspruchnahme von Hilfen der Suchtkrankenversorgung

Bezogen auf das Jahr vor dem Krankenhausaufenthalt zeigten sich hinsichtlich der Inanspruchnahme von Hilfen der Suchtkrankenversorgung durch die alkoholabhängigen Patienten keine signifikanten Unterschiede zwischen Stichprobe 1 und 2 ((2; 2 x 2 Tafel; df = 1; (α = .05).
In beiden Stichproben konnte ein signifikanter Anstieg der Inanspruchnahme festgestellt werden (s. Tab. 6.1.3.1). Unterteilt nach einzelnen Formen der Hilfeangebote, zeigte sich bei Patienten der Stichprobe 1 eine signifikante Erhöhung der Inanspruchnahme von *Suchtberatungen* und *Entwöhnungsbehandlungen*, in Stichprobe 2 erhöhte sich die Inanspruchnahme von *Selbsthilfegruppen, Suchtberatung, Entgiftung und Entwöhnungsbehandlungen*. Der Anstieg der Inanspruchnahme von Selbsthilfegruppen und Suchtberatung war in Stichprobe 2 signifikant höher als in Stichprobe 1 (χ^2; 2 x 2 Tafel; df = 1; α = .05).

Tabelle 6.1.3.1
Inanspruchnahme von Hilfen der Suchtkrankenversorgung im Jahr vor dem Krankenhausaufenthalt (t1) und im Jahr danach (t2) bei alkoholabhängigen Patienten der Stichprobe 1, die aus der Screening-Untersuchung resultierte, im Vergleich zu jenen von Ärzten zugewiesenen der Stichprobe 2

In Anspruch genommene Hilfen	Stichprobe 1 n=65		Stichprobe 2 n=56	
	t1 n(%)	t2 n(%)	t1 n(%)	t2 n(%)
Selbsthilfegruppe	5 (7.7)	9 (13.8)	7 (14.3 <	22 (44.9)**
Suchtberatung	5 (7.7) <	18 (27.7)**	5 (10.2) <	25 (51.0)**
Entgiftung	10 (15.4)	14 (21.5)	11 (22.4) <	24 (49.0)**
Entwöhnungsbehandlung	1 (1.5) <	7 (10.8)*	2 (4.1) <	7 (14.3)*
Mindestens eine Form der Inanspruchnahme	17 (26.2) <	28 (43.1)*	16 (32.7) <	36 (73.5)*

* p < .05, McNemar Test für abhängige Stichproben
** p < .01, McNemar Test für abhängige Stichproben

6.2 ERGEBNISSE ZUR PRÄDIKTIVEN VALIDITÄT DES STADIEN-MODELLS VON PROCHASKA UND DICLEMENTE UND DES STRESS-COPING-MODELLS VON FINNEY UND MOOS

Die Abstinenzraten und Inanspruchnahme des Hilfesystems der Suchtkrankenversorgung der Patienten im Jahr nach dem Krankenhausaufenthalt werden in den folgenden Kapiteln dazu genutzt, die prädiktive Validität des Stadien-Modells von Prochaska und DiClemente (s. Kap. 2.5.4) zu untersuchen. In die Auswertung werden 149 Patienten einbezogen, bei denen zum Zeitpunkt der Erstbefragung das Stadium der Änderungsbereitschaft bestimmt wurde (s. Kap. 5.1.1) und die im Rahmen der Katamnesestudie nachbefragt wurden.

6.2.1 Abstinenzraten im Jahr nach dem Krankenhausaufenthalt, unterteilt nach den Stadien der Änderungsbereitschaft

Abbildung 6.2.1 zeigt die Abstinenzraten bei den Patienten mit Alkoholmissbrauch oder -abhängigkeit im Jahr nach dem Krankenhausaufenthalt, unterteilt nach ihrer Zugehörigkeit zu den Stadien der Änderungsbereitschaft. Um den Verlauf über das gesamte Jahr besser abbilden zu können, wurden die Abstinenzraten wurden für jeden Kalendermonat des Katamnesezeitraums herangezogen.
Zusätzlich zu den Abstinenzraten wurde die Summe der abstinenten Monate im Katamnesezeitraum berechnet. Bei den Patienten im Stadium *precontemplation* betrug das arithmetische Mittel 4.15 (SD = 4.39), für jene im *contemplation*-Stadium 5.39 (SD = 4.62) und im *action*-Stadium 7.37 (SD = 4.52). Dieser signifikante Unterschied (ANOVA, df = 2, p = .002) bestätigt nochmals die in Abbildung 6.2.1 dargestellten Ergebnisse. Die entsprechenden Mediane betrugen 3, 4 und 7 (Kruskal-Wallis-Test, df = 2, p = .002).
Von 13 katamnestisch nachuntersuchten Patienten, bei denen zum Zeitpunkt der Erstuntersuchung die Diagnose *alkoholabhängig - Teilremission* gestellt worden war, haben insgesamt 5 durchgängige Abstinenz für das Jahr nach dem Krankenhausaufenthalt angegeben. Bei jenen mit der Diagnose *alkoholabhängig - Vollremission* waren es 7 von 12 nachuntersuchten Patienten.

Abbildung 6.2.1

Abstinenzraten je Kalendermonat im Jahr nach dem Krankenhausaufenthalt bei Patienten mit Alkoholmissbrauch oder -abhängigkeit, unterteilt nach ihrer Zugehörigkeit zu den Stadien der Änderungsbereitschaft precontemplation (n = 40), contemplation (n = 52) und action (n = 57)

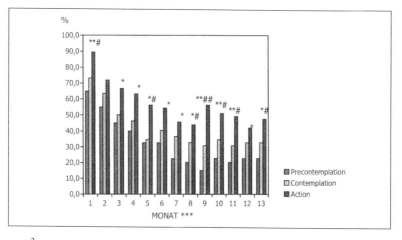

* χ^2; 2 x 2 Tafel; df = 1; p < .05 für precontemplation, action
** χ^2; 2 x 2 Tafel; df = 1; p < .01 für precontemplation, action
\# χ^2; 3 x 2 Tafel; df = 2; p < .05 für precontemplation, contemplation und action
\#\# χ^2; 3 x 2 Tafel; df = 2; p < .01 für precontemplation, contemplation und action
*** Eine detaillierte Beschreibung der Operationalisierung findet sich in Kap. 4.3.3.

6.2.2 Inanspruchnahme des Suchthilfesystems, unterteilt nach den Stadien der Änderungsbereitschaft

Patienten, die während des Krankenhausaufenthalts dem Stadium *precontemplation* zugeordnet worden waren, nehmen deutlich weniger Hilfen in Anspruch als Patienten in den Stadien *precontemplation* und *action* (s. Tab. 6.2.2).

Tabelle 6.2.2
Inanspruchnahme des suchtspezifischen Hilfesystems im Jahr nach dem Krankenhausaufenthalt bei Patienten mit Alkoholmissbrauch oder -abhängigkeit, unterteilt nach ihrer Zugehörigkeit zu den Stadien der Änderungsbereitschaft precontemplation, contemplation und action

Suchtspezifische Hilfen	precontemplation n=40		contemplation n=52		action n=57		p*
	n	%	n	%	n	%	
Selbsthilfegruppe	2	5.0	17	32.7	13	22.8	.006
Suchtberatung	6	15.0	23	44.2	18	31.6	.011
Entgiftung	6	15.0	18	34.6	16	28.1	.105
Entwöhnung	1	2.5	6	11.5	8	14.0	.162
Mindestens eine Form der Inanspruchnahme	9	22.5	33	63.5	27	47.4	>.001

* Pearson χ^2; 2 x 3 Tafel; df = 2

6.2.3 Impetusfaktoren der Inanspruchnahme des Suchthilfesystems

Die Untersuchung der *Impetusfaktoren* (s. Kap. 2.5.3 u. 5.3) von Inanspruchnahme des Suchthilfesystems bei Patienten mit Alkoholmissbrauch oder -abhängigkeit erfolgte mittels *Logistischer Regression*. Die Variabelenaufnahme in die Gleichungen wurde *schrittweise vorwärtsgerichtet* mit dem Aufnahmekriterium p < .05 und dem Ausschlusskriterium p > .10 vorgenommen (s. Kap. 5.2.9).
Als abhängige Variablen dienten die Operationalisierungen zur Inanspruchnahme (s. Kap. 4.3.2), als unabhängige die *Impetusfaktoren* (s. Kap. 5.3) sowie die *soziodemographischen Merkmale* der Stichprobe (s. Kap. 5.2.1). Entsprechend der Zielsetzung, das Konzept des *Stress-Coping-Modells* und das der *Stadien der Änderungsbereitschaft* in ein gemeinsames Modell zu integrieren, wurden die Stadien der Änderungsbereitschaft in den Pool der unabhängigen Variablen mit aufgenommen.
Einen signifikanten Beitrag zur Vorhersage der Inanspruchnahme einer Selbsthilfegruppe leisteten drei Variablen. Im ersten Schritt wurde die *Schwere der Alkoholabhängigkeit* in die Gleichung aufgenommen (p = .0560; R = .1064). Es folgten die Zughörigkeit zum Stadium der Änderungsbereitschaft *precontemplation* (p = .0288; R = -.1379) und das soziodemographische Merkmal *geschieden* (p = .0315; R = .1341). Der Prozentsatz der mit der Regressionsgleichung korrekt vorhergesagten Zuordnungen konnte gegenüber dem ausschließlich aufgrund der *Konstanten* vorhergesagten 78.72% auf 80.14% erhöht werden.

In die Regressionsgleichung zur Vorhersage der Inanspruchnahme einer Suchtberatung wurde zunächst die Variable *interpersonale und soziale Folgeprobleme* (s. Kap. 4.3.1) (p = .0194; R = .1420) und im einem zweiten Schritt das Vorhandensein einer *typischen Alkoholfolgeerkrankung* aufgenommen (p = .0193). Mit der resultierenden Regressionsgleichung konnte bei 69.50% der Patienten das Inanspruchnahmeverhalten korrekt vorhergesagt werden. Bei der Vorhersage ausschließlich aufgrund der *Konstanten* waren es 70.21%.

Bei der Vorhersage der Inanspruchnahme einer Entgiftung wurde ausschließlich die *Schwere der Alkoholabhängigkeit* ausgewählt (p < .0000; R = .3937). Der Prozentsatz der korrekt vorhergesagten Zuordnungen betrug 78.01%. Aufgrund der Zuordnung aufgrund der Konstanten waren es 73.05%.

Für die Prädiktion der Inanspruchnahme einer Entwöhnungsbehandlung wurden vier Variablen mit einem signifikanten Beitrag zur Differenzierung in die Regressionsgleichung aufgenommen. Im ersten Schritt waren es *körperliche Entzugssymptome* gemäß LAS (p = .0003; R = .3513). Im zweiten Schritt war es *Alkoholkonsum zur Vermeidung von Entzugssymptomen* gemäß LAS (p = .0029; R = .2740). Als drittes folgte das Merkmal *geschieden* (p = .0113; R = .2199). Zuletzt wurde das Merkmal *Erwerbstätigkeit mit geringem sozioökonomischem* Status (s. Kap. 4.3.1) in die Gleichung aufgenommen (p = .0478; R = .1450). Gegenüber der ausschließlichen Verwendung einer Konstanten erhöhte sich die Anzahl der korrekt vorhergesagten Zuordnungen von 90.07% auf 92.20%.

Abschließend wurde eine Regression zu der abhängigen Variablen *mindestens eine Form der Inanspruchnahme suchtspezifischer Hilfeangebote* gerechnet. Im ersten Schritt wurden die *Schwere der Alkoholabhängigkeit* gemäß LAS (p = .3147; R = .3147) und in einem zweiten Schritt das Merkmal *typische Alkoholfolgeerkrankung* (s. Kap. 4.3.1) (p = .0521; R = .0955) in die Regressionsgleichung aufgenommen. Der Prozentsatz korrekter Zuordnungen bei ausschließlicher Verwendung einer *Konstanten* betrug 54.61%. Durch die Hinzunahme der *Schwere der Alkoholabhängigkeit* erhöhte er sich auf 76.60%. Die Einbeziehung der *typischen Alkoholfolgeerkrankungen* verringerte die Anzahl der korrekten Vorhersagen auf 73.76%.

7. Diskussion der Ergebnisse zu den Hypothesen der Studie

Die Grundannahme, das Allgemeinkrankenhaus als einen günstigen Ort für sekundärpräventive Interventionen bei Patienten mit Alkoholmissbrauch oder -alkoholabhängigkeit anzusehen, wird von den Ergebnissen der Studie gestützt. Die Teilnahme an einem Screening haben 7% der Patienten abgelehnt (s. Kap. 4.2.1). Von den Patienten mit einem positiven Screening-Ergebnis lehnten weitere 6% eine weitergehende Beratung ab. Patienten mit Alkoholmissbrauch oder -abhängigkeit bildeten die zentrale Zielgruppe der sekundärpräventiven Maßnahmen Screening und Beratung. Im Setting des Allgemeinkrankenhauses wurden sie mehrheitlich erreicht.
Auf die Ergebnisse zu den einzelnen Hypothesen der Studie wird in den folgenden Kapiteln eingegangen.

7.1 UNTERSCHIEDE ZWISCHEN STICHPROBE 1 UND 2 (HYPOTHESE I)

Der Vergleich von Patienten der Stichprobe 1, die aus dem systematischen Einsatz von Screening-Instrumenten resultierte, mit denen der Stichprobe 2, die von den jeweils behandelnden Ärzten in eine Beratung verwiesen wurden, unterstützt im wesentlichen die *Hypothese I,* dass der Einsatz von Screening-Fragebögen die Einbeziehung von Patienten in frühen Stadien der Änderungsbereitschaft und mit weniger schwer ausgeprägten Formen alkoholbezogener Störungen in ein sekundärpräventives Interventionskonzept fördert.
Der Vergleich der *soziodemographischen Merkmale* der beiden Stichproben ergibt, dass Patienten der Stichprobe 1 seltener *geschieden* bzw. vom Partner *getrennt lebend* sind, häufiger *in einer Familie leben* und seltener *arbeitslos* sind als Patienten der Stichprobe 2. Patienten der Stichprobe 1 hatten seltener eine *typische Alkoholfolgeerkrankung* als Behandlungsdiagnose und die *Schwere der Alkoholabhängigkeit* war bei den Patienten mit der Diagnose *Alkoholabhängigkeit - ständiger Substanzkonsum* im Durchschnitt geringer ausgeprägt, auch hatten sie seltener *interpersonale und soziale Folgeprobleme.* Die Spezifikationen *a, b, d, e* der Hypothese I werden durch diese Ergebnisse unterstützt.
Bezüglich der *interpersonalen und sozialen Folgeprobleme* (Hypothese Ie) ist einschränkend zu erwähnen, dass der Unterschied nicht gilt, wenn der

Gruppenvergleich auf die Patienten mit der Diagnose *Alkoholabhängigkeit* eingegrenzt wird.

Die differenzierte Aufteilung der Patienten in diagnostische Untergruppen gemäß ICD-10 Forschungskriterien (s. Kap. 5.2.4) unterstützt nicht die Spezifikation c der Hypothese I. Es lag die Annahme zugrunde, dass sich durch die Anwendung eines sensitiven Screenings der Anteil von Alkoholmissbrauchern in der Zielgruppe für Intervention gravierend erhöht. Zwar liegt der Anteil von Alkoholmissbrauchern in Stichprobe 1 mit 13.9% gut doppelt so hoch wie in Stichprobe 2 (6.2%), dieser Unterschied erweist sich jedoch nicht als signifikant (p = .07).

Der unter der Screening-Bedingung resultierende Anteil von Alkoholmissbrauchern in der Interventionsstichprobe liegt deutlich unter den Prozentwerten, die vor dem Hintergrund der Relationen zwischen Alkoholmissbrauch und -abhängigkeit in der Bevölkerung zu erwarten wären (Edwards et. al., 1994). Für die gegenüber der Allgemeinbevölkerung veränderte Relation kommen zwei Gründe in Frage: (1) Eine höhere Hospitalisierungsrate bei alkoholabhängigen Menschen im Vergleich zu jenen mit Alkoholmissbrauch. Die hohe Prävalenz von Alkoholfolgeerkrankungen bei alkoholabhängigen Patienten im Allgemeinkrankenhaus im Vergleich zu Patienten mit Alkoholmissbrauch (s. Kap. 2.6.1) würde diese Interpretation stützen. (2) Eine unzureichende Sensitivität der verwendeten Screening-Verfahren für Alkoholmissbrauch.

In einer weiteren Studie der *Lübecker Arbeitsgruppe* wurde diese Fragestellung zwischenzeitlich aufgegriffen. Es zeigte sich, dass 1.0% aller alkoholabhängigen Patienten und 5.8% der Alkoholmissbraucher im Allgemeinkrankenhaus durch den CAGE nicht identifiziert werden konnten (Rumpf, H.-J., Hapke, U. & John, U., 1996).

Der Anteil remittierter und teilremittierter Alkoholabhängiger lag in Stichprobe 1 mit 19.6% deutlich über dem Anteil von 2.5% in Stichprobe 2 (p < .01). Dabei handelt es sich um eine unerwartet große Teilstichprobe, die nicht als falsch-positive Screening-Ergebnisse von der Studie ausgeschlossen, sondern im Beratungskonzept berücksichtigt (s. Kap. 4.5.2.4) wurde. Bei der Studiendurchführung zeigte sich, dass insbesondere bei den teilremittierten ein Beratungsbedarf bestand. Hierfür spricht auch der bei 5 von 13 teilremittierten, Alkoholabhängigen gefundene *gesundheitlich riskante* Alkoholkonsum im Katamnesezeitraum (s. Kap. 6.1.1).

Im Rahmen der Studie wurde die Taxonomie der Änderungsbereitschaft auf Patienten mit einer aktuellen Alkoholproblematik in den Stadien *precontemplation contemplation* und *action* begrenzt (s. Kap. 4.3.2 u. 5.1). Die Ergebnisse des Vergleichs der Stichproben hinsichtlich der Stadien der Änderungsbereitschaft (s. Kap. 5.2.7) stimmen mit der Vorhersage der Spezifikation *f* der *Hypothese I* überein. Die Ergebnisse legen nahe, dass die Ärzte insbesondere solche Patienten in eine weitere Beratung verweisen, die sich im Stadium action oder contemplation befinden. Die wenigen Patienten aus dem Stadium precontemplation hatten schwere Alkoholfolgeerkrankungen bzw. in einem Fall wiederholte schwere Verletzungen infolge von Alkoholintoxikationen.

Die Spezifikation *g* der *Hypothese I* wird durch die Ergebnisse der Studie nicht unterstützt. Die zugrundeliegende Annahme der Hypothese, dass bei Patienten mit einer zusätzlich zur Alkoholproblematik bestehenden Angst oder Depression eine höhere Wahrscheinlichkeit besteht, von den behandelnden Ärzten zu einer weitergehenden Behandlung verwiesen zu werden, findet keine empirische Entsprechung in der Studie. Die in verschiedenen Studien gefundene höhere Inanspruchnahme (s. Kap. 2.2.2 u. 2.5.3) des Suchthilfesystems von Patienten mit einer zusätzlichen Komorbidität scheint - zumindest bezogen auf das Allgemeinkrankenhaus - nicht durch die behandelnden Ärzte fossiert zu sein.

Die multivariaten Analysen zu den Stichprobenunterschieden sind als weitere Unterstützung der *Hypothese I* zu werten. Die Auswertung macht jedoch deutlich, dass die *soziodemographischen Merkmale* und die *interpersonalen und sozialen Folgeprobleme* der Patienten lediglich auf der Ebene der Einzelanalyse zwischen den Stichproben differenzieren. Bei der multivariaten Analyse tritt ihr Beitrag zur Erklärung der Unterschiede zwischen Stichprobe 1 und 2 gegenüber jenen Merkmalen zurück, die den Ärzten bei der Untersuchung und Behandlung der Patienten im Setting des Allgemeinkrankenhauses unmittelbar zugänglich sind. Wesentliche Kriterien zur Weiterleitung eines Patienten an einen Suchtberater sind offensichtlich das Vorliegen von *typischen Alkoholfolgeerkrankungen*, eine bestehende *Alkoholabhängigkeit*, die *Schwere der Alkoholabhängigkeit* und ein fortgeschrittenes Stadium der Änderungsbereitschaft hinsichtlich des Alkoholkonsums oder - mit anderen Worten gesagt - die Bereitschaft der Patienten, an ihrem Trinkverhalten etwas zu ändern oder zumindest über eine Änderung nachzudenken.

Die Ergebnisse lassen sich dahingehend interpretieren, dass das ärztliche Handeln in der Studie dem Ziel entspricht, die Ursache einer eingetretenen *Alkoholfolgeerkrankung* kausal zu behandeln. Die weiteren Prädiktoren der Weiterleitung von Patienten – *Änderungsbereitschaft* und *Schwere der Abhängigkeit* – sind in hohem Maße kompatibel zur Angebotsstruktur der traditionellen Suchtkrankenversorgung (s. Kap. 2.7.4) und ihren tradierten Krankheitskonzepten (s. Kap. 2.1 u. 2.4). Die von den Ärzten vorgenommene Selektion der Patienten ist in sich schlüssig und logisch nachvollziehbar.

Es ist davon auszugehen, dass der Unterschied zwischen den beiden Stichproben aufgrund der Durchführung der Studie abgeschwächt wurde. Dafür lassen sich zwei Ursachen vermuten. Erstens hatten die Ärzte Kenntnis von der Studie, was eine erhöhte Aufmerksamkeit für Patienten mit einer Suchtproblematik erwarten lässt, und zweitens bestand ein kontinuierlicher Austausch mit den Beratern des Suchtliaisondienstes.

7.2 GESUNDHEITLICH RISKANTER ALKOHOLKONSUM, ABSTINENZ UND DIE INANSPRUCHNAHME DES SUCHTHILFESYSTEMS IM KATAMNESEZEITRAUM (HYPOTHESE II)

Hypothese II wird durch die Ergebnisse der Katamnesestudie unterstützt. In beiden Stichproben zeigt sich ein signifikanter Rückgang des Anteils von Patienten mit *gesundheitlich riskantem Alkoholkonsum* (s. Kap. 6.1.1) und eine Zunahme der *Inanspruchnahme* des Suchthilfesystems (s. Kap. 6.1.3). Der Rückgang von *riskantem Alkoholkonsum* ist in Stichprobe 2 stärker ausgeprägt als in Stichprobe 1. Dieser Unterschied erklärt sich durch ein höheres Ausgangsniveau zum Zeitpunkt der Ersterhebung.
Die Zunahme der Inanspruchnahme des Suchthilfesystems ist bei den alkoholabhängigen Patienten der Stichprobe 2 gravierender als in Stichprobe 1. Dieser Unterschied bei der Inanspruchnahme lässt sich durch die stärker ausgeprägten alkoholbezogenen Störungen und Folgeprobleme in Stichprobe 2 gut erklären.
Trotz der deutlich geringeren Inanspruchnahme von Hilfen in Stichprobe 1 ergeben sich nur für die ersten drei Monate signifikante Stichprobenunterschiede hinsichtlich der Abstinenzraten. Es ist anzunehmen, dass Patienten der Stichprobe 2 aufgrund der durchschnittlich schwereren Problematik eher Hilfen in Anspruch nehmen. Der hierdurch zu erwartende positive Effekt auf die Abstinenzraten im Vergleich zu Stichprobe 1 wird aber durch ein möglicherweise erhöhtes Rückfallrisiko kompensiert.

7.3 IMPETUSFAKTOREN UND ÄNDERUNGSBEREITSCHAFT (HYPOTHESE IIIA)

Typische Alkoholfolgeerkrankungen sind deutlich zu den Stadien *contemplation* und *action* assoziiert (s. Kap. 5.3.1). Die unmittelbare Evidenz des Zusammenhangs zwischen der somatischen Erkrankung und dem Alkoholkonsum ist offensichtlich von besonderer Bedeutung, denn für die *wahrscheinlichen Alkoholfolgeerkrankungen* wurde kein entsprechender Zusammenhang gefunden.

Bezüglich der *Schwere der Alkoholabhängigkeit* (s. Kap. 5.3.2) und der *interpersonalen und sozialen Folgeprobleme* (s. Kap. 5.3.3) zeigt sich zwar ein Zusammenhang zu den *Stadien der Änderungsbereitschaft*, jedoch in einer Form, wie sie zunächst nicht erwartet wurde. Beide *Impetusfaktoren* sind am stärksten zu dem Stadium *contemplation* assoziiert. Patienten im Stadium *action* haben häufiger von körperlichen Entzugssymptomen und mehr *interpersonalen und sozialen Folgeproblemen* berichtet als Patienten im Stadium *precontemplation*.

Die klinische Beobachtung in der Beratung zeigte, dass viele Patienten mit einer besonders schweren Alkoholabhängigkeit nicht in der Lage waren, eine konkrete Handlungsplanung bezüglich des weiteren Alkoholkonsums ins Auge zu fassen, was dem Stadium *action* entspräche. Sie waren häufig auf ihre derzeitige Problemlage und die Symptome ihrer Abhängigkeit eingeengt. Die kognitiven und emotionalen Prozesse, die damit einhergehen, sind jedoch besonders zu dem Stadium *contemplation* assoziiert. Im Vergleich hierzu hatten Patienten, die beim Erstkontakt im Krankenhaus bereits im Stadium *action* waren, in der Regel eine höhere Kompetenz in der Handlungsplanung bezüglich ihres weiteren Alkoholkonsums, und das nicht, weil sie intellektuell kompetenter waren, sondern weil sie weniger heftig von Symptomen der Abhängigkeit beeinträchtigt wurden.

Der Einfluss einer zusätzlich bestehenden Angst oder Depression folgt ebenfalls nicht der Vorhersage der Hypothese III (s. Kap. 5.3.4). Das Vorliegen von *Depression* gemäß HAD war deutlich zu dem Stadium *contemplation* assoziiert. Diesbezüglich lassen sich zwei Erklärungen anführen. Zum einen tritt infolge schwerer Abhängigkeitsentwicklungen besonders häufig eine *sekundäre Depression* (s. Kap. 2.2.2 u. 2.4) auf und zum anderen ist eine gehemmte Handlungsaktivierung für depressive Störungen kennzeichnend. Die Handlungsaktivierung ist jedoch eine wesentliche Voraussetzung für die Aktivitäten, die das Stadium *action* beinhaltet.

Die multivariaten Auswertungen zu den Impetusfaktoren (s. Kap. 5.3.5) erlauben eine differenziertere Betrachtung der Zusammenhänge zwischen den Impetusfaktoren und der Änderungsbereitschaft. Als signifikante Prädiktoren des Stadiums *precontemplation* erweisen sich die Merkmale *wenig psychische Entzugssymptome* und *nicht verheiratet*. *Psychische Entzugssymptome* zeigten sich als signifikanter Prädiktor des Stadiums *contemplation* und die Abwesenheit von Depression für das Stadiums *action*. Die gefundenen Prädiktoren sind spezifische Merkmale für das jeweilige *Stadium der Änderungsbereitschaft*. Dieser Befund ist deshalb wichtig, weil er das *Stadienkonzept* unterstützt. Wäre *Änderungsbereitschaft* ausschließlich als eine intervall oder ordinal gestufte Größe anzusehen, wäre lediglich eine Differenzierung der Endpunkte *precontemplation* und *action* zu erwarten gewesen.

Bei der Bestimmung der Impetusfaktoren, die zwischen den Stadien *precontemplation* und *action* differenzieren, entsprachen lediglich *physische Entzugssymptome* und *Angst* der Hypothese IIIa. *Depression* war erneut negativ zum Stadium *action* korreliert.
Weiterhin zeigte sich, dass der Sachverhalt *verheiratet zu sein* positiv zum Stadium action assoziiert ist. Dies steht nicht unbedingt im Widerspruch zu den Annahmen von Finney und Moos (s. Kap. 2.5.2). Sie gingen davon aus, dass *soziale Unterstützung als puffernder Faktor* bei der Inanspruchnahme von Hilfen wirkt, zur Änderungsabsicht hinsichtlich des Alkoholkonsums sagt dies jedoch nichts aus.
In den Beratungen zeigte sich, dass das Bestehen einer Partnerschaft für sich genommen wenig Aussagekraft besitzt. Es gibt Partner, die eine weitergehende Inanspruchnahme unterstützen, und solche, die sie eher ablehnen. Bezüglich des Alkoholkonsums gibt es eine entsprechende Beobachtung, und zwar gibt es Partner, die eine Änderungsbereitschaft fossieren, und solche, die sie blockieren. Es ließ sich jedoch durchgängig beobachten, dass Partner mit einem eigenen Alkoholproblem eher kontraproduktiv im Sinne der Ziele des Projektes waren.
Die Ergebnisse machen deutlich, dass die *Hypothese IIIa* vor dem Hintergrund der durch das Stadienkonzept differenzierbaren Änderungsbereitschaft in ihrer Einfachheit nicht aufrechterhalten werden kann. Die Auswertungen konnten eine Reihe von schlüssigen Zusammenhängen aufzeigen, die nicht der Ausgangshypothese folgen. Änderungsbereitschaft zeigt sich vor dem Hintergrund der vorliegenden Resultate nicht mehr als einfache Funktion des Auftretens und der Schwere von Impetusfaktoren.
Aus den Ergebnissen lässt sich die Forderung ableiten, dass Impetusfaktoren nicht isoliert hinsichtlich ihres Motivierungspotentials zu betrachten sind, sondern auch unter dem Aspekt ihrer handlungseinschränkenden Auswirkung gesehen werden sollten.

7.4 IMPETUSFAKTOREN DER INANSPRUCHNAHME DES SUCHHILFESYSTEMS (HYPOTHESE IIIB)

Die Vorhersage der Inanspruchnahme von Angeboten der Suchkrankenhilfe folgt der Hypothese IIIb in ihrer Grundaussage (s. Kap. 6.2.3). Impetusfaktoren wie *Schwere der Alkoholabhängigkeit* oder Einzel-Skalen des LAS, *interpersonale und soziale Folgeprobleme* und *typische Alkoholfolgeerkrankungen* erweisen sich als signifikante Prädiktoren der Inanspruchnahme. Eine zusätzlich auftretende Komorbidität in Form von Angst oder Depression wurde jedoch in keiner Logistischen Regression in die Gleichung aufgenommen.

Die Auswertung macht deutlich, dass bei der Untersuchung von Inanspruchnahmeverhalten eine Differenzierung nach unterschiedlichen Hilfen sinnvoll ist. So zeigte sich der Sachverhalt *geschieden zu sein* bzw. *getrennt zu leben* als signifikanter Prädiktor der Inanspruchnahme von Selbsthilfegruppen. Hierin lässt sich ein Widerspruch zu der Interpretation von Finney und Moos sehen (s. Kap. 2.5.3). Sie gingen davon aus, dass der Sachverhalt *verheiratet* zu sein als puffernder Faktor die Neigung zur Inanspruchnahme herabsenkt. Bei der vorliegenden Studie wurde jedoch nicht die Variable *verheiratet* mit negativem Vorzeichen in die Regressionsgleichung aufgenommen, auch nicht die Variable als *Single lebend*, sondern die Variable *geschieden/getrennt lebend*. Daher bietet sich eher die Interpretation an, *geschieden zu sein* als Impetusfaktor der Inanspruchnahme zu werten. Für eine genauere Interpretation bedürfte es einer differenzierteren Datenerhebung. Aus den Erfahrungen der Beratungen lässt sich sagen, dass beide Hypothesen ihre Berechtigung haben (vgl. Kap. 7.3).

Das Merkmal *geschieden* erwies sich auch als signifikanter Prädiktor der Inanspruchnahme von stationären Entwöhnungsbehandlungen ebenso wie eine *Erwerbstätigkeit mit geringem sozioökonomischem Status*. Bei Menschen mit anspruchsvollen Tätigkeiten wurde eine stationäre Entwöhnung – wegen ihrer notwendigen Präsenz am Arbeitsplatz – häufiger abgelehnt. Bei Beamten und Selbständigen hatte dies auch versicherungstechnische Gründe: Entwöhnungsbehandlungen werden in der Regel von den Rentenversicherungen getragen und Beamte sowie Selbständige haben häufig keinen entsprechenden Versicherungsschutz für die Finanzierung einer Entwöhnungsbehandlung.

7.5 Zur Validität des Stadien-Modells von Prochaska und DiClemente (Hypothese IV)

Die Hauptkomponenten-Analyse zum RCQ ergab eine klare Replikation der Drei-Komponentenlösung von Rollnick et. al. (1992) (s. Kap. 5.1.1). Dieses Ergebnis spricht für ein über Sprachen und Länder hinweg robustes Konstrukt, wobei anzumerken ist, dass die interkulturellen Unterschiede hinsichtlich des Alkoholkonsums zwischen Cardiff in Wales, Sydney in Australien und Lübeck in Deutschland sicherlich nicht die größten sind.

Die Abstinenzraten (s. Kap. 6.2.1) im Jahr nach dem Krankenhausaufenthalt geben einen Hinweis darauf, dass das Konzept eine prädiktive Validität besitzt. Die Ergebnisse zeigen aber auch, dass der Krankenhausaufenthalt für Menschen in allen Stadien der Änderungsbereitschaft eine Chance bedeutet, abstinente Zeiten zu realisieren.

Die Inanspruchnahme von Hilfen der Suchkrankenversorgung variiert zwischen den Stadien der Änderungsbereitschaft (s. Kap. 6.2.2). Insbesondere Menschen, die hinsichtlich ihres Alkoholkonsums im Stadium *precontemplation* waren, haben im Vergleich zu den anderen beiden Gruppen selten Angebote des Suchthilfesystems in Anspruch genommen. Die hohen Raten der Inanspruchnahme bei Patienten, die sich im Stadium *contemplation* befanden, lassen sich einerseits durch die Schwere der Problematik in dieser Gruppe erklären (s. Kap. 7.3 u. 7.4), andererseits aber auch durch einen hohen Bedarf an Orientierung in diesem Stadium der Änderungsbereitschaft. Insgesamt hatte das Konzept von Prochaska und DiClemente bei der Bearbeitung der Fragestellungen einen hohen Erklärungswert für die Analyse der Stichprobenunterschiede (s. Kap 5.2.7 u. 5.2.9) und die Auswertungen zu den Impetusfaktoren.

Im Austausch mit den behandelnden Ärzten ergab sich der pragmatische Gewinn, dass die Grundgedanken des *Stages of Change*-Models leicht rezipierbar sind. Über die Laufzeit der Studie war bei vielen der behandelnden Ärzte ein zunehmendes Interesse an den Patienten mit einer Alkoholproblematik und dem *Stages of Change*-Modell zu beobachten.

8. Kritik

Die Hypothesen im empirischen Teil dieser Arbeit erwiesen sich bei der Auswertung zum Teil als zu global gefasst. So wurde bei Hypothese IIIa die Differenzierbarkeit des Konstruktes *Änderungsbereitschaft* durch das Modell von Prochaska und DiClemente bei der Formulierung der Hypothese nicht hinreichend berücksichtigt.

Ein Grund für die globale Formulierung der einzelnen Hypothesen ist der explorative Charakter der Studie. Insgesamt lagen zu Beginn der Arbeit so wenig Forschungsergebnisse vor, dass es nur schwer möglich war, sehr spezifische Hypothesen auszuformulieren, ohne dabei artifizielle Ableitungen treffen zu müssen.

Ein weiterer Kritikpunkt bezieht sich auf die Stichproben. Durch den intendierten Stichprobenvergleich wurden quasi zwei repräsentative Stichproben geschaffen, die erhebliche Unterschiede aufweisen. Dies muss bei der Ableitung von Schlussfolgerungen berücksichtigt werden. Bei Untersuchungen, die auf diese Arbeit aufbauen, könnte es zu Fehlentscheidungen kommen, wenn die Untersuchungsstichprobe der Stichprobe 2 entspricht. Ergebnisse der Datenanalysen zu den *Impetusfaktoren* und den *Stadien der Änderungsbereitschaft* würden möglicherweise weniger prägnant ausfallen, weil durch den Einsatz von Screening-Fragebögen eine Stichprobe generiert wurde, die in diesen Merkmalen wesentlich stärker variiert.

Bei der Auswahl der Erhebungsinstrumente ist zu kritisieren, dass die *Stadien der Änderungsbereitschaft* auf Angaben zum intendierten Trinkverhalten basieren, während die Impetusfaktoren von Finney und Moos auf der Basis von Studien zum Inanspruchnahmeverhalten hergeleitet wurden. Es wird häufig implizit davon ausgegangen, dass Änderungsbereitschaft auf verschiedene Verhaltensbereiche generalisiert werden kann und Gründe der Inanspruchnahme mit den Gründen für eine Abstinenzentscheidung eine große Überschneidung haben. Trotzdem wäre eine getrennte Operationalisierung der *Stadien der Änderungsbereitschaft* sowohl für den Bereich Trinkverhalten als auch für den der Inanspruchnahme sinnvoll. Gleiches gilt für die Herleitung und Operationalisierung von Impetusfaktoren.

# 9. Ausblick

Die Studie konnte zeigen, dass die Verbindung der Konzepte *Änderungsbereitschaft* und *Impetusfaktoren* aussichtsreich erscheint. Für die Weiterentwicklung eines theoretischen Rahmenkonzepts für den Bereich der Sekundärprävention im Allgemeinkrankenhaus bedarf es jedoch einer weitergehenden Untersuchung der Zusammenhänge zwischen den *Impetusfaktoren*, den *änderungswirksamen Prozessen* und den *Stadien der Änderungsbereitschaft*. Außerdem bedarf es einer Differenzierung der Ebenen der Änderungsbereitschaft, wie Trinkverhalten oder Inanspruchnahme.

Für spätere empirische Studien besteht ein Bedarf an geeigneten Instrumenten, die es ermöglichen, *Impetusfaktoren, änderungswirksame Prozesse* und *Stadien der Änderungsbereitschaft für* verschiedene Ebenen der Änderungsbereitschaft zu erfassen.

Bezogen auf die Zielsetzung der Sekundärprävention von Alkoholmissbrauch und -abhängigkeit unterstreichen die Ergebnisse der Studie die Potentiale des Allgemeinkrankenhauses als Ort für entsprechende Interventionen. Die Verwendung von Screening-Fragebögen als Einstieg in den Dialog mit den Patienten verspricht, eine größere Anzahl und ein breiteres Spektrum von Menschen mit Alkoholproblemen zu erreichen, als dieses durch vorhandene Strukturen des Suchthilfesystems möglich ist. In diesem Kontext sind Beratungskonzepte hilfreich, die den Betroffenen vorhandene Möglichkeiten aufzeigen und ihnen die Option vermitteln, sich von der Problematik zu emanzipieren.

Zwischenzeitlich wurde ein Screening-Fragebogen speziell für das Setting der medizinischen Basisversorgung entwickelt, der lediglich sieben Fragen umfasst und sich problemlos in Routineuntersuchungen integrieren lässt (Rumpf, Hapke, Hill & John, 1997).

Nicht so weit gediehen sind die Entwicklungen im Bereich der Beratung. Traditionelle Beratungs- und Therapiekonzepte der Suchtkrankenversorgung setzen beim Klienten das Bestehen einer Änderungsmotivation voraus. Die überwiegende Mehrheit der Psychotherapeuten verlangt sogar die Abstinenz als Voraussetzung eines Therapiebeginns. Die Erfahrung des Autors ist, dass sich psychotherapeutisch z. T. hervorragend ausgebildete Suchttherapeuten im Bereich der Sekundärprävention sowie anderen motivational niederschwelligen Beratungssituationen in ihrer Qualifikation nicht gefordert fühlen, weil die Klienten keine „Therapiebereitschaft" signalisieren und keine „Krankheitseinsicht" haben. Es kommt vor, dass die dadurch empfundenen Kränkungen zu negativen oder fatalistischen Einstellungen gegenüber den Klienten führen, die einer konstruktiven Beratungsarbeit entgegenstehen.

Beim *motivational interviewing* ist die Motivierung des Klienten nicht Voraussetzung sondern Ziel der Intervention. Das Beratungskonzept ist explizit auf frühe Stadien der Änderungsbereitschaft ausgerichtet und birgt in dieser Hinsicht ein geringeres Frustrationspotential als die Konzepte der traditionellen Suchtkrankenversorgung. Dies gilt auch für die Klienten, weil sie bei einer Beratung auf der Basis der Prinzipien des *motivational interviewing* selten Gefahr laufen, von den Zielen des Beraters frustriert oder überfordert zu werden.

Ein wichtiger Punkt ist die Weiterentwicklung und Verbreitung von Beratungskonzepten, die auf das Setting sekundärer Prävention ausgerichtet sind. Zur Zeit gibt es in Deutschland nur wenige Multiplikatoren des *motivational interviewing*, die den bereits jetzt bestehenden Bedarf an Aus- und Weiterbildung nicht abdecken können.

Aus wissenschaftlicher Sicht sollte bei der Evaluation von sekundärpräventiven Interventionen verstärkt der Kontext ihrer Anwendung berücksichtigt werden. Hierbei werden Probleme in den Vordergrund rücken, die in der Psychotherapieforschung eine eher untergeordnete Rolle spielen. Bei Beratungen im Allgemeinkrankenhaus ist zu untersuchen, wie kompatibel sie zum Setting der Durchführung und zu etwaigen Anschlussbehandlungen in der Suchtkrankenversorgung sind.

Ein weiterer noch zu bearbeitender Aspekt ist die Frage der Organisation der Beratungsarbeit. Die wenigsten Allgemeinkrankenhäuser verfügen über einen funktionierenden Konsiliar- oder Liaisondienst durch externe Suchtexperten. Da die Durchführung eines Screenings ohne Bereitstellung einer anschließenden Beratung wenig sinnvoll ist, gilt es zu prüfen, welche jeweiligen regionalen Anbieter hierfür in Frage kommen oder ob das Krankenhaus selbst entsprechende Ressourcen bereitstellen kann. Es gibt Hinweise darauf, dass es günstiger ist, die Beratung noch während des Krankenhausaufenthaltes durchzuführen. Vom Autor zwischenzeitlich supervidierte Projekte kamen zu dem Ergebnis, dass sich erst durch die Präsenz der Berater im Allgemeinkrankenhaus eine tragfähige Vernetzung von Beratungsstelle und Krankenhaus herstellen lässt.

Die Integration von Screening und Beratung in die Routineversorgung sollte im günstigsten Fall von einer weitergehenden Implementationsforschung begleitet werden, die überregionale Gemeinsamkeiten und regionale Spezifika herausarbeitet. Solche Kenntnisse sind Voraussetzung für die Entwicklung gesetzlich abgesicherter Finanzierungskonzepte, die regionale Besonderheiten berücksichtigen.

Sinnvoll wäre es, wenn sich die Protagonisten der weiteren Implementationsforschung der *Phase IV* der *WHO-Studien zur frühzeitigen Identifikation und Intervention* anschließen würden. Mit der Durchführung größerer multizentrischer Studien ergibt sich auch die Möglichkeit, spezifische Fragestellungen zu bearbeiten, für die größere Stichproben notwendig sind.

Literatur

Aasland, O. G. (1996). Prävention alkoholbezogener Probleme: Der Ansatz öffentlicher Gesundheit. SUCHT, 42; 236-245.

Abraham, K. (1972). Die psychologischen Beziehungen zwischen Sexualität und Alkoholismus (1908). In J. Cremerius (Ed.), Schriften zur Theorie und Anwendung der Psychoanalyse: eine Auswahl. Frankfurt am Main: Athenäum-Fischer-Taschenbuch-Verlag.

Abramson, L. Y., Seligman, M. E. P. & Teasdale, J. D. (1978). Learned helplessness in humans. Critique and reformulation. Journal of Abnormal Psychology, 87; 49-74.

Adams, W. (1978). Psychoanalysis of Drug Dependence. New York: Grune & Stratton.

Agarwal, D. P. & Goedde, H. W. (1991). The role of alcohol metabolising enzymes in alcohol sensitivity, alcohol drinking habits, and incidence of alcoholism in Orientals. In T. N. Palmer (Ed.), The Molecular Pathologie of Alcoholism (pp. 211-237). Oxford: Oxford University Press.

Ajzen, I. (1991). The theory of planned behavior. Behavior and Human Decision Processes, 50; 179-211.

Ajzen, I. & Fishbein, M. (1977). Attitude-Behavior Relations: A Theoretical Analysis and Review of Empirical Research. Psychological Bulletin, 84; 888-918.

Ajzen, I. & Fishbein, M. (Eds.). (1980). Understanding attitudes and predicting behaviour. Englewood Cliffs: Prentice-Hall.

American Psychiatric Association (Ed.). (1980). Diagnostic and statistical manual of mental disorders (3rd ed.). Washington: American Psychiatric Association.

American Psychiatric Association (Ed.). (1995). Diagnostic and Statistical Manual of Mental Disorders, Fourth Edition (DSM-IV). Washington, DC: American Psychiatric Association.

American Psychiatric Association (1987). Diagnostic and Statistical Manual of Mental Disorders, DSM-III-R (3rd ed. rev.). Washington, DC: American Psychiatric Association.

Anderson, P. & Scott, E. (1992). The effect of general practitioners' advice to heavy drinking men. British Journal of Addiction, 87; 891-900.

Andréasson, S., Allebeck, P. & Romelsjö, A. (1990). Hospital admissions for somatic care among young men: the role of alcohol. British Journal of Addiction, 85; 935-941.

Angermund, A. (1986). Prävalenz von Alkoholismus bei stationär behandelten nicht - traumatologischen Patienten einer chirurgischen Klinik. Medizinische Dissertation: TU München.

Annis, H. M. (1986). A relapse prevention model for treatment of alcoholics. In W. R. Miller & N. Heather (Eds.), Treating addictive behaviors: Processes of change (pp. 407-421). New York: Plenum Press.

Annis, H. M. & Davis, C. S. (1989). Relapse Prevention Training: A Cognitive-Behavioral Approach Based on Self-Efficacy Theory. Journal of Chemical Dependency Treatment, 2; 81-103.

Antons, K. & Schulz, W. (1977). Normales Trinken und Suchtentwicklung. Theorie und empirische Ergebnisse interdisziplinärer Forschung zum sozialintegrierten Alkoholkonsum und süchtigen Alkoholismus. Band II. Göttingen: Hogrefe.

Antons-Volmerg, K. (1993). Motivationsgespräche. Wie sag ich´s meinem Alkoholiker ? Sucht Report, 5; 29-36.

Aronson, E. (1969). The theory of cognitive dissonance: A current perspective. In L. Berkowitz (Ed.), Advances in experimental social psychology (Vol. 4). New York: Academic Press.

Athen, D. & Schranner, B. (1981). Zur Häufigkeit von Alkoholikern im Krankengut einer Medizinischen Klinik. In W. Keup (Hrsg.), Behandlung der Sucht und des Mißbrauchs chemischer Stoffe (S. 43-47). Stuttgart: Georg Thieme Verlag.

Atkinson, R. M. (1985). Persuading alcoholic patients to seek treatment. Comprehensive Therapie, 11; 16-24.

Auerbach, P. & Melchertsen, K. (1981). Zur Häufigkeit des Alkoholismus stationär behandelter Patienten aus Lübeck. Schleswig-Holsteinisches Ärzteblatt, 5; 223-227.

Babor, T. F. (1992). Alcohol and Drug Use History, Patterns and Problems. In B. Rounsaville, A. M. Horton, & B. Sowder (Eds.), Diagnostik Source Book . Adamha/USA: National Institute on Drug Abuse.

Babor, T. F. (1994). Avoiding the horrid and beastly sin of drunkeness: does dissuasion make a difference. Journal of Consulting and Clinical Psychologie, 62; 1127-1141.

Babor, T. F. (1996). Matching Alcoholism Treatments to Clients Heterogenity. Unpublished oral presentation on the 10th International Conference on Alcohol, Liverpool 14.-17. April.

Babor, T. F., de la Fuente , J. R., Saunders , J. & Grant , M. (1989). The Alcohol Use Disorders Identification Test: Guidelines for Use in Primary Health Care. Genf: WHO: Division of Mental Health.

Babor, T. F., Hofmann, M., DelBoca, F. K., Hesselbrock, V., Meyer, R. E., Dolinsky, Z. S. & Rounsaville, B. (1992). Types of Alcoholics, I. Evidence for an Empirically Derived Typology Based on Indicators of Vulnerability and Severity. Archives of General Psychiatry, 49; 599-614.

Babor, T. F., Kranzler, H. R. & Lauerman, R. J. (1989). Early detection of harmful alcohol consumption: comparison of clinical, laboratory, and self-report screening procedures. Addictive Behaviors, 14; 139-157.

Babor, T. F., Ritson, E. B. & Hodgson, R. J. (1986). Alcohol-Related Problems in the Primary Heath Care Setting: a review of early intervention strategies. British Journal of Addiction, 81; 23-46.

Babor, T. F., Weill, J., Treffardier, M. & Benard, J. Y. (1985). Detection and Diagnosis of Alcohol Dependence Using the Le Go Grid Method. In N. C. Chang & H. Chao (Eds.), Early Identification of Alcohol Abuse (pp. 321-338). Washington, D.C.: U.S. Department of Health and Human Services - Public Heath Service - Alcohol, Drug Abuse, and Mental Health Administration.

Backhaus, K., Erichson, B., Plinke, W., Schuchard-Fischer, C. & Weiber, R. (1989). Multivariate Analysemethoden: eine anwendungsorientierte Einführung. (5. Aufl.). Berlin: Springer.

Bandura, A. (1982). Self-Efficacy Mechanism in Human Agency. American Psychologist, 37; 122-147.

Bandura, A. (1986). Social foundations of thought and action: A social cognitive theory. New Jersey: Prentice-Hall.

Bannenberg, A. F. I., Raat, H. & Plomp, H. N. (1992). Demand for alcohol treatment by problem drinkers. Journal of Substance Abuse and Treatment, 9; 59-62.

Bar, H. L., Antes, D., Ottenberg, D. J. & A., R. (1984). Mortality of treated alcoholics and drug addicts: the benefits of abstinence. Journal on Studies of Alkohol, 45; 440-452.

Barber, J. G. (1995). Social Work with Adictions. Houndmilles: Macmillan.

Bardsley, P. E. & Beckman, L. J. (1988). The Health Belief Model and Entry into Alcoholism Treatment. The International Journal of the Addictions, 23; 19-28.

Barnes, G. E. (1983). Clinical and Prealcoholic Personality Characteristics. In B. Kissin & H. Begleiter (Eds.), The Pathogenesis of Alcoholism (pp. 113-195). New York and London: Plenum Press.

Barrison, I. G., Viola, L. & Murray-Lyon, I. M. (1980). Do houseman take an adequate drinking history. British Medical Journal, 281; 1040.

Batel, P., Pessione, F., Bouvier, A. M. & Rueff, B. (1995). Prompting alcoholics to be referred to an alcohol clinic: the effectiveness of a simple letter. Addiction, 90; 811-814.

Bauman, K. E. (1980). Pedicting Adolescent Drug Use: The Utility Structure and Marijuana. New York: Praeger.

Bauman, K. E. & Bryan, E. S. (1980). Subjective Expected Utility and Children's Drinking. Journal of Studies on Alkohol, 41; 952-958.

Bauman, K. E. & Chenoweth, R. L. (1984). The relationship between the consequences adolescents expect from smoking and their behavior: a factor analysis with panel data. Journal of Applied Social Psychology, 14; 28-41.

Bauman, K. E. & Fisher, L. A. (1985). Subjective expected utility, locus of control and behavior. Journal of Applied Social Psychology, 15; 606-621.

Bauman, K. E., Fisher, L. A., Bryan, E. S. & Chenoweth, R. L. (1984). Antecedents, subjective expected utility, and behavior: a panel study of adolescent cigarette smoking. Addictive Behaviors, 9; 121-136.

Bauman, K. E., Fisher, L. A., Bryan, E. S. & Chenoweth, R. L. (1985). Relationship between Subjektive Expected Utility and Behavior: A Longitudinal Study of Adolescent Drinking Behavior. Journal of Studies on Alcohol, 46; 32-38.

Becker, M., Haefner, D., Kasl, S., Kirscht, J., Mainman, L. & Rosenstock, I. M. (1977). Selected psychological models and correlates in individual health-related behaviors. Medical Care, 15; 27-46.

Becker, M. H. (Ed.). (1974). The Health Belief Model and Personal Health Behavior. New Jersey: Slack.

Beese, F. (1981). Beziehungsstörungen als Ausgangspunkt für Neurosen und Süchte - aus psychoanalytischer Sicht. In O. Hermanns (Hrsg.), Sucht und Psyche . Freiburg i. Br.: Lambertus.

Bell, J., The, E., Patel, A., Lewis, J. & Batey, R. (1988). The detection of at-risk drinking in a teaching hospital. The Medical Journal of Australia, 149; 351-355.

Beresford, T. B., Blow, F. C., Hill, E., Singer, K. & Lucey, M. R. (1990). Comparison of CAGE questionnaire and computer-assisted laboratory profiles in screening for covert alcoholism. Lancet, 336; 482-485.

Bergler, E. (1946). Personality Traits of Alcoholic Addicts. Quarterly Journal of Studies on Alcohol, 7; 356-359.

Bernadt, M. W., Mumford, J., Taylor, C., Smith, B. & Murray, R. M. (1982). Comparison of questionnaire and laboratory tests in the detection of excessive drinking and alcoholism. Lancet, 2; 325-329.

Bernitzki, H.-G. & Berndt, H. (1983). Der nichterkannte Alkoholismus. Zeitung ärztlicher Fortbildung, 77; 729-733.

Bien, T. H., Miller, W. R. & Tonigan, J. S. (1993). Brief interventions for alcohol problems: a review. Addiction, 88; 315-336.

Biernacki, P. (1986). Pathways from heroin addiction: recovery without treatment. Philadelphia, PA: Temple University Press.

Biernacki, P. (1990). Recovery from opiate addiction without treatment: A summary. In E. Y. Lambert (Ed.), The collection and interpretation of data from hidden populations (pp. 113-115). Rockville: National Institute on Drug Abuse.

Bode, J. C. (1993). Alkoholabusus als Krankheitsursache in einer Abteilung für Innere Medizin mit Schwerpunkt Gastroenterologie und Hepatologie. Leber Magen Darm, 6; 244-250.

Bohman, M., Sigvardsson, S. & Cloninger, C. R. (1881). Maternal inheritance of alcohol abuse. Cross-forstering analysis of adopted women. Archives of General Psychiatry, 38; 965-969.

Botzet, M. (1996). Prävalenz des Alkoholismus bei Patienten im Alter ab 65 Jahren im Städtischen Krankenhaus SÜD in Lübeck. Dissertation. Unveröffentlichte Dissertation, Medizinische Universität zu Lübeck, Lübeck.

Botzet, M., Rumpf, H.-J., Bromisch, B., Hapke, U., John, U. & Dilling, H. (1996). Prävalenz von Alkoholabhängigkeit und -mißbrauch bei Patienten ab 65 Jahren im Allgemeinkrankenhaus. Poster, 11. Wissenschaftliche Tagung der Deutschen Gesellschaft für Suchtforschung und Suchttherapie. Lübeck, 27.-30. 03.

Bowen, O. R. & Sammons, J. H. (1988). The Alcohol-Abusing Patient: A Challenge to the Profession. Jounal of the American Medical Association, 260; 2267-2270.

Bradley, K. A. (1992). Screening and Diagnosis of Alcoholism in the Primary Care Setting. The Western Journal of Medicine, 156; 166-171.

Bradley, K. A., Donovan, D. M. & Larson, E. B. (1993). How Much Is Too Much ? Advising Patients About Safe Levels of Alcohol Consumption. Archives of Internal Medicine, 153; 2734-2740.

Brown, G. W. (1978). Social origins of depression: A study of psychiatric disorder in women. London: Tavistock.

Buchsbaum, D. G., Buchanan, R. G., Lawton, M. J. & Schnoll, S. H. (1991). Alcohol Consumption Patterns in a Primary Care Population. Alcohol & Alcoholism, 26; 215-220.

Bühringer, G. (1996). Folgen des schädlichen Gebrauchs von alkoholischen Getränken. In Deutsche Hauptstelle gegen die Suchtgefahren (Hrsg.), Alkohol - Konsum und Mißbrauch, Alkoholismus - Therapie und Hilfe (S. 31-60). Freiburg im Breisgau: Lambertus.

Bühringer, G., Herbst, K. & Lehmann, W. (1992). Forschung zum Substanzmißbrauch in Deutschland. Sucht, 38; 219-225.

Bush, B., Shaw, S., Clearly, P., Delbanco, T. L. & Aronson, M. D. (1987). Screening for Alcohol Abuse Using the CAGE Questionnaire. The American Journal of Medicine, 82; 231-235.

Cain, C. (1986). Life histories and Life Interpretations in Alcoholics Anonymous. Chapel Hill: University of North Carolina.

Cantwell, R. & Chick, J. (1994). Alcohol misuse: clinical features and treatment. In J. Chick & R. Cantwell (Eds.), Alcohol and Drug Misuse (pp. 126-155). London: Gaskell.

Caplan, G. (1964). Principles of preventive psychiatry. New York: Basic Books.

Caplan, G. & Grunebaum, H. (1977). Perspektiven Primärer Prävention. In G. Sommer & H. Ernst (Hrsg.), Gemeindepsychologie. Therapie und Prävention in der sozialen Umwelt (S. 51-69). München: Urban & Schwarzenberg.

Chafetz, M. E. (1961). A Procedure for Establishing Therapeutic Contact with the Alcoholic. Quarterly Journal of Studies on Alcohol, 22; 325-328.

Chafetz, M. E. (1968). Research in the alcohol clinic an around-the-clock psychiatric service of the Massachusetts General Hospital. American Journal of Psychiatry, 124; 1674-1679.

Chafetz, M. E., Blane, H. T., Abram, H. S., Clark, E., Goldner, J. H., Hastie, E. L. & McCourt, W. F. (1964). Establishing treatment relations with alcoholics: a supplementary report. Journal of Nervous and Mental Disease, 138; 390-393.

Chafetz, M. E., Blane, H. T., Abram, H. S., Golner, J., Lacy, E., McCourt, W. F., Clark, E. & Meyers, W. (1962). Establishing Treatment Relations with Alcoholics. The Journal of Nervous and Mental Disease, 134; 395-409.

Charalampous, K., Ford, B. K. & Skinner, T. (1976). Self-esteem in alcoholics and non-alcoholics. Journal of Studies on Alcohol, 37; 990-994.

Chick, J. (1991). Early Intervention for Hazardous Drinking in the General Hospital. Alcohol & Alcoholism Supplement (I); 477-479.

Chick, J. & Cantwell, R. (1994). Dependence: concepts and definitions. In J. Chick & R. Cantwell (Eds.), Alcohol and Drug Misuse . Glasgow: Bell & Bain.

Chick, J., Lloyd, G. & Crombie, E. (1985). Counselling problem drinkers in medical wards: a controlled study. British Medical Journal, 290; 965-967.

Clark, W. D. (1981). Alcoholism: Blocks to Diagnosis and Treatment. The American Journal of Medicine, 71; 275-286.

Cleary, P. D., Miller, M., Bush, B. T., Warburg, M. M., Delbanco, T. L. & Aronson, M. D. (1988). Prevalence and Recognition of Alcohol Abuse in a Primary Care Population. The American Journal of Medicine, 85; 466-471.

Clement, S. (1986). The Identification of Alcohol-related Problems by General Practitioners. British Journal of Addiction, 81; 257-264.

Cloninger, C. R. (1987a). Neurogenetic Adaptive Mechanisms in Alcoholism. Science, 236; 410-416.

Cloninger, C. R. (1987b). A Systematic Method for Clinical Description and Classification of Personality Variants. Archive of General Psychiatry, 44; 573-588.

Cloninger, C. R., Bohman, M. & Sigvardsson, S. (1981). Inheritance of alcohol abuse. Cross-fostering analysis of adopted men. Archives of General Psychiatry, 38; 861-868.

Cohen, M., Kern, J. C. & Hassett, C. (1986). Identifying Alcoholism in Medical Patients. Hospital and Community Psychiatry, 37; 398-400.

Conger, J. J. (1951). The effects of alcohol on conflict behavior in the albino rat. Quarterly Journal of Studies on Alcohol, 12; 1-29.

Conigrave, K. M., Saunders, J. B. & Reznik, R. B. (1995). Predictive capacity of the AUDIT questionnaire for alcohol-related harm. Addiction, 90; 1479-1485.

Cook, C. (1994). Aetiology of alcohol misuse. In J. Chick & R. Cantwell (Eds.), Seminars in Alcohol and Drug Misuse (pp. 94-125). Glasgow: Bell & Bain.

Corotto, L. V. (1963). An explorative study of the personality characteristics of alcoholic patients who volunteer for continued treatment. Quarterly Journal of Studies on Alcohol, 24; 432-442.

Corrigan, E. M. (1973). Problem Drinkers Seeking Treatment. New Brunswick: Rutgers Center of Alcohol Studies.

Coulehan, J. L., Zettler-Segal, M., Block, M. & Schulberg, H. C. (1987). Recognition of Alcoholism and Substance Abuse in Primary Care Patients. Archive of Internal Medcine, 147; 349-352.

Cyr, M. G. & Wartman, S. A. (1988). The Effectiveness of Routine Screening Questions in the Detection of Alcoholism. Journal of the American Medical Assoziation, 259; 51-54.

Davidson, R. (1991). Facilitating change in problem drinker. In R. Davidson, S. Rollnick, & I. MacEwan (Eds.), Counselling Problem Drinkers (pp. 3-20). London: Routledge.

Davidson, R., Rollnick, S. & MacEwan, I. (Eds.). (1991). Counselling Problem Drinkers. London: Routledge.

Davison, G. C. & Neale, J. M. (1988). Klinische Psychologie. Weinheim: Psychologie-Verlags-Union.

de la Vega, G. (1971). Die Heroin-Sucht: Ein Abwehrmechanismus. In G. Ammnon (Hrsg.), Bewußtseinserweiternde Drogen in psychoanalytischer Sicht (S. 139-152). Berlin: Insel-Publikationen.

Denzin, N. K. (1987a). The Recovering Alcoholic. Newbury Park: Sage Publications.

Denzin, N. K. (1987b). The Alcoholic Self. Newbury Park: Sage Publications.

Deusinger, I. M. (1986). Die Frankfurter Selbstkonzeptskala (FSKN). Göttingen: Hogrefe.

Deutsche Gesellschaft für Suchtforschung und Suchttherapie (Hrsg.). (1985). Standards für die Durchführung von Katamnesen bei Abhängigen. Freiburg: Lambertus Verlag.

DiClemente, C. C. (1986a). Antonio-more than anxiety: A transtheoretical approach. In J. C. Norcross (Ed.), Caseboock of eclectic psychotherapy. (pp. 158-185). New York: Brunner & Mazel.

DiClemente, C. C. (1986b). Self-efficacy and the addictive behaviors. Journal of Social and Clinical Psychology; 302-315.

DiClemente, C. C., Carbonari, J. P., Montgomery, R. P. G. & Hughes, S. O. (1994). The Alcohol Abstinence Self-Efficacy Scale. Journal of Studies on Alcohol, 55; 141-148.

DiClemente, C. C., Carbonari, J. P., Rothfleisch, J., Donovan, D., Rychtarik, R. & Longabaugh, R. (1995a). Alcohol Abstinence Self-Efficacy and its Relationship to the Stages of Change in Inpatient and Outpatient Alcoholism Treatment. Unpublished Poster Presentation, Seventh International Conference on the Treatment of Addictive Behaviors, Leeuwenhorst, The Netherlands, May 28 - June 1.

DiClemente, C. C., Fairhurst, S. K. & Piotrowski, N. A. (1995b). The role of self-efficacy in the addictive behaviors. In J. Maddux (Ed.), Self Efficacy, Adaptation and Adjustment: Theory, Research and Application. New York: Plenum Press.

DiClemente, C. C. & Hughes, S. O. (1990). Stages of change profiles in outpatient alcoholism treatment. Journal of Substance Abuse, 2; 217-235.

DiClemente, C. C., McConnaughy, E. A., Norcross, J. C. & Prochaska, J. O. (1986). Integrative Dimensions for Psychotherapy. International Journal of Eclectic Psychotherapy, 5; 256-274.

DiClemente, C. C. & Prochaska, J. O. (1982). Self-change and therapy change of smoking behavior: A comparison of processes of change in cessation and maintenance. Addictive Behavior, 7; 133-142.

DiClemente, C. C. & Prochaska, J. O. (1985). Processes and Stages of Self-Change: Coping and Competence in Smoking Behavior Change. In S. Shiffmann & T. A. Wills (Eds.), Coping and substance abuse (pp. 319-343). New York: Academic Press.

DiClemente, C. C., Prochaska, J. O., Fairhust, S. K., Velicer, W. F., Velasquez, M. M. & Rossi, J. S. (1991). The Process of Smoking Cessation: An Analysis of Precontemplation, Contemplation and Preparation Stages of Change. Journal of Consulting and Clinical Psychology, 59; 295-304.

DiClemente, C. C., Prochaska, J. O. & Gibertini, M. (1985). Self-efficacy and the stages of self-change of smoking. Cognitive Therapy and Research, 9; 181-200.

Dilling, H., John, U., Hapke, U., Rumpf, H.-J. & Hill, A. (1996). Epidemiologische Untersuchungen zum Alkoholismus im Allgemeinkrankenhaus und in der Praxis des Hausarztes. Nervenheilkunde, 15; 482-486.

Dilling, H., Mombour, W. & Schmidt, M. H. (Eds.). (1991). Internationale Klassifikation psychischer Störungen. ICD-10 Kapitel V (F). Bern: Huber.

Dilling, H., Mombour, W., Schmidt, M. H. & Schulte-Markwort, E. (Eds.). (1994). Internationale Klassifikation psychischer Störungen: ICD-10, Kapitel V (F); Forschungskriterien. Bern: WHO.

Dilling, H., Oschinsky, A. M. & Nieder, C. (1987). Trends in Epidemiological and Evaluative Research on Alcoholism in the Federal Republic of Germany. In B. Cooper (Ed.), Psychiatric Epidemiology (pp. 296-309). London & Sydney: Croom Helm.

Dilling, H. & Weyerer, S. (1984). Psychische Erkrankungen in der Bevölkerung bei Erwachsenen und Jugendlichen. In H. Dilling, S. Weyerer, & R. Castell (Hrsg.), Psychische Erkrankungen in der Bevölkerung (S. 1-122). Stuttgard: Enke.

Dilling, H., Weyerer, S. & Enders, I. (1978). Patienten mit psychischen Störungen in der Allgemeinpraxis und ihre psychiatrische Überweisungsbedürftigkeit. In H. Häfner (Hrsg.), Psychiatrische Epidemiologie (S. 135-160). Berlin, Heidelberg, New York: Springer.

Dollard, J. & Miller, N. E. (1950). Personality and psychotherapy: an analysis in terms of lerning, thinking and culture. New York: McGraw-Hill.

Dominicus, R. (1990). Das psychobiologische Krankheitsmodel der bifaktoriellen Neurosenstruktur des Alkoholismus. Drogalkohol, 14; 3-17.

Dongier, M., Hill, J. M., Kealey, S. & Lawrence, J. (1994). Screening for Alcoholism in General Hospitals. Canadian Journal of Psychiatry, 39; 12-20.

Donovan, D. M. & Chaney, E. F. (1985). Alcoholic relapse prevention and intervention: Models and methods. In G. A. Marlatt & J. R. Gordon (Eds.), Relapse Prevention: Maintenance Strategies in the Treatment of Addictive Behaviors (pp. 351-416). New York: Guilford.

Driessen, M. (1996). Psychiatrische Komorbidität und Krankheitsverlauf bei Alkoholabhängigkeit. Unveröffentlichte Habilitationsschrift, Medizinische Universität zu Lübeck, Klinik für Psychiatrie.

Drummond, D. C. (1990). The Relationship between alcohol dependence and alcohol-related problems in a clinical population. British Journal of Addiction, 85; 357-366.
Duffy, J. C. (Ed.). (1992). Alcohol and Illness. Edingburgh: Edingburgh University Press.
Edwards, G. (1986). The Alcohol Dependence Syndrom. British Journal of Addiction, 81; 171-183.
Edwards, G. (Ed.). (1994). Alcohol policy and the public good. New York: Oxford University Press.
Edwards, G., Duckitt, A., Oppenheimer, E., Sheehan, M. & Taylor, C. (1983). What Happens to Alcoholics? Lancet, 2; 269-271.
Edwards, G. & Gross, M. M. (1976). Alcohol dependence: provisional description of a clinical syndrome. British Medical Journal; 1058-1061.
Edwards, G., Gross, M. M., Keller, M., Moser, J. & Room, R. (1977a). Alcohol related disabilities. (Vol. Nr. 32). Genf: WHO.
Edwards, G., Orford, J., Egert, S., Guthrie, A., Hawker, A. & Hensman, C. (1977b). Alcoholism: a controlled trial of „treatment" and „advice". Journal of Studies on Alcohol, 38; 1004.
Edwards, W. (1954). The theory of decision making. Psychological Bulletin, 51; 380-417.
Ellis, A. (1982). Rational Emotive Therapie and Cognitive Behaviour Therapy. New Jork: Springer.
Ellis, A., McInerney, J. F., DiGiuseppe, R. & Yeager, R. J. (1988). Rational emotive therapy with alcoholics and substance abusers. New York: Pergamon Press.
Elvy, G. A. & Wells, J. E. (1984). The Canterbury Alcoholism Screening Test (CAST): a detection instrument for use with hospitalized patients. New Zealand Medical Journal, 97; 111-115.
Elvy, G. A., Wells, J. E. & Baird, K. A. (1988). Attempted referrel as intervention for problem drinking in the general hospital. British Journal of Addiction, 83; 83-89.
Ewing, J. A. (1984). Detecting Alcoholism - The CAGE Questionnaire. Journal of the American Medical Association, 252; 1905-1907.
Fairbairn, R. D. (1952). Psychoanalytic Studies of the Personality. London.
Feibel, C. (1960). The Archaic Personality Strukture of Alcoholics and its Implications for Group Therapy. Int. J. Gr. Psychother., 10; 39-45.
Fenichel, O. (1931). Perversionen, Psychosen, Charakterstörungen: psychoanalytische spezielle Neurosenlehre. (Unveränderter Nachdruck, Darmstadt, Wiss. Buchges. 1992 ed.). Wien: Internat. Psychoanalytischer Verlag.
Ferenczi, S. (1964). Alkohol und Neurosen. In S. Ferenczi (Ed.), Bausteine zur Psychoanalyse Bd. I. . Bern: Huber.
Ferstl, R. (1991). Verhaltenstheoretische Modelle zu den Grundstörungen der Sucht. In K. Wanke & G. Bühringer (Eds.), Grundstörungen der Sucht (pp. 28-36). Berlin: Springer.
Feuerlein, W. (1988). Alkoholismus. Der Internist, Jhg. 29, 5; 299-301.
Feuerlein, W. (1989). Alkoholismus - Mißbrauch und Abhängigkeit. (4. Aufl.). Stuttgart: Thieme-Verlag.
Feuerlein, W., Ringer, C., Küfner, H. & Antons, K. (1979). Diagnosis of alcoholism: the Munich Alcoholism Test (MALT). Curr Alcohol, 7; 137-147.

Feuerlein, W., Ringer, C., Küfner, K. & Antons, K. (1977). Diagnose des Alkoholismus: Der Münchener Alkoholismustest (MALT). Münchener Medizinische Wochenschrift, 119; 1275-1282.

Feuerlein, W., Ringer, C., Küfner, K. & Antons, K. (1978). Münchener Alkoholismus Test (MALT). Weinheim: Beltz Test.

Fillmore, K. M. (1987a). Prevalence, Incidence and Chronicity of Drinking Patterns and Problems Among Men as a Function of Age: A longitudinal and cohort analysis. British Journal of Addiction, 82; 77-83.

Fillmore, K. M. (1987b). Women's drinking across the adult life course as compared to men's: A longitudinal and cohort analysis. British Journal of Addiction, 82; 801-811.

Fillmore, K. M. (1988). Alcohol use across the life course. Toronto: Alcoholism and Drug Addiction Research Foundation.

Fillmore, K. M. & Caetano, R. (1980). Epidemiology of occupational alcoholism. Unpublished Vortrag, 22.05.1980, National Institute on Alcohol Abuse and Alcoholism. Workshop on Alcoholism in the Workplace.

Finlay, D. G. (1966). Effect of the role network pressure on an alcoholic's approach to treatment. Social Work, 11; 71-77.

Finney, J. W. & Moos, R. H. (1991). The long-term course of treated alcoholism: I. Mortality, relapse and remission rates and comparisons with community controls. Journal of Studies on Alcohol, 52; 44-54.

Finney, W. & Moos, R. (1995). Entering treatment for alcohol abuse: a stress and coping model. Addiction, 90; 1223-1240.

Fishbein, M. (1967). Attitude and the Prediction of Behavior. In M. Fishbein (Ed.), Readings in Attitude Theory and Measurement (pp. 477-492). New York: John Wiley.

Fishbein, M., Aizen, I. & McArdle, J. (1980). Changing the Behavior of Alcoholics: Effects of persuasive communication. In I. Aizen & M. Fishbein (Eds.), Understanding Attitudes and Predicting Social Behaviour (pp. 217-242). New Yersey: Prentice-Hall.

Fishbein, M. & Ajzen, I. (1975). Belief, Attitude, Intention, and Behavior: An Introduction to Theory and Research. Reading, Mass.: Addison-Wesley.

Freud, A. (1968). Wege und Irrwege in der Kinderentwicklung. London - Frakfurt: Huber Klett.

Freud, S. (1952-1968). Gesammelte Werke in 18 Bänden. London - Frankfurt.

Freud, S. (1962). Aus den Anfängen der Psychoanalyse - Biefe an Wilhelm Fließ, Abhandlungen und Notizen aus den Jahren 1887-1902. Frankfurt.

Geller, G., Levine, D. M., Mamon, J. A., Moore, R. D., Bone, L. R. & Stokes, E. J. (1989). Knowledge, Attitudes, and Reported Practice of Medical Students and House Staff Regarding the Diagnosis and Treatment of Alcoholism. Journal of the American Medical Association, 261; 3115-3120.

Gerchow, J. & Heberle, B. (1980). Alkohol-Alkoholismus-Lexikon. Hamburg: Neuland-Verlagsgesellschaft.

Gerke, P. (1995). Alkoholfolgekrankheiten im Patientengut des Allgemeinkrankenhauses. Unpublished Dissertation, Medizinische Universität zu Lübeck.

Gerke, P., Hapke, U., Rumpf, H.-J. & John, U. (1997). Alcohol-Related Diseases in General Hospital Patients. Alcohol & Alkoholism, 32; 179-184.

Gerke, P., Hapke, U., Rumpf, H.-J. & John, U. (1998). Liegezeiten von Patienten mit Alkoholmißbrauch oder Alkoholabhängigkeit in Innerer Medizin und Chirurgie. Versicherungsmedizin, Heft 2, 50.Jahrgang; 67-70.

Gibbs, L. E. (1983). Validity and Reliability of the Michigan Alcoholism Screening Test: A Review. Drug and Alcohol Dependence, 12; 279-285.

Giesbrecht, N. & Dick, R. (1993). Societal norms and risk-taking behaviour: intercultural comparisons of casualities and alcohol consumption. Addiction, 88; 867-876.

Glover. (1933). Zur Ätiologie der Sucht. Int. Z. Psa., 19; 170-197.

Goertz, F.-J. (1972). Zur Tiefenpsychologie des chronischen Alkoholabusus. Bonn: Dissertation.

Gold, R. & Nickel, B. (1989). Positionsbestimmung zur Terminologie. In B. Nickel & G. V. Morozov (Eds.), Alkoholbedingte Krankheiten, Grundlagen und Klinik (1. Auflage ed., pp. 18-25). Berlin: Verlag Volk und Gesundheit.

Goldberg, H. I. (1988). Innovations and institutions: the Metro firm system: a primer. Soc Gen Intern Med Newsletter, 11; 4.

Goldberg, H. I., Mullen, M., Ries, R. K., Psaty, B. M. & Ruch, B. (1991). Alcohol Counseling in a General Medicine Clinic. Medical Care, 29; 49-56.

Götte, J. (1972). Psychosomatisches Symptom und Sucht. Dyn. Psychiatr., 5; 252-265.

Graham, A. W. (1991). Screening for Alcoholism by Life-style Risk Assessment in a Community Hospital. Arcive of Internal Medicine, 151; 958-964.

Graham, J. R. & Strenger, V. E. (1988). MMPI characteristics of alcoholics: A review. Journal of Consulting and Clinical Psychology, 56; 197-205.

Graham, K. (1986). Identifying and Measuring Alcohol Abuse among the Elderly: Serious Problems with Existing Instumentation. Journal of Studies on Alcohol, 47 (4); 322-326.

Grant, K. A., Arciniega, L. T., Tonigan, S., Miller, W. R. & Meyers, R. J. (1997). Are reconstructed self-reports of drinking reliable ? Addiction, 92; 601-606.

Gross, W. F. & Adler, L. O. (1970). Aspects of alcoholics' self-concepts as measured by the Tennessee Self-Concept Scale. Psychological Reports, 27; 431-434.

Hanlon, M. J. (1985). A Review of the Recent Literature Relating to the Training of Medical Students in Alcoholism. Journal of Medical Education, 60; 618-626.

Hapke, U., Rumpf, H. J. & John, U. (1997). Alkoholabhängigkeit und -mißbrauch im Allgemeinkrankenhaus - Förderung der Inanspruchnahme suchtspezifischer Versorgungsangebote. In U. John (Hrsg.), Regionale Suchtkrankenversorgung - Konzepte und Kooperationen (S. 101-108). Freiburg im Breisgau: Lambertus.

Hapke, U., Rumpf, H.-J. & John, U. (1994). Alkoholabhängigkeit im Allgemeinkrankenhaus: Erfassung von Alkoholabhängigkeit und -mißbrauch. In E. Kasten, W. Janke, & B. A. Sabel (Hrsg.), Medizinische und Biologische Psychologie (S. 51-52). Magdeburg: Königshausen & Neumann.

Hapke, U., Rumpf, H.-J. & John, U. (1996). Beratung von alkoholabhängigen Patienten im Allgemeinkrankenhaus. In Deutsche Hauptstelle gegen die Suchtgefahren (Hrsg.), Alkohol - Konsum und Mißbrauch, Alkoholismus - Therapie und Hilfe (S. 345-354). Freiburg im Breisgau: Lambertus.

Hasin, D., S. (1994). Treatment/Self-Help for Alcohol-Related Problems: Relationship to Social Pressure and Alcohol Dependence. Journal of Studies on Alcohol, 55; 660-666.

Hasin, D., Li, Q., McCloud, S. & Endicott, J. (1996). Agreement between DSM-III, DSM-III-R, DSM-IV and ICD-10 alcohol diagnoses in US community-sample heavy drinkers. Addiction, 91; 1517-1527.

Hasin, D. S., Grant, B. & Endicott, J. (1990a). The Natural History of Alcohol Abuse: Implications for Definitions of Alcohol Use Disorders. American Journal of Psychiatry, 147; 1537-1541.

Hasin, D. S., Grant, B. F., Dufour, M. G. & Endricott, J. (1990b). Alcohol Problems Increase While Physician Attention Declines. Archives of Internal Medicine, 150; 397-400.

Heather, N. (1989). Psychology and brief interventions. British Journal of Addiction, 84; 357-370.

Heather, N., Rollnick, S. & Bell, A. (1993). Predictive validity of the Readiness to Change Questionnaire. Addiction, 88; 1667-1677.

Heather, N., Rollnick, S., Bell, A. & Richmond, R. (1996). Effects of brief counselling among male heavy drinkers identified on general hospital wards. Drug and Alcohol Review, 1; 29-38.

Heckhausen, H. (1989). Motivation und Handeln. Berlin: Springer.

Hedlund, J. L. & Vieweg, B. W. (1984). The Michigan Alcoholism Screening Test (MAST): A Comprehensive Review. Journal of Operational Psychiatry, 15; 55-65.

Heigl, F., Heigl-Evers, A. & Ruff, W. (1980). Möglichkeiten und Grenzen einer psychoanalytisch orientierten Suchtkranken-Therapie. In Gesamtverband der Suchtkrankenhilfe (Hrsg.), Sozialtherapie in der Praxis: Psychoanalytisach orientierte Suchtkrankenhilfe. Kassel: Nicol-Verlag.

Heigl-Evers, A. (1980). Depression und Sucht. In Gesamtverband der Suchtkrankenhilfe (Hrsg.), Sozialtherapie in der Praxis: Psychoanalytisch orientierte Suchtkrankentherapie. Kassel: Nicol-Verlag.

Helzer, J. E. & Psyzbeck, T. R. (1988). The co-occurrence of alcoholism with other psychiatric disorders in the general population and its impact on treatment. Journal of Studies on Alcohol, 49; 219-224.

Henkel, D. (1992). Arbeitslosigkeit und Alkoholismus. Ätiologische, epidemiologische und diagnostische Zusammenhänge. Weinheim: Deutscher Studien Verlag

Henkel, D. (1996). Alkoholismus, Arbeitslosigkeit und Armut unter Berücksichtgung der Lage in den neuen Bundesländern. In Deutsche Hauptstelle gegen die Suchtgefahren (Hrsg.), Alkohol - Konsum und Mißbrauch, Alkoholismus - Therapie und Hilfe (S. 123-138). Freiburg im Breisgau: Lambertus.

Herrmann, C., Buss, U. & Snaith, R. P. (Hrsg.). (1995). Hospital anxiety and depression scale: HADS-D; deutsche Version: ein Fragebogen zur Erfassung von Angst und Depression in der somatischen Medizin; Testdokumantation und Handanweisung. Autoren der engl. Orig.-Ausgabe: R.P. Snaith und A.S. Zigmont (1994). Bern: Huber.

Hester, R. K. & Miller, W. R. (1989). Self-control training. In R. K. Hester & W. R. Miller (Eds.), Handbook of alcoholism treatment approaches. (pp. 141-149). New York: Pergamon Press.

Higgins, R. L. & Marlatt, G. A. (1975). Fear of interpersonal evaluation as a determinant of alcohol consumption in male social drinkers. Journal of Abnormal Psychology, 84; 644-651.

Hill, A., Rumpf, H.-J., Hapke, U., Driessen, M. & John, U. (1998). Prevalence of Alcohol Dependence and Abuse in General Practice. Alcoholism: Clinical and Experimental Research; 935-939.

Hingson, R., Mangione, T., Meyers, A. & Scotch, N. (1982). Seeking Help for Drinking Problems. Journal of Studies on Alcohol, 43; 273-288.

Hingson, R., Scotch, N., Day, N. & Culbert, A. (1980). Recognizing and Seeking Help for Drinking Problems. Journal of Studies on Alcohol, 41; 1102-1117.

Hodgson, R. & Stockwell, T. (1985). The theoretical and empirical basis of the alcohol dependence model: a social learning perspective. In N. Heather, I. Robertson, & P. Davies (Eds.), The Misuse of Alcohol: Crucial Issues in Dependence Treatment and Prevention (pp. 17-34). London: Croom Helm.

Hoffmann, H., Loper, R. G. & Kammeier, M. L. (1974). Identifying future alcoholics with MMPI alcoholism scales. Quatery Journal of Studies on Alcohol, 35; 490-498.

Holroyd, K. A. (1978). Effects of social anxiety and social evaluation on beer consumption and social interaction. Journal of Studies on Alcohol, 39; 737-744.

Hull, J. G. (1981). A self-awareness model of the causes and effects of alcohol consumption. Journal of Abnormal Psychology, 90; 586-600.

Humphreys, K., Mavis, B. & Stofflemayr, R. (1991). Factors predicting attendance at self-help groups after substance abuse treatment: preliminary findings. Journal of Consulting and Clinical Psychology, 59; 591-593.

Huss, M. (1852). Chronische Alkoholkrankheiten oder Alkoholismus chronicus. Stockholm.

Institute of Medicine (Ed.). (1990). Broadening the Base of Treatment for Alcohol Problems. Washington, DC: National Academy Press.

Ivanec, N. N. & Igonin, A. L. (1983). Klinika alkogolizma. In G. V. Morozov, W. E. Roznov, & E. A. Babajan (Eds.), Alkogolizm (pp. 75-138). Moskau: Medicina.

Janke, W., Erdmann, G. & Kallus, W. (1985). Streßverarbeitungsfragebogen (SVF). Göttingen: Hogrefe.

Janz, N. K. & Becker, M. H. (1984). The health belief model: a decade later. Health Education Quarterly, 11; 1-47.

Jellinek, E. M. (1946). Phases in the drinking history of alcoholics. Quarterly Journal of Studies on Alcohol, 7; 1-88.

Jellinek, E. M. (1952). Phases of alcohol addiction. Quarterly Journal of Studies on Alcohol, 13; 673-684.

Jellinek, E. M. (1960a). The disease concept of alcoholism. New Haven: Hillhouse Press, New Brunswick.

Jellinek, E. M. (1960b). Alcoholism, a genus and some of its species. Canadian medical Assoziation Journal, 83; 1341.

Jessor, R. (1987). Problem-behavior Theory, Psychosocial Development and Adolesscent Problem Drinking. British Journal of Addiction, 82; 331-342.

John, U. (1984). Alkoholiker in Therapie. Ein Vergleich. Suchtgefahren, 31; 47-56.

John, U. (1989). Kognitive Bedingungen des Wandels zur Abstinenz bei Alkoholabhängigen. In H. C. H. Watzl (Hrsg.), Rückfall und Rückfallprophylaxe (S. 104-111). Berlin: Springer.

John, U. (1993a). Die Alkoholkrankheit - Neue Entwicklungen in Diagnostik und Therapie. TW Neurologie Psychiatrie, 7; 183-186.

John, U. (1993b). Ansätze zur Diagnostik der Alkoholabhängigkeit. Zeitschrift für Klinische Psychologie, Psychopathologie und Psychotherapie, 41. Jahrgang; 1-17.

John, U. (1994). Ansätze zur Sekundärprävention der Alkoholabhängigkeit im Rahmen der medizinischen Behandlung. Zeitschrift für Medizinische Psychologie, 3; 99-105.

John, U. (1995). Addiction research in a wealthy nation: is there an expanding German research presence. Addiction, 90; 603-605.

John, U., Hapke, U., Erfurth, A. & Keeler, C. (1992a). Deutsche adaptierte Übersetzung vom CAGE Questionnaire. Lübeck: Medizinische Universität zu Lübeck.

John, U., Hapke, U., Rumpf, H.-J., Hill, A. & Dilling, H. (1996). Prävalenz und Sekundärprävention von Alkoholmißbrauch und -abhängigkeit in der medizinischen Versorgung. Baden-Baden: Nomos Verl.-Ges.

John, U., Rumpf, H.-J., Hapke, U. & Hill, A. (1995). Beratung und Behandlung alkoholabhängiger Patienten in der medizinischen Primärversorgung: Bedarfsschätzung und Realisierungsansätze. Das Gesundheitswesen, Heft 8/9; 557-558.

John, U., Veltrup, C., Schnofl, A., Bunge, S., Wetterling, T. & Dilling, H. (1992b). Entwicklung eines Verfahrens zur Erfassung von Ausprägungen der Alkoholabhängigkeit aufgrund von Selbstaussagen: die Lübecker Alkoholabhängigkeitsskala (LAS) - Development of a scale for measurement of degrees of alcohol dependence on grounds of self-statements: the Lübeck Alcohol Dependence Scale (LAS). Sucht, 38; 291-303.

Jonas, K. & Doll, J. (1996). Eine kritische Bewertung der Theorie überlegten Handelns und der Theorie geplanten Verhaltens. Zeitschrift für Sozialpsychologie, 27; 18-31.

Jones, T. V., Lindsay, B. A., Yount, P., Soltys, R. & Farani-Enayat, B. (1993). Alcoholism Screening Questionnaires: Are They Valid in Elderly Medical Outpatients. Journal of General Internal Medicine, 8 (12); 674-678.

Jordan, C. M. & Oei, T. P. S. (1989). Help-seeking Behaviour in Problem Drinkers: a review. British Journal of Addiction, 84; 979-988.

Junge, B. (1995). Alkohol. In Deutsche Hauptstelle gegen die Suchtgefahren (Ed.), Jahrbuch Sucht 1996 (pp. 9-30). Geesthacht: Neuland.

Kaij, L. (1960). Alcoholism in Twins. Studies on the etiology and sequels of abuse of alcohol. Stockholm: Almquist & Wiksell.

Kamerow, D. B., Pincus, H. A. & MacDonald, D. I. (1986). Alcohol abuse, other drug abuse, and mental disorders in medical practice: prevalence, costs, recognition, and treatment. Journal of the American Medical Association, 255; 2054.

Kammeier, M. L., Hoffmann, H. & Loper, R. G. (1973). Personality characteristics of alcoholics as college freshmen and at time of treatment. Quartery Journal of Studies on Alcohol, 34; 390.

Katschnig, H. (1986). Measuring life stress - a comparison of the cheklist and the panel technique. In H. Katschnig (Ed.), Life events and psychiatric disorders: Controversial issues (pp. 74-106). New York: Cambridge University Press.

Kernberg, O. F. (1976). Object Relations Theory and Clinical Psychoanalysis. New York: Jason Aronson.

Kernberg, O. F. (1981). Objektbeziehungen und Praxis der Psychoanalyse. Stuttgard: Klett-Cotta.

Kessler, R. C., Price, R. H. & Wortmann, C. B. (1985). Social factors in psychopathology: Stress, social support, and coping processes. Annual Review of Psychology, 36; 531-572.

Kissin, B. & Begleiter, H. (1972). The Biology of Alcoholism, Bd. II. New York: Plenum.

Klein, M. (1972). Das Seelenleben des Kleinkindes und andere Beiträge zur Psychoanalyse. Reinbek bei Hamburg: Rowohlt.

Klingemann, H. (1990). „Der Freitag, wo alles kaputt war" oder „Die Macht des Positiven"? Eine dimensionale Analyse „natürlicher Heilungen" bei kritischem Alkohol- und Heroinkonsum. Zeitschrift für Soziologie, 19; 444-457.

Klingemann, H. K.-H. (1991). The motivation for change from problem alcohol and heroin use. British Journal of Addiction, 86; 727-744.

Klingemann, K. H. (1992). Coping and Maintenance Stratgies of Spontaneous Remitters from Problem Use of Alcohol and Heroin in Switzerland. International Journal of the Addictions, 27; 1359-1388.

Knight, R. P. (1937). The psychodynamics of chronic alcoholism. Journal of Nervous and Mental Disorders, 86; 538-548.

Knupfer, G. (1972). Ex-problem drinkers. In M. Roff, L. Robins, & H. Pollack (Eds.), Life history research in psychopathologie (Vol. 2, pp. 256-280). Minneapolis: University of Minnesota Press.

Kohut, H. (1973). Narzißmus: eine Theorie der psychoanalytischen Behandlung narzißtischer Persönlichkeitsstörungen. Frankfurt: Suhrkamp.

Koumans, A. J. R., Muller, J. J. & Miller, C. F. (1967). Use of telephone calls to increase motivation for treatment in alcoholics. Psychological Reports, 21; 327-328.

Krampen, G. (1986). Überlegungen und Befunde zu einem handlungstheoretischen Partialmodell der Persönlichkeit. Trierer Psychologische Berichte, 13, Heft 3; .

Krampen, G. (1987). Handlungsthoretische Persönlichkeitspsychologie. Konzeptuelle und empirische Beiträge zur Konstrukterhellung. Göttingen: Hogrefe.

Krampen, G. (1991). Fragebogen zu Kompetenz- und Kontrollüberzeugungen (FKK). Göttingen: Hogrefe.

Krampen, G. & Fischer, M. (1988). Meßansätze für Kontrollorientierungen von Alkoholikern. Literaturübersicht, theoretische Bezüge und erste Befunde zu einem neuen Meßmodell. Trierer Psychologische Berichte, 15, Heft 1; .

Krasny, O. E. (1994). Behandlung und Rehabilitation: Kriterien für die Leistungszuständigkeit von Krankenkassen und Retenversicherungsträgern aus der Sicht des Bundessozialgerichts. In B. Jogoda & H. Kunze (Hrsg.), Gemeindepsychiatrische Suchtkrankenversorgung - Regionale Vernetzung medizinischer und psychosozialer Versorgungsstrukturen (S. 146-158). Köln: Rheinland-Verlag.

Kremer, G., Dormann, S. & Wienberg, G. (1996). Zur Umsetzung von Früherkennung und Frühintervention bei Patienten mit Alkoholproblemen in Arztpraxen und Allgemeinkrankenhäusern - Vernetzung mit dem Hilfesystem für Abhängigkeitskranke. In Deutsche Hauptstelle gegen die Suchtgefahren (Hrsg.), Alkohol - Konsum und Mißbrauch, Alkoholismus - Therapie und Hilfe (S. 355-370). Freiburg im Breisgau: Lambertus.

Kristenson, H. (1984). Früherkennung von Alkoholproblemen. Ein Programm zur Motivierung und Unterstützung von Selbstkontrolle. Drogalkohol, 1; 30-42.

Kristenson, H. (1987). Methods of Intervention to Modify Drinking Patterns in Heavy Drinkers. In M. Galanter (Ed.), Recent Developments in Alcoholism (Vol. 5, pp. 403-424). New York.

Krystal, H. & Raskin, H. A. (1983). Drogensucht: Aspekte der Ich-Funktion. Göttingen: Vandenhoeck.

Kuchipudi, V., Hobein, K., Flickinger, A. & Iber, F. L. (1990). Failure of a 2-Hour Motivational Intervention to Alter Recurrent Drinking Behavior in Alcoholics with Gastrointestinal Disease. Journal of Studies on Alcohol, 51; 356-360.

Kuiper, P. C. (1968). Die seelischen Krankheiten des Menschen: Psychoanalytische Neurosenlehre. Stuttgart: Ernst Klett Verlag.

Kuiper, P. C. (1976). Die seelischen Krankheiten des Menschen: Psychoanalytische Neurosenlehre. (4. unveränderte Auflage). Stuttgard: Ernst Klett Verlag.

Lachner, G., Wunderlich, U. & Reed, V. (1996). Welche Formen psychischer Störungen sind Risikofaktoren für das Auftreten von mißbrauchs- und abhängigkeitsbezogenen Merkmalen ? Vortrag, 11. Wissenschaftliche Tagung der Deutschen Gesellschaft für Suchtforschung und Suchttherapie, Lübeck, 27.-30.03.

Lazarus, R. & Folkman, S. (1984). Stress, Appraisal, and Coping. New York: Springer.

Lelbach, W. K. (1995). Epidemiologie des Alkoholismus und alkoholassoziierter Organschäden. In H. K. Seitz, C. S. Lieber, & U. A. Simanowski (Eds.), Handbuch Alkohol, Alkoholismus, alkoholbedingte Organschäden (pp. 21-72). Heidelberg: Barth.

Lemere, F. (1953). What Happens to Alcoholics. American Journal of Psychiatry, 109; 674-676.

Lesch, O. M. (1985). Chronischer Alkoholismus. Typen und ihr Verlauf. Stuttgart: Thieme.

Lesch, O. M., Bonte, W., Walter, H., Musalek, M. & Sprung, R. (1990). Verlaufsorientierte Alkoholismusdiagnostik. In D. R. Schwon & M. Krausz (Hrsg.), Suchtkranke: die ungeliebten Kinder der Psychiatrie (S. 81-91). Stuttgart: Enke.

Leslie, H. & Learmonth, L. (1994). Alcohol counselling in a general hospital. Nursing Standard, 8; 25-29.

Lewis, D. C. (1989). Putting Training About Alkohol and Other Drugs into the Mainstream of Medical Education. Alcohol Health & Research World, 13; 8-13.

Lewis, D. C., Niven, R. G., Czechowicz, D. & Trumble, J. G. (1987). A Review of Medical Education in Alcohol and Other Drug Abuse. Journal of the American Medical Association, 257; 2945-2948.

Longnecker, M. P. & MacMahon, B. (1988). Association between Alcoholic Beverage Consumption and Hospitalization, 1983 National Health Interview Survey. American Journal of Public Health, 78; 153-156.

Loper, R. G., Kammeier, M. L. & Hoffmann, H. (1973). MMPI characteristics of college freshman males who later became alcoholics. Journal of Abnormal Psychology, 82; 159-162.

Ludwig, A. M. (1985). Cognitive Processes Associated with „Spontaneous" Recovery from Alcoholism. Journal of Studies on Alcohol, 46; 53-58.

Lürßen, E. (1974). Psychoanalytische Theorien über die Suchtstrukturen. Suchtgefahren, 20; 145-151.

Maddux, J. E. (1991). Self-efficacy. In C. R. Snyder & D. R. Forsyth (Eds.), Handbook of social and clinical psychology. The health perspective (pp. 57-78). New York: Pergamon Press.

Maheswaran, R., Beevers, M. & Beevers, D. G. (1992). Effectiveness of advice to reduce alcohol consumption in hypertensive patients. Hypertension, 19; 147-172.

Mainman, L. & Becker, M. (1974). The health belief model: Origins and correlates in psychological theory. Health Edc. Monogr., 2; 336-353.

Mäkelä, K. (1991). Social and cultural preconditions of Alkoholics Anonymous (AA) and factors associated with the strength of AA. British Journal of Addiction, 86; 1405-1413.

Mantek, M. (1979). Frauen-Alkoholismus. München.

Marlatt, G. (1985). Cognitive factors in the relapse process. In G. Marlatt & R. J. Gordon (Eds.), Relapse prevention (pp. 128-200). New York: Guilford.

Marlatt, G. A. (1976). Alcohol, stress and cognitive control. In I. G. Sarason & C. D. Spielberger (Eds.), Stress and anxiety (pp. 271-296). New York: John Wiley & Sons.

Marlatt, G. A. (1979). Alcohol use and problem drinking: A cognitive-behavioral analysis. In P. C. Kendall & S. D. Hollon (Eds.), Cognitive-behavioral interventions. Theory, research, and procedures (pp. 319-355). New York: Academic Press.

Marlatt, G. A. (1985a). Coping and Substance Abuse: Implications for Research, Prevention and Treatment. In S. Shiffman & T. A. Wills (Eds.), Coping and substance use (pp. 367-386). Orlando: Academic Press.

Marlatt, G. A., Baer, J. S., Donovan, D. M. & Kivlahan, D. R. (1988). Addictive behaviors: Etiologie and treatment. Annual Review of Psychology, 39; 223-252.

Marlatt, G. A. & Gordon, J. R. (1980). Determinants of relapse: Implications for the maintenance of behavior change. In P. O. Davidson & S. M. Davidson (Eds.), Behavioral medicine: Changing health lifestyles (pp. 410-452). New York: Bruner & Mazel.

Marlatt, G. A. & Gordon, J. R. (Eds.). (1985). Relapse prevention. Maintenance strategies in the treatment of addictive behaviors. New York: Guilford Press.

Marlatt, G. A., Kosturn, C. F. & Lang, A. R. (1975). Provocation of anger and opportunity for retaliation as determinants of alcohol consumption in social drinkers. Journal of Abnormal Psychology, 84; 652-659.

Marshall, E. J., Edwards, G. & Taylor, C. (1994). Mortality in men with drinking problems: a 20-year follow-up. Addiction, 89; 1293-1298.

Masserman, J. H. & Yum, K. S. (1946). An analysis of the influence of alcohol on experimental neuroses in cats. Psychosom. Med., 8; 36.

Matakas, F. & Spahn, M. (1980). Stationäre Therapie von Alkoholikern. In H. Bergner, A. Legnaro, & K.-H. Reuband (Hrsg.), Alkoholkonsum und Alkoholabhängigkeit . Stuttgart: Kohlhammer.

Matefy, R. E., Kalish, R. A. & Cantor, J. M. (1971). Self-acceptance in alcoholics who accept and reject help. Quarterly Journal of Studies on Alcohol, 32; 1088-1091.

Matussek, P. (1959). Süchtige Fehlhaltungen. In V. E. v. Frankl, V. E. Gebsattel, & J. H. Schultz (Hrsg.), Spezielle Neurosenlehre: Handbuch der Neurosenlehre und Psychotherapie; 2 . München: Urban & Schwarzenberg.

Mausner, B. & Platt, E. (1971). Smoking: A Behavioral Analysis. New York: Pergamon Press.

Mayfield, D., McLeod, G. & Hall, P. (1974). The CAGE Questionnaire: Validation of a New Alcoholism Screening Instrument. American Journal of Psychiatry, 131; 1121-1123.

McConnaughy, E. A., DiClemente, C. O., Prochaska, J. O. & Velicer, W. F. (1989). Stages of change in psychotherapy: a follow-up report. Psychotherapy: Theory, Research & Practice, 26; 494-503.

McCord, W. & McCord, J. (1960). Origins of Alcoholism. Stanford: Stanford University Press.
McCord, W. & McCord, J. (1968). Origins of Alcoholism. (2 ed.). Stanford: Stanford University Press.
McCrady, B. S., Richter, S., S., Morgan, T. J., Slade, J. & Pfeifer, C. (1996). Involving Health Care Workers in Screening for Alcohol Problems. Journal of Addictive Diseases, 15; 45-58.
McIntosh, I. D. (1982). Alcohol-Related Disabilities in General Hospital Patients: A Critical Assessment of the Evidence. The International Journal of the Addictions, 17(4); 609-639.
Mellody, P., Miller, A. W. & Miller, J. K. (1991). Verstrickt in die Probleme anderer. Über Entstehung und Auswirkung von Co-Abhängigkeit. Kempten: Kösel-Verlag (Original erschienen 1989: Facing Codependence).
Menninger, K. (1938). Man against himself. New York: Hartcourt Brace.
Menninger, K. (1986). Selbstzerstörung: Psychoanalyse des Selbstmordes (Men against himself, 1938). Frankfurt: Suhrkamp.
Mihas, A. A. & Tavassoli, M. (1992). Laboratory Markers of Ethanol Intake and Abuse: A Critical Appraisal. The American Journal of the Medical Sciences, 303; 415-428.
Miller, P. M., Hersen, M., Eisler, R. M. & Hilsman, G. (1974). Effects of social stress on operant drinking of alcoholics and social drinkers. Research and Therapie, 12; 67-72.
Miller, W. R. (1983). Motivational interviewing with problem drinkers. Behavioral Psychptherapy, 1; 142-172.
Miller, W. R. (1985). Motivation for Treatment: A Reviev With Special Emphasis on Alcoholism. Psychological Bulletin, 98; 84-107.
Miller, W. R. (1987). Techniques to Modify Hazardous Drinking Patterns. In M. Galanter (Ed.), Recent Development in Alcoholism (Vol. 5, pp. 425-438). New York: Plenum Press.
Miller, W. R. (1989). Increasing motivation for change. In R. K. Hester & W. R. Miller (Eds.), Handbook of alcoholism treatment approaches: effective alternatives (pp. 67-80). New York: Pergamon.
Miller, W. R. & Rollnick, S. (1991). Motivational Interviewing. Preparing People to Change Addictive Behavior. New York: The Guilford Press.
Minden, G. (1978). Der strukturell Ich-gestörte Patient und die Theorie der Objektbeziehungen. Zeitschrift für psychosomatische Medizin und Psychoanalyse, 24; 328-354.
Mindlin, D. (1959). The characteristics of alcoholics as related to prediction of therapeutic outcome. Quarterly Journal of Studies on Alcohol, 20; 90-112.
Mitchell, W. D., Thompson the second, T. L. & Craig, S. R. (1986). Underconsultation and lack of follow-up for alcohol abusers in a university hospital. Psychosomatics, 27; 431-437.
Möller, H. J., Angermund, A. & Mühlen, B. (1987). Prävalenzraten von Alkoholismus an einem chirurgischen Allgemeinkrankenhaus: Empirische Untersuchungen mit dem Münchner Alkoholismus-Test. Suchtgefahren, 33; 199-202.
Moore, R. D., Bone, L. R., Geller, G., Mamon, J. A., Stokes, E. J. & Levine, D. M. (1989). Prevalence, Detection, and Treatment of Alcoholism in Hospitalized Patients. Journal of the American Medical Association, 261; 403-407.

Moos, R. H. (1988). Coping Responses Inventory manual. Palo Alto: Stanford University and Veterans Administration Medical Centers.

Moos, R. H. & Schaefer, J. A. (1993). Coping resources and processes: current concepts and measures. In L. Goldberger & S. Breznitz (Eds.), Handbook of Stress: Theoretical and Clinical Aspects (pp. 234-257). New York: The Free Press.

Morgenstern, J., Frey, R. M., McCrady, B. S., Labouvie, E. & Neighbours, C. J. (1996). Examining Mediators of Change in Traditional Chemical Dependency Treatment. Journal of Studies on Alcohol, 57; 53-64.

Morgenthaler, F. (1985). Homosexualität, Heterosexualität, Perversion. (2. Aufl. ed.). Frankfurtam Main: Edition Qumran im Campus Verlag.

Mühlen, B. (1984). Prävalenz von Alkoholismus bei stationär behandelten traumatologischen Patienten. Unveröffentlichte Dissertation, Technische Universität, München.

Mulford, H. A. (1982). The epidemiologie of alcoholism and its implications. In E. M. Pattison & E. Kaufman (Eds.), Encyclopedic Handbook of Alkoholism (pp. 441-457). Nem York: Gardner Press.

Mulford, H. A. & Fitzgerald, J. L. (1981). On the validity of the Research Diagnostic Criteria, the Feighner criteria, and the DSM-III for diagnosing alcoholism. Journal of Nervous and Mental Disease, 169; 654-658.

Mulford, H. A. & Miller, D. E. (1960). Drinking in Iowa II. -IV. Quarterly Journal of Studies on Alcohol, 21; 26-39, 267-278, 279-291, 483-499.

Nieder, C. (1985). Vergleichende Untersuchung über die Prävalenz und Diagnostik von Alkoholmißbrauch und Alkoholabhängigkeit an drei Lübecker Kliniken (Med Dissertation). Medizinische Universität zu Lübeck.

Nielsen, J. (1965). Delirium tremens in Copenhagen. Acta Psychiatrica Scandinavia, Supplement 187; 41.

Norcross, J. C., Prochaska, J. O., Guadagnoli, E. & DiClemente. (1984). Factor structure of the levels of attribution and change (LAC) scale in samples of psychotherapists and smokers. Journal of Clinical Psychology, 40; 519-528.

Norcross, J. C., Prochaska, J. O. & Hambrecht, M. (1985). Levels of Attribution and Change (LAC) Scale: Development and measurement. Cognitive Therapy and Research, 9; 631-649.

O'Connell, D. O. & Velicer, W. F. (1988). A decisional balance measure and the stages of change model for weight loss. International Journal of the Addictions, 23; 729-750.

Park, P. & Whitehead, P. C. (1973). Developemental sequence and dimensions of alcoholism. Quarterly Journal of Studies on Alcohol, 34; 887.

Persson, J. & Magnusson, P.-H. (1989). Early Intervention in Patients With Excessive Consumption of Alcohol: A Controlled Study. Alcohol, 6; 403-408.

Peterson, C. & Seligman, M. E. P. (1984). Causal explanations as a risk factor for depression: Theorie and evidence. Psychological Review, 91; 347-374.

Petry, J. (1985). Alkoholismustherapie: Vom Einstellungswandel zur kognitiven Therapie. München: Urban & Schwarzenberg.

Petry, J. (1993). Behandlungsmotivation. Grundlagen und Anwendung in der Suchttherapie. Weinheim: Beltz.

Pfeiffer, W., Feuerlein, W. & Brenk-Schulte, E. (1991). The motivation of alcohol dependents to undergo treatment. Drug and Alcohol Dependence, 29; 87-95.

Powers, P. S., Stevens, B., Arias, F., Cruse, C. W., Krizek, T. & Daniels, S. (1994). Alcohol disorders among patients with burns: crisis and opportunity. Journal of Burn Care & Rehabilitation, 15; 386-91.

Powers, R. J. & Kutash, I. L. (1985). Stress and alcohol. International Journal of the Addictions, 20; 461-482.

Prochaska, J. O. & DiClemente, C. C. (1983). Stages and processes of self-change of smoking: toward an integrated model of change. Journal of Consulting and Clinical Psychology, 51; 390-395.

Prochaska, J. O. & DiClemente, C. C. (1984). The Transtheoretical Approach: Crossing Traditional Boundaries of Therapy. Homewood, IL: Dow Jones Irwin.

Prochaska, J. O. & DiClemente, C. C. (1985). Common Processes of Self-Change in Smoking, Weight Control and Psychological Distress. In S. Shiffman & T. A. Wills (Eds.), Coping and substance abuse (pp. 345-363). New York: Academic Press.

Prochaska, J. O. & DiClemente, C. C. (1986a). Toward a Comprehensive Model of Change. In W. R. Miller & N. Heather (Eds.), Treating addictive behavoirs: Processes of change (pp. 3-27). New York: Plenum Press.

Prochaska, J. O. & DiClemente, C. C. (1986b). The Transtheoretical Approach. In J. C. Norcross (Ed.), Handbook of Eclectic Psychotherapy (pp. 163-200). New York: Brunner & Mazel.

Prochaska, J. O., DiClemente, C. C. & Norcross, J. C. (1992). In search of how people change. American Psychologist, 47; 1102-1114.

Prochaska, J. O., DiClemente, C. C., Velicer, W. F., Ginpil, S. E. & Norcross, J. C. (1985). Predicting change in smoking status for self-changers. Addictive Behaviors, 10; 395-406.

Prochaska, J. O., Wayne, F. V., DiClemente, C. C. & Fava, J. (1988). Measuring Process of Change: Applications to the Cessation of Smoking. Journal of Consulting and Clinical Psychology, 56; 520-528.

Radloff, L. (1975). Sex differences in depression: The effects of occupation and marital status. Sex Roles, 1; 249-265.

Radò. (1926). Die Wirkungen der Rauschgifte. Int. Z. Psa., 12; S. 540-556.

Radò. (1975). Die psychischen Wirkungen der Rauschgifte. Psyche, 29; 360-376.

Radò, S. (1934). Psychoanalyse der Pharmakothymie. Praxis der Psychotherapie, 16; 1-8.

Raistrick, D., Dunbar, G. & Davidson, R. (1983). Development of a Questionnaire to Measure Alcohol Dependence. British Journal of Addiction, 78; 89-95.

Rees, D. W., Beech, H. R. & Hore, B. D. (1984). Some factors associated with compiance in the treatment of alcoholism. Alcohol and Alcoholism, 19; 303-307.

Reimer, C. & Freisfeld, A. (1984). Einstellungen und emotionale Reaktionen von Ärzten gegenüber Alkoholikern. Alkoholismus, 34; 3514-3520.

Rennert, M. (1990). Co-Abhängigkeit: was Sucht für die Familie bedeutet. Freiburg im Breisgau: Lambertus.

Rennert, M. (1996). Mitbetroffen von der Sucht - Beratung bei Co-Abhängigkeit. In I. Vogt & C. Winkler (Hrsg.), Beratung süchtiger Frauen (S. 157-170). Freiburg: Lambertus.

Richter, G., Ivanec, N. N. & Morozov, G. V. (1989). Einteilung des Alkoholismus. In B. Nickel & G. V. Morosov (Hrsg.), Alkoholbedingte Krankheiten (S. 36-49). Berlin: Verlag Volk und Gesundheit.

Richter, G., Zahn, M. & Klemm, P. G. (1993). Die Exclusion-Detection-Klassifikationsregel für die Alkoholismusdiagnostik. SUCHT, 4; 255-261.
Riedesel, D. (1993). Selbstkommunikation und Trinkmotive bei rückfälligen und nicht-rückfälligen Alkoholabhängigen. In R. deJong-Meyer & T. Heyden (Hrsg.), Rückfälle bei Alkoholabhängigen (S. 95-108). München: Gerhard Röttger Verlag.
Roche, A. M. & Richard, G. P. (1991). Doctors' willingness to intervene in patients' drug and alcohol problems. Social Sciences in Medicine, 9; 1053-1061.
Rogers, C. (1957). The necessary and sufficient conditions of therapeutic personality changes. Journal of Consulting Psychology, 21; 95-113.
Roizen, R., Cahalan, D. & Shanks, P. (1978). „Spontaneous Remission" among Untreated Problem Drinkers. In D. B. Kandel (Ed.), Longitudinal Research on Drug Use: Empirical Findings and Methodological Issues (pp. 197-221). New York: John Wiley & Sons, Inc.
Rollnick, S. (1987). Early intervention among excessive drinkers: how early and in what context? Drug and Alcohol Review, 6; 341-346.
Rollnick, S. & Bell, A. (1991). Brief Motivational Interviewing for Use by the Nonspecialist. In W. R. Miller & S. Rollnick (Eds.), Motivational Interviewing. Preparing People to Change Addictive Behaviour (pp. 203-213). New York: The Guilford Press.
Rollnick, S. & Heather, N. (1982). The application of Bandura's self-efficacy theory to abstinence-oriented alcoholism treatment. Addictive Behaviors, 7; 243-250.
Rollnick, S., Heather, N. & Bell, A. (1992a). Negotiating behaviour change in medical settings: The development of brief motivational interviewing. Journal of Mental Health, 1; 25-37.
Rollnick, S., Heather, N., Gold, R. & Hall, W. (1992b). Development of a short „readiness to change" questionnaire for use in brief, opportunistic interventions among excessive drinkers. British Journal of Addiction, 87; 743-754.
Rommelspacher, H. (1996). Replik zum Editorial „Ein Lehrstuhl für Suchtforschung !" von Gerhard Bühringer. Sucht, 3; 204.
Room, R. (1980). Treatment-Seeking Populations and Larger Realities. In G. Edwards & M. Grant (Eds.), Alcoholism Treatment in Transition (pp. 205-224). Baltimore: University Park Press.
Room, R. (1989). Drugs, consciousness and self-control: popular and medical conceptions. International Review of Psychiatry, 1; 63-70.
Room, R., Janca, A., Bennett, L. A., Schmidt, L. & Sartorius, N. (1996). WHO cross-cultural applicability research on diagnosis and assessment of substance use disorders: an overview of methods and selcted results. Addiction, 91 (2); 199-220.
Rosenberg, H. (1983). Relapsed versus non-relapsed alcohol abusers: coping skills, life event and social support. Addictive Behaviors, 8; 183-186.
Rosenstock, I. M. (1966). Why some people use health sevices. Milbank Memorial Fund Quaterly, 44; 94-124.
Rosenstock, I. M. (1974). Historical origins of the Health Belief Model. Health Education Monographs, 2; 409-419.
Rost, W. D. (1994). Psychoanalyse des Alkoholismus. (2 ed.). Stuttgard: Klett-Cotta.

Rounsaville, B. J. (1992). DSM-IV Substance Use Disorders: The View from DSM-III-R. In National Institute on Drug Abuse (NIDA) (Ed.), Problems of Drug Dependence. Research Monograph 119 (pp. 101-105). Rockville: NIDA.

Rounsaville, B. J., Bryant, K., Babor, T., Kranzler, H. & Kadden, R. (1993). Cross system agreement for substance use disorders: DSM-III-R, DSM-IV and ICD-10. Addiction, 88; 337-48.

Rowland, N., Maynard, A., Beveridge, A., Kennedy, P., Wintersgill, W. & Stone, W. (1987). Doctors have no time for alcohol screening. British Medical Journal, 295; 95-96.

Rumpf, H.-J., Hapke, U., Hill, A. & John, U. (1997). Development of a Screening Questionnaire for the General Hospital and General Practice. Alcoholism: Clinical and Experimental Research, 21; 894-898.

Rumpf, H.-J., Hapke, U. & John, U. (1996). Empirical evidence of methodological standards in estimating the prevalence of alcohol dependence or abuse in the general hospital. Unpublished oral presentation, Liverpool.

Russel, J. & Mehrabian, A. (1975). The mediating role of emotions in alcohol use. Journal of Studies on Alcohol, 36; 1508-1536.

SAS (Ed.). (1997). SAS software 6.12. Cary, North Carolina: SAS Institute Inc.

Saunders, B. (1994). The cognitive - behavioural approach to the management of addictive behaviour. In J. Chick & R. Cantwell (Eds.), Seminars in Alcohol and Drug Misuse (pp. 156-173). London: Gaskell.

Saunders, J. B. & Aasland, O. G. (Eds.). (1987). Report on Phase I, Development of a Screening Instrument. Geneva: WHO.

Saunders, J. B., Aasland, O. G., Amundsen, A. & Grant, M. (1993a). Alcohol consumption and related problems among primary health care patients: WHO collaborative project on early detection of persons with harmful alcohol consumption. Addiction, 88; 349-62.

Saunders, J. B., Aasland, O. G., Babor, T. F., DeLaFuente, J. R. & Grant, M. (1993b). Development of the Alcohol Use Disorders Identification Test (AUDIT): WHO collaborative project on early detection of persons with harmful alcohol consumption-II. Addiction, 88; 617-629.

Saunders, J. B. & Foulds, K. (1992). Brief and early intervention: experience from studies of harmful drinking. Australian & Newzeeland Journal of Medicine, 22; 224-230.

Saunders, W. M. & Kershaw, P. W. (1979). Spontaneous remission from alcoholism: a community study. Britsh Journal of Addiction, 74; 251-265.

Scheidt, J. V. (1976). Der falsche Weg zum Selbst - Studien zur Drogenkarriere. München: Kindler.

Scheller, R. & Lemke, P. (1994). Streßbewältigung, Kontroll- und Kompetenzüberzeugungen von Alkoholikern. SUCHT, 4; 232-243.

Scherer, U. & Scherer, K. (1994). Emotionale Reagibilität, Bewältigungsstrategien und Alkoholismus. In E. Heim & M. Perrez (Eds.), Krankheitsverarbeitung. Göttingen: Hogrefe.

Scherer, U. & Scherer, K. R. (1991). Emotionalität und Alkoholkonsum: Entwicklung und Pretest einer Untersuchung zur Ermittlung von Risikofaktoren für Alkoholabhängigkeit (unveröffentlichter Bericht): Université de Genève.

Schiefele, U. (1990). Einstellung, Selbstkonsistenz und Verhalten. Göttingen: Hogrefe.

Schuckit, M. A. (1979). Drug and Alcohol Abuse. A Clinical Guide to Diagnosis and Tratment. Nem York: Plenum.
Schuckit, M. A. & Irwin, M. (1989). An Analysis of the Clinical Relevance of Type 1 and Type 2 Alcoholics. British Journal of Addiction, 84; 869-876.
Schuckit, M. A., Zisook, S. & Mortola, J. (1985). Clinical implications of DSM-III diagnoses of alcohol abuse and alcohol dependence. American Journal of Psychiatry, 143; 1403-1408.
Schwenk, E. (1976). Ein Beitrag zur Problematik der ambulanten Gruppentherapie von Alkoholkranken. Gruppenpsychotherapie, Gruppendynamik, 11; 89-99.
Schwoon, D. R. (1988). Die Motivation zur Alkoholismustherapie. In F. Pfäfflin, H. Appelt, M. Krausz, & M. Mohr (Hrsg.), Der Mensch in der Psychiatie (S. 289-297). Berlin: Springer.
Schwoon, D. R. (1990). Motivationsbehandlung bei Alkoholkranken. In D. R. Schwoon & M. Krausz (Hrsg.), Suchtkranke: die ungeliebten Kinder der Psychiatrie (S. 166-181). Stuttgard: Enke.
Scott, E. & Anderson, P. (1990). Randomized controlled trial of general practitioner intervention in women with excessive alcohol consumption. Drug & Alcohol Review, 10; 313-321.
Seitz, G. E., Stickel, F., Simanowski, U. A. & Seitz, H. K. (1995). Das Carbohydrate-Deficient Transferrin (CDT) als Marker für chronischen Alkoholkonsum. In M. Soyka (Hrsg.), Biologische Alkoholismusmarker. Weinheim: Chapman & Hall.
Seitz, H. K., Lieber, C. S. & Simanowski, U. A. (1995). Handbuch Alkohol - Alkoholismus - Alkoholbedingte Organschäden. Heidelberg: Barth.
Seligman, M. E. P. (1973). Fall into helplessness. Psychology Today, 7; 43-48.
Seligman, M. E. P. (1974). Depression and learned helplessness. In J. Friedmann & M. M. Katz (Eds.), The psychology of depression. Washington D. C.: Winston-Wiley.
Seligman, M. E. P. (1975). Erlernte Hilflosigkeit. (3. Aufl. ed.). München Weinheim: Psychologie Verlags Union.
Seligman, M. E. P., Abramson, L. V., Semmel, A. & Von Baeyer, C. (1979). Depressive attributional style. Journal of Abnormal Psychology, 88; 242-247.
Selzer, M. L. (1971). The Michigan Alcoholism Screening Test: The Quest for a New Diagnostic Instrument. The American Journal of Psychiatry, 127; 1653-1658.
Selzer, M. L., Vinokur, A. & Rooijen, M. A. (1975). A Self-Administered Short Michigan Alcoholism Screening Test (SMAST). Journal of Studies on Alcohol, 36; 117-126.
Seppä, K. & Mäkelä, R. (1993). Heavy drinking in hospital patients. Addiction, 88; 1377-1382.
Shackman, S. L. (1984). Impact of alcoholism treatment in a health maintenance organisation on drinking and medical sevices utilisation. Dissertation Abstracts International, 45; 1923B-1924B.
Shen, W. W., Chavez, C. E. & Huang, T. D. (1983). Which detoxified alcoholic keeps the first clinic appointment ? Drug and Alcohol Dependence, 11; 353-358.
Shiffman, S. & Wills, T. A. (Eds.). (1985). Coping and Substance Use: Academic Press, Inc.
Simmel, E. (1948). Alcohilism and Addiction. Psychoanal. Quart., 17; 6-31.

Six, B. (1975). Die Relation von Einstellungen und Verhalten. Zeitschrift für Sozialpsychologie, 6; 270-296.

Skinner, H. A. (1981). Comparison of clients assigned to in-patient and out-patient treatment for alcoholism. British Journal of Psychiatry, 138; 312-320.

Skinner, H. A. & Allen, B. A. (1982). Alcohol Dependence Syndrome: Measurement and Validation. Journal of Abnormal Psychology, 91; 199-209.

Skinner, H. A., Holt, S., Schuller, R., Roy, J. & Israel, Y. (1984). Identification of alcohol abuse using laboratory tests and a history of trauma. Annals of Internal Medicine, 101; 847-851.

Skutle, A. & Vandeskog, A. (1995). The Importance of Partnership in Problem Drinking and Life Context: A Rescue for Men and a Disaster for Women ? Unpublished Poster, Seventh International Conference on Treatment of Addictive Behaviors ICTAB-7, May 28 - June 1, Leeuwenhorst, The Netherlands.

Smals, G. L., van der Mast, R. C., Speckens, A. E. & Schudel, W. J. (1994). Alcohol abuse among general hospital inpatients according to the Munich Alcoholism Test (MALT). General Hospital Psychiatry, 16; 125-30.

Smart, R. G. (1975/76). Spontaneous recovery in alcoholics: A review and analysis of the available research. Drug and Alcohol Dependence, 1; 277-285.

Sobell, L. C., Cunningham, J. A. & Sobell, M., B. (1996). Recovery from Alcohol Problems with and without Treatment: Prevalence in Two Population Surveys. American Journal of Public Heath, 7; 966-972.

Sobell, L. C., Cunningham, J. A., Sobell, M. B. & Toneatto, T. (1993a). A Life-Span Perspective on Natural Recovery (Self-Change) From Alcohol Problems. In J. S. Bear, G. A. Marlatt, & R. J. McMahon (Eds.), Addictive behaviors across the life span: Prevention, treatment, and policy issues (pp. 34-66). Beverly Hills (L. A.): Sage Publications.

Sobell, L. C., Sobell, M. B. & Toneatto, T. (1992). Recovery from Alcohol Problems Without Treatment. In N. Heather, W. R. Miller, & J. Greeley (Eds.), Self control and the addictive behaviours (pp. 198-242). New York: Macmillan Publishing.

Sobell, L. C., Sobell, M. B., Toneatto, T. & Leo, G. I. (1993b). What Triggers the Resolution of Alcohol Problems Without Treatment ? Alcoholism: Clinical and Experimental Research, 17; 217-224.

Sobell, M. B. & Sobell, L. C. (1992). Natural Recovery from Alcohol Problems: Secondary Prevention and Treatment Implications. Poster, 2. Internationaler Kongreß für Verhaltensmedizin, Hamburg 15.-18.7.

Sobell, M. B. & Sobell, L. C. (1993). Treatment for Problem Drinkers: A Public Health Priority. In J. S. Baer, G. A. Marlatt, & R. J. McMahon (Eds.), Models of Prevention and Early Intervention (pp. 138-157). New York: Sage Publications.

Soyka, M. (Ed.). (1995). Biologische Alkoholismusmarker. Weinheim: Chapman & Hall.

SPSS (Ed.). (1997). SPSS sofware 7.5.2 for windows. Chicago: SPSS Inc.

Stall, R. (1983). An examination of spontaneous remission from problem drinking in the bluegrass region of Kentucky. Journal of Drug Issues, 13; 191-206.

Stall, R. & Biernacki, P. (1986). Spontaneous Remission from the Problematic Use of Substances: An Inductive Model Derived from a Comparative Analysis of the Alcohol, Opiate, Tobacco, and Food / Obesity Literatures. The International Journal of the Addictions, 21; 1-23.

Steele, C. M., Southwick, L. L. & Critchlow, B. (1981). Dissonance and Alcohol. Journal of Personality and Social Psychology, 41; 831-846.

Steinweg, D. L. & Worth, H. (1993). Alcoholism: The Keys to the CAGE. The American Journal of Medicine, 94; 520-523.

Stimmer, F. (1979). Familiensoziologische Aspekte der Alkoholismusgenese bei Jugendlichen. In F. Stimmer (Hrsg.), Alkoholabhängigkeit. Soziologenkorrespondenz Bd. 6. München: Sozialforschungsinstitut München e. V.

Stockwell, H. A., Murphy, D. & Hodgson, R. (1983). The Severity of Alcohol Dependence Questionnaire: Its Use, Reliability and Validity. British Journal of Addiction, 78; 145-155.

Stockwell, T. R., Hodgson, R. J., Edwards, G., Taylor, C. & Rankin, H. (1979). The Development of a Questionnaire to Measure Severity of Alcohol Dependence. British Journal of Addiction, 74; 79-87.

Strauss, A. L. (1987). Qualitative Analysis for Social Scientists: Cambridge University Press.

Sutton, S. (1987). Social-psychological Approches to Understanding Addictive Behaviours: attitude-behaviour and decision-making. British Journal of Addiction, 82; 355-370.

SYSTAT (Ed.). (1992). SYSTAT for the Macintosh 5.2. Evanston, Illinois: SYSTAT Inc.

Tarter, R. E. (1988). Are there inherited behavioral traits that predispose to substance abuse? Journal of Consulting and Clinical Psychology, 56; 189-196.

Tarter, R. E., Alterman, A. I. & Edwards, K. L. (1985). Vulnerability to alcoholism in men: A behavior-genetic approach. Journal of Studies on Alcohol, 46; 329-356.

Tarter, R. E. & Edwards, K. L. (1987). Vulnerability to alcohol and drug abuse: a behaviour-genetic view. Journal on Drug Issues, 17; 67-81.

Terhaar, S. & Tigges-Limmer, K. (1993). Zum Einfluß von Coping, irrationalem Denken und sozialer Unterstützung auf Rückfälle während einer stationären Entwöhnungsbehandlung. In R. DeJong-Meyer & T. Heyden (Hrsg.), Rückfälle bei Alkoholabhängigen (S. 181-200). München: Gerhard Roettger Verlag.

Thom, B. (1987). Sex differences in help-seeking for alcohol problems - 2. Entry into Treatment. British Journal of Addictions, 82; 989-997.

Timko, C., Finney, J. W., Moos, R. H., Moos, B. S. & Steinbaum, D. P. (1993). The Process of Treatment Selection Among Previously Untreated Help-Seeking Problem Drinkers. Journal of Substance Abuse, 5; 203-220.

Tober, G. (1991). Helping the Pre-Contemplater. In R. Davidson, S. Rollnick, & I. MacEwan (Eds.), Counselling Problem Drinkers (pp. 21-38). London: Tavistock - Routledge.

Tolley, K. & Rowland, N. (1991). Identification of alcohol-related problems in a general hospital setting: a cost-effectiveness evaluation. British Journal of Addiction, 86; 429-438.

Trice, H. M. & Wahl, J. R. (1958). A Rank Order Analysis of the Symptoms of Alcoholism. Quarterly Journal of Studies on Alcohol, 16; 636.

Tuchfeld, B. S. (1981). Spontaneous remission in alcoholics. Journal of Studies on Alcohol, 42; 626-641.

Tuchfeld, B. S. & Marcus, S. H. (1984). The resolution of alcohol related problems: In search of a model. Journal of Drug Issues, 14; 151-159.

Tucker, J. A. (1995). Predictors of help-seeking and the temporal relationship of help to recovery among treated and untreated recovered problem drinkers. Addiction, 90; 805-809.
Tucker, J. A., Vuchinich, R. E. & Gladsjo, J. A. (1994). Environmental Events Surrounding Natural Recovery from Alcohol-Related Problems. Journal of Studies on Alcohol, 55; 401-411.
Tucker, J. A., Vuchinich, R. E. & Pukish, M. M. (1995). Molar Environmental Contexts Surrounding Recovery From Alcohol Problems by Treated and Untreated Problem Drinkers. Experimental and Clinical Psychopharmacology, 3; 195-204.
Tucker, J. A., Vuchinich, R. E. & Sobell, M. B. (1982). Alcohol's Effects on Human Emotions: A review of the Stimulation/Depression hypothesis. International Journal of Addictions, 17; 155-180.
Tucker, J. A., Vuchinich, R. E., Sobell, M. B. & Maisto, S. A. (1980). Normal drinker's alcohol consumption as a function of conflicting motives by intellectual performance stress. Addictive Behaviors, 15; 171-178.
Uhl, A. & Springer, A. (1996). Studie über den Konsum von Alcohol und psychoaktiven Stoffen in Österreich unter Berücksichtigung problematischer Gebrauchsmuster. (8). Wien: Bundesministerium für Gesundheit und Konsumentenschutz (Sektion II).
Umbricht-Schneiter, A., Santora, P. & Moore, R. D. (1991). Alcohol Abuse: Comparison of two Methods for Assessing Its Prevalence and Associated Morbidity in Hospitalized Patients. The American Journal of Medicine, 91; 110-118.
Üstün, T. B. & Wittchen, H.-U. (1992). Instruments for the assessment of substance use disorders. Current Opinion in Psychiatry, 5; 412-419.
Vaillant, E. (1995). The Natural History of Alcoholism Revisited. Cambridge, Massachusetts: Harvard University Press.
Vaillant, G. E. (1980). Natural History of Male Psychological Health, VIII: Antecedents of Alcoholism and „Orality". American Journal of Psychiatry, 137; 181-186.
Vaillant, G. E. (1983). The Natural History of Alcoholism. London: Harvard.
Vaillant, G. E. & Milofsky, E. S. (1984). Natural History of Male Alcoholism: Paths to Recovery. In D. W. Goodwin (Ed.), Lonitudinal Research in Alcoholism (pp. 53-71). Boston: Kluver.
Watzl, H. (1996). Zur Geschichte des Alkohols. In Deutsche Hauptstelle gegen die Suchtgefahren (Hrsg.), Alkohol - Konsum und Mißbrauch, Alkoholismus - Therapie und Hilfe (S. 13 - 30). Freiburg im Breisgau: Lambertus.
Way, E. L. & Herz, A. (1975). Biochemie des Morphins und morphinähnliche Substanzen. In W. Steinbrecher & H. Solms (Hrsg.), Sucht und Mißbrauch . Stutgart: Thieme.
Wehmhöner, M. (1994). Kriterien für die Leistungzuständigkeit von Krankenkassen und Rentenversicherungsträgern aus Sicht der Krankenkassen. In B. Jagoda & H. Kunze (Hrsg.), Gemeindepsychiatrische Suchtkrankenversorgung - Regionale Vernetzung medizinischer und psychosozialer Versorgungsstrukturen (S. 159-169). Köln: Rheinland-Verlag.
Weiner, B., Frieze, L., Kukla, A., Reed, L., Rest, S. & Rosenbaum, R. M. (1971). Perceiving the causes of succes and failure. New York: General Learning Press.
Weisner, C. (1990a). The role alcohol-related problematic events in treatment entry. Drug and Alcohol Dependance, 26; 93-102.

Weisner, C. (1990b). The alcohol treatment-seeking process from a problem perspective: responses to events. British Journal of Addiction, 85; 561-569.
Weisner, C. (1993). Toward an Alcohol Treatment Entry Model: A Comparison of Problem Drinkers in the General Population and in Treatment. Alcoholism: Clinical and Experimental Research, 17; 746-752.
World Health Organization. (Ed.) (1952). WHO-Expert Committee on dependence-producing drugs. Geneva: World Health Organization.
World Health Organization (Ed.). (1955). Report of an Expert Committee: Alcohol and Alkoholism. Geneva: World Health Organization.
World Health Organization (Ed.). (1990). Composite International Diagnostik Interview (CIDI). CIDI-training manual. Geneva: World Health Organization.
World Health Organization (Ed.). (1991). Tenth Revision of the International Classification of Diseases, Chapter V (F), Mental and Behavioural disorders: World Health Organization.
World Health Organization (Ed.). (1992). Schedules for Clinical Assessment in Neuropsychiatry. Geneva: World Health Organization.
World Health Organization (Ed.). (1993). Tenth Revision of the International Classification of Diseases, Chapter V (F), Mental and Behavioural Disorders, Diagnostik Criteria for Research: World Health Organization.
World Health Organization(Ed.). (1993a). Die Rolle des praktischen Arztes bei der Prävention und Handhabung von Alkoholfolgeschäden. Kopenhagen: WHO-Regionalbüro für Europa.
World Health Organization (Ed.). (1995). Schedules for Clinical Assessment in Neuropsychiatry (1 ed.). Bern: Hans Huber.
WHO Brief Intervention Study Group. (1996). A Cross-National Trial of Brief Interventions with Heavy Drinkers. American Journal of Public Health, 86; 948-955.
Wienberg, G. (1992). Struktur und Dynamik der Suchtkrankenversorgung in der Bundesrepublik - ein Versuch, die Realität vollständig wahrzunehmen. In G. Wienberg (Hrsg.), Die vergessene Mehrheit. Zur Realität der Versorgung alkohol- und medikamentenabhängiger Menschen. (S. 12-60). Bonn: Psychiatrie-Verlag.
Wienberg, G. (1993). Abhängigkeitskranke in psychiatrischer Krankenhausbehandlung. Sucht, 4; 264-275.
Wills, T. A. & Shiffman, S. (1985). Coping and substance use: A conceptual framework. In S. Shiffman & T. A. Wills (Eds.), Coping and substance use (pp. 3-24). Orlando: Academic Press.
Wilson, G. T. (1987). Cognitive processes in addiction. British Journal of Addiction, 82; 343-353.
Wing, J. K., Babor, T., Brugha, T., Burke, J., Cooper, J. E., Giel, R., Jablenski, A., Regier, D. & Sartorius, N. (1990). SCAN Schedules for Clinical Assessment in Neuropsychiatry. Archives of General Psychiatry, 47; 589-593.
Wittchen, H.-U., Saß, H., Zaudig, M. & Koehler, K. (Hrsg.). (1991). Diagnostisches und Statistisches Manual Psychischer Störungen DSM-III-R (3. korrigierte Auflage). Weinheim & Basel: Beltz Verlag.
Woodruff, R. A., Guze, S. & Clayton, P. J. (1973). Alcoholics who see a psychiatrist compared with those who do not. Quarterly Journal of Studies on Alcohol, 34; 1162-1171.

Wurmser, L. (1974). Psychoanalytic Considerations of the Etiology of Compulsive Drug Use. J. Am. Psychoanal. Ass., 22; 820-843.
Wurmser, L. (1978). The Hidden Dimension: Psychodynamics in Compulsive Drug Use. New York.
Wurmser, L. (1983). Drogengebrauch als Abwehrmechanismus. In D. J. Lettieri & R. Welz (Hrsg.), Drogenabhängigkeit: Ursachen und Verlaufsformen . Weinheim: Beltz.
Yersin, B., Besson, J., Duc-Mingot, J. & Burnand, B. (1996). Screening and Referral of Alcoholic Patients in a General Hospital. A Clinical Trial. European Addiction Research, 2; 94-102.
Yersin, B., Trisconi, Y., Paccaud, F., Gutzwiller, F. & Magnenat, P. (1989). Accuracy of the Michigan alcoholism Screening Test for Screening of Alcoholism in Patients of a Medical Department. The Archives of Internal Medicine, 149; 2071-2074.
Zang, K. D. (Hrsg.). (1984). Klinische Genetik des Alkoholismus. Stuttgard: Kohlhammer.
Zanna, M. P. & Cooper, J. (1976). Dissonance and the attribution process. In J. h. Harvey, W. J. Ichkes, & K. R. F. (Eds.), New directions in attribution research (Vol. 1,). Hillsdale: Erlbaum.
Zigmond, A. S. & Snaith, R. P. (1983). The Hospital Anxiety and Depression Scale. Acta Pychiatrica Scandinavica, 67; 361-370.
Zimmermann, M. (1983). Methodological issues in the assessment of life events: A review of issues and research. Clinical Psychology Review, 3; 339-370.

Anhang

ANHANG A

CAGE Questionnaire (Ewing, 1984; Mayfield, McLeod & Hall, 1974)

Have you ever felt you ought to cut down on your drinking?

Have people annoyed you by criticizing your drinking?

Have you ever felt bad or guilty about your drinking?

Have you ever had a drink first thing in the morning to steady your nerves, or get rid of a hangover?

Die Bezeichnung CAGE wurde aus den zentralen Begriffen bzw. Bedeutungen der vier Fragen hergeleitet: Cut down, Annoyance, Guilty und Eyeopener.
Die einzelnen Fragen werden bei der Auswertung nicht gewichtet; jede Frage, die vom Probanden bejaht wurde wird als ein Punkt gewertet.

ANHANG A (FORTSETZUNG)
CAGE Questionnaire (Ewing, 1984; Mayfield, McLeod & Hall, 1974)
Deutsche adaptierte Übersetzung (John, Hapke, Erfurth & Keeler, 1992)

1. Haben sie schon einmal das Gefühl gehabt, dass Sie Ihren Alkoholkonsum verringern sollten ?

    Ja O   Nein O

2. Hat Sie schon einmal jemand durch Kritisieren Ihres Alkoholtrinkens ärgerlich gemacht ?

    Ja O   Nein O

3. Haben Sie schon einmal wegen Ihres Alkoholtrinkens ein schlechtes Gewissen gehabt oder sich schuldig gefühlt ?

    Ja O   Nein O

4. Haben Sie schon einmal morgens als erstes Alkohol getrunken, um sich nervlich wieder ins Gleichgewicht zu bringen oder einen Kater loszuwerden ?

    Ja O   Nein O

Anhang B

Michigan Alcoholism Screening Test (Selzer, 1971)

POINTS		
2*	1.	Do you feel you are a normal drinker?
2	2.	Have you ever awakened the morning after some drinking the night before and found that you could not remember a part of the evening before?
1	3.	Does your wife (or parents) ever worry or complain about your drinking?
2*	4.	Can you stop drinking without a struggle after one or two drinks?
1	5.	Do you ever feel bad about your drinking?
2*	6.	Do friends or relatives think you are a normal drinker?
0	7.	Do you ever try to limit your drinking to certain times of the day or to certain places?
2*	8.	Are you always able to stop drinking when you want to?
5	9.	Have you ever attended a meeting of Alcoholics Anonymous (AA)?
1	10.	Have you gotten into fights when drinking?
2	11.	Has drinking ever created problems with you and your wife?
2	12.	Has your wife (or other family member) ever gone for help about your drinking?
2	13.	Have you ever lost friends or girlfriends/boyfriends because of drinking?
2	14.	Have you ever gotten into trouble at work because of drinking?
2	15.	Have you ever lost a job because of drinking?
2	16.	Have you ever neglected your obligations, your family, or your work for two or more days in a row because you were drinking?
1	17.	Do you ever drink before noon?
2	18.	Have you ever been told you have liver trouble? Cirrhosis?
2	19.	Have you ever had delirium tremens (DTs), severe shaking, heard voices or seen things that weren't there after heavy drinking?

5	20.	Have you ever gone to anyone for help about your drinking?
5	21.	Have you ever been in a hospital because of drinking?
2	22.	Have you ever been a patient in a psychiatric hospital or on a psychiatric ward of a general hospital where drinking was part of the problem?
2	23.	Have you ever been seen at a psychiatric or mental health clinic, or gone to a doctor, social worker, or clergyman for help with an emotional problem in which drinking had played a part?
2	24.	Have you ever been arrested, even for a few hours, because of drunk behavior?
2	25.	Have you ever been arrested for drunk driving or driving after drinking?

* Negative responses are alcoholic responses, cut off = five points

Kurzform: Short Michigan Alcoholism Screening Test (SMAST) (Selzer, Vinokur & van Rooijen, 1975); 10 ungewichtete Items 1, 3, 5, 6, 8, 11, 14, 16, 24, 25 und 3 mit 3 Punkten gewichtete Items 9, 20, 21. Interpretation: 0-1 „nonalcoholic"; 2 „suggestive of alcoholism"; 3-13 alcoholism.

ANHANG B (FORTSETZUNG)

Michigan Alcoholism Screening Test (Selzer, 1971)
Deutsche adaptierte Übersetzung (Hapke, Erfurth, John & Keeler, 1992):

1. Haben Sie das Gefühl, dass Sie normal trinken? Ja O Nein O
   (unter normal verstehen wir, dass Sie weniger
   oder genau so viel trinken wie die meisten anderen Menschen).

2. Sind Sie einmal morgens aufgewacht, nachdem Ja O Nein O
   Sie am Abend zuvor Alkohol getrunken hatten,
   und haben Sie gemerkt, dass Sie einen Teil des
   Abends zuvor nicht erinnern konnten?

3. Haben Ihr (Ehe-)Partner oder Ihre Eltern sich Ja O Nein O
   über Ihr Trinken Sorgen gemacht oder beklagt?

4. Können Sie mit dem Trinken ohne inneren Ja O Nein O
   Kampf nach ein oder zwei Getränken aufhören?

5. Haben Sie schon einmal ein schlechtes Gewissen Ja O Nein O
   gehabt wegen Ihres Alkoholkonsums?

6. Meinen Ihre Freunde oder Verwandten, dass Ihr Ja O Nein O
   Alkoholtrinken normal ist?

7. Haben Sie sich einmal bemüht, Ihren Alkohol- Ja O Nein O
   konsum auf bestimmte Tageszeiten oder bestimmte Orte zu beschränken?

8. Sind Sie immer in der Lage, ihren Alkoholkonsum Ja O Nein O
   zu beenden, wenn Sie das wollen?

9. Haben Sie einmal an einem Treffen einer Selbst- Ja O Nein O
   hilfegruppe für Alkoholabhängige teilgenommen
   ? (z.B. Anonyme Alkoholiker, Blaues Kreuz,
   Freundeskreis Alkoholabhängiger, Guttempler).

10. Sind Sie einmal in eine Schlägerei geraten, wenn Ja O Nein O
    Sie getrunken haben?

11. Hat der Alkoholkonsum einmal zu Problemen Ja O Nein O
    zwischen Ihnen und Ihrem (Ehe-)Partner, Eltern
    oder anderen nahen Verwandten geführt?

12.	Hat Ihr (Ehe-)Partner (oder ein anderes Familienmitglied) wegen Ihres Trinkens jemanden um Rat oder Hilfe gebeten?	Ja O Nein O
13.	Haben Sie einmal einen Partner wegen Ihres Trinkens verloren?	Ja O Nein O
14.	Haben Sie wegen des Trinkens einmal Probleme am Arbeitsplatz bekommen?	Ja O Nein O
15.	Haben Sie wegen des Trinkens einmal eine Arbeit verloren?	Ja O Nein O
16.	Haben Sie zwei oder drei Tage nacheinander Ihre Verpflichtungen in Ihrer Familie oder in Ihrer Arbeit vernachlässigt, weil Sie Alkohol getrunken haben?	Ja O Nein O
17.	Trinken Sie oft Alkohol am Vormittag?	Ja O Nein O
18.	Ist Ihnen schon einmal gesagt worden, Sie hätten eine Störung der Leber (z.B. Fettleber oder Leberzirrhose)?	Ja O Nein O
19.	Haben Sie einmal nach Alkoholkonsum ein Delirium tremens starkes Zittern, Stimmen gehört oder Dinge gesehen, die nicht da waren?	Ja O Nein O
20.	Haben Sie sich einmal an jemanden um Hilfe gewandt wegen Ihres Alkoholtrinkens?	Ja O Nein O
21.	Waren Sie einmal in einem Krankenhaus wegen Ihres Alkoholkonsums?	Ja O Nein O
22.	Waren Sie einmal Patient in einem psychiatrischen Krankenhaus oder auf einer psychiatrischen Station in einem allgemeinen Krankenhaus, und der Alkoholkonsum war Teil Ihres Problems?	Ja O Nein O
23.	Waren Sie einmal in einer psychiatrischen Einrichtung, einer Beratungsstelle oder bei einem Arzt, Psychologen, Sozialarbeiter oder Geistlichen mit Problemen, bei denen der Alkoholkonsum eine Rolle spielte?	Ja O Nein O
24.	Sind Sie schon einmal wegen Trunkenheit in Gewahrsam genommen worden?	Ja O Nein O

25. Sind Sie schon einmal wegen Alkohol am Steuer   Ja O Nein O
von der Polizei am Weiterfahren gehindert worden?

ANHANG C

Abhängigkeitssyndrom F 1x.2 gemäß der klinisch-diagnostischen Leitlinien der ICD-10, Kapitel V (F) (Dilling, Mombour & Schmidt, 1991)

Es handelt sich um eine Gruppe körperlicher, Verhaltens- und kognitiver Phänomene, bei denen der Konsum einer Substanz oder einer Substanzklasse für die betroffene Person Vorrang hat gegenüber anderen Verhaltensweisen, die von ihm früher höher bewertet wurden. Ein entscheidendes Charakteristikum der Abhängigkeit ist der oft starke, gelegentlich übermächtige Wunsch, Substanzen oder Medikamente (ärztlich verordnet oder nicht), Alkohol oder Tabak zu konsumieren.

Es gibt Hinweise darauf, daß die weiteren Merkmale des Abhängigkeitssyndroms bei einem Rückfall nach einer Abstinenzphase schneller auftreten als bei Nichtabhängigen.

Diagnostische Leitlinien:
Die Diagnose Abhängigkeit soll nur gestellt werden, wenn irgendwann während des letzten Jahres drei oder mehr der folgenden Kriterien vorhanden waren:

1. Ein starker Wunsch oder eine Art Zwang, Substanzen oder Alkohol zu konsumieren.

2. Verminderte Kontrollfähigkeit bezüglich des Beginns, der Beendigung und der Menge des Substanz- oder Alkoholkonsums.

3. Substanzgebrauch, mit dem Ziel, Entzugssymptome zu mildern, und der entsprechenden positiven Erfahrung.

4. Ein körperliches Entzugssyndrom (entsprechend F 1x.3, F1x.4)

5. Nachweis einer Toleranz. Um die ursprünglich durch niedrige Dosen erreichten Wirkungen der Substanz hervorzurufen, sind zunehmend höhere Dosen erforderlich (eindeutige Beispiele hierfür sind die Tagesdosen von Alkoholikern und Opiatabhängigen, die Konsumenten ohne Toleranzentwicklung schwer beeinträchtigen würden oder sogar zum Tode führten).

6. Ein eingeengtes Verhaltensmuster im Umgang mit Alkohol oder der Substanz wie z.B. die Tendenz, Alkohol an Werktagen zu trinken und die Regeln eines gesellschaftlich üblichen Trinkverhaltens außer acht zu lassen.

7. Fortschreitende Vernachlässigung anderer Vergnügen oder Interessen zugunsten des Substanzkonsums.
8. Anhaltender Substanz- oder Alkoholkonsum trotz Nachweises eindeutiger schädlicher Folgen. Die schädlichen Folgen können körperlicher Art sein, wie z. B. Leberschädigung durch exzessives Trinken, oder sozial, wie Arbeitsplatzverlust durch eine substanzbedingte Leistungseinbuße, oder psychisch, wie bei depressiven Zuständen nach massivem Substanzkonsum.

ANHANG D

Diagnostische Kriterien der Abhängigkeit von Psychotropen Substanzen gemäß DSM-III-R (Wittchen, Saß, Zaudig & Koehler, 1991)

A) Wenigstens *drei* der folgenden Kriterien:

(1) Die Substanz wird häufig in größeren Mengen als beabsichtigt eingenommen.

(2) Anhaltender Wunsch oder ein oder mehrere erfolglose Versuche, den Substanzgebrauch zu verringern oder zu kontrollieren.

(3) Viel Zeit für Aktivitäten, um die Substanz zu beschaffen (z. B. Diebstahl), sie zu sich zu nehmen (z. B. Kettenrauchen) oder sich von ihren Wirkungen zu erholen.

(4) Häufiges Auftreten von Intoxikations- oder Entzugssymptomen, wenn eigentlich die Erfüllung wichtiger Verpflichtungen bei der Arbeit, in der Schule und zu Hause erwartet wird (geht nicht zur Arbeit wegen eines Katers, erscheint „high" in der Schule oder bei der Arbeit, ist intoxikiert, während er auf seine Kinder aufpasst) oder wenn die Einnahme einer Substanz zur körperlichen Gefährdung führt (z. B. Alkohol am Steuer)

(5) Wichtige soziale, berufliche oder Freizeitaktivitäten werden aufgrund des Substanzmissbrauchs aufgegeben oder eingeschränkt.

(6) Fortgesetzter Substanzmissbrauch trotz Kenntnis eines anhaltenden oder wiederkehrenden sozialen, psychischen oder körperlichen Problems, das durch Substanzmissbrauch verursacht oder verstärkt wurde (z. B. fortgesetzter Heroinmissbrauch trotz Vorwürfen seitens der Familie, kokaininduzierte Depressionen oder ein Magenulcus, das sich durch Alkoholkonsum verschlechtert).

(7) Ausgeprägte Toleranzentwicklung: Verlangen nach ausgeprägter Dosissteigerung (d. h. wenigstens 50% Dosissteigerung), um einen Intoxikationszustand oder erwünschten Effekt herbeizuführen, oder eine deutlich verminderte Wirkung bei fortgesetzter Einnahme derselben Dosis.

Beachte: Die folgenden Kriterien sind nicht unbedingt auf Cannabis, Halluzinogene oder Phencyclidin (PCP) anwendbar:

(8) Charakteristische Entzugssymptome (siehe spezifische Entzugssyndrome unter „Durch psychotrope Substanzen induzierte organisch bedingte psychische Störungen").

(9) Häufige Einnahme der Substanz, um Entzugssymptome zu bekämpfen oder zu vermeiden.

B) Einige Symptome der Störung bestehen seit mindestens einem Monat oder sind über eine längere Zeit hinweg wiederholt aufgetreten.

ANHANG E

Abhängigkeitssyndrom F1x.2 gemäß der Forschungskriterien der ICD-10, Kapitel V(F) (Dilling, Mombour, Schmidt & Schulte-Markwart, 1994)

Drei oder mehr der folgenden Kriterien sollten zusammen mindestens einen Monat lang bestanden haben. Falls sie nur für eine kürzere Zeit gemeinsam aufgetreten sind, sollten sie innerhalb von zwölf Monaten wiederholt bestanden haben.

1. Ein starkes Verlangen oder eine Art Zwang, die Substanz zu konsumieren.
2. Verminderte Kontrolle über den Substanzgebrauch, d. h. über Beginn, Beendigung oder die Menge des Konsums, deutlich daran, dass mehr von der Substanz konsumiert wird oder über einen längeren Zeitraum als geplant, und an erfolglosen Versuchen oder dem anhaltenden Wunsch, den Substanzkonsum zu verringern oder zu kontrollieren.
3. Ein körperliches Entzugssyndrom (siehe F1x.3 und F1x.4), wenn die Substanz reduziert oder abgesetzt wird, mit den für die Substanz typischen Entzugssyndromen oder auch nachweisbar durch den Gebrauch derselben oder einer ähnlichen Substanz, um Entzugssymptome zu mildern oder zu vermeiden.
4. Toleranzentwicklung gegenüber den Substanzeffekten. Für eine Intoxikation oder um den gewünschten Effekt zu erreichen, müssen größere Mengen der Substanz konsumiert werden, oder es treten bei Konsum derselben Menge deutlich geringere Effekte auf.
5. Einengung auf den Substanzgebrauch, deutlich an der Aufgabe oder Vernachlässigung anderer wichtiger Vergnügen oder Interessensbereiche wegen des Substanzgebrauchs; oder es wird viel Zeit darauf verwandt, die Substanz zu bekommen, zu konsumieren oder sich davon zu erholen.
6. Anhaltender Substanzgebrauch trotz eindeutig schädlicher Folgen (siehe F1x.1), deutlich an dem fortgesetzten Gebrauch, obwohl der Betreffende sich über die Art und das Ausmaß des Schadens bewusst war oder hätte bewusst sein können.

ANHANG F

Schädlicher Gebrauch gemäß der klinisch-diagnostischen Leitlinien der ICD-10, Kapitel V (F) (Dilling, Mombour & Schmidt, 1991)

Ein Konsumverhalten, das zu einer Gesundheitsschädigung führt. Diese kann eine körperliche Störung, etwa in Form einer Hepatitis durch Selbstinjektion von Substanzen sein oder eine psychische Störung, z. B. eine depressive Episode durch massiven Alkoholkonsum.

Diagnostische Leitlinien:
Die Diagnose erfordert eine tatsächliche Schädigung der psychischen oder physischen Gesundheit des Konsumenten.
Schädliches Konsumverhalten wird häufig von anderen kritisiert und hat auch häufig unterschiedliche negative soziale Folgen. Die Ablehnung des Konsumverhaltens oder einer bestimmten Substanz von anderen Personen oder einer ganzen Gesellschaft ist kein Beweis für den schädlichen Gebrauch, ebensowenig wie etwaige negative soziale Folgen, z. B. Inhaftierung, Arbeitsplatzverlust oder Eheprobleme.
Eine akute Intoxikation (siehe F1.x0) oder ein „Kater" (hangover) beweisen allein noch nicht den „Gesundheitsschaden", der für die Diagnose schädlicher Gebrauch erforderlich ist. Schädlicher Gebrauch ist bei einem Abhängigkeitssyndrom (F1.x2), einer psychotischen Störung (F1.x5) oder bei anderen spezifischen alkohol- oder substanzbedingten Störungen nicht zu diagnostizieren.

Schädlicher Gebrauch gemäß der Forschungskriterien der ICD-10, Kapitel V (F) (Dilling, Mombour, Schmidt & Schulte-Markwart, 1994)

Deutlicher Nachweis, dass der Substanzgebrauch verantwortlich ist für die körperlichen oder psychischen Probleme, einschließlich der eingeschränkten Urteilsfähigkeit oder des gestörten Verhaltens, das evtl. zu Behinderung oder zu negativen Konsequenzen in den zwischenmenschlichen Beziehungen geführt hat.
Die Art der Schädigung sollte klar bezeichnet werden können.
Das Gebrauchsmuster besteht mindestens seit einem Monat oder trat wiederholt in den letzten zwölf Monaten auf.
Auf die Störung treffen die Kriterien einer anderen psychischen oder Verhaltensstörung bedingt durch dieselbe Substanz, zum gleichen Zeitpunkt nicht zu (außer akute Intoxikation F1.x0).

ANHANG G

Diagnostische Kriterien des Missbrauchs psychotroper Substanzen gemäß DSM-III-R (Wittchen, Saß, Zandig & Koehler, 1991)

A Ein unangepasstes Konsummuster psychotroper Substanzen, bestehend aus wenigstens einem der folgenden Kriterien:
  (1) Fortgesetzter Gebrauch trotz des Wissens um ein ständiges oder wiederholtes soziales, berufliches, psychisches oder körperliches Problem, das durch den Gebrauch der psychotropen Substanz verursacht oder verstärkt wird.
  (2) Wiederholter Gebrauch in Situationen, in denen der Gebrauch eine körperliche Gefährdung darstellt (z. B. Alkohol am Steuer).

B Einige Symptome der Störung bestehen seit mindestens einem Monat oder sind über eine längere Zeit hinweg wiederholt aufgetreten.

C Die Kriterien für eine Abhängigkeit von der psychotropen Substanz wurden zu keinem Zeitpunkt erfüllt.

ANHANG H

Readiness to Change Questionaire (Rollnick, Heather, Gold & Hall, 1992)
Deutsche Übersetzung (Hapke, Erfurth, John & Keeler, 1992)

	Stimme sehr zu	Stimme zu	Bin unsicher	Stimme nicht zu	Stimme überhaupt nicht zu
Ich glaube nicht, dass ich zuviel trinke.					
Ich versuche, weniger zu trinken als früher.					
Ich trinke gern, aber manchmal trinke ich zuviel.					
Manchmal denke ich, dass ich weniger trinken sollte.					
Über mein Trinken nachdenken ist reine Zeitverschwendung.					
Ich habe erst vor kurzem meine Trinkgewohnheiten geändert.					
Jeder kann darüber *reden*, dass er wegen dem Trinken etwas tun will, aber ich *tue* tatsächlich etwas.					
Ich bin an dem Punkt angelangt, wo ich darüber nachdenken sollte, weniger Alkohol zu trinken.					
Mein Trinken ist manchmal ein Problem.					
Es gibt keine Notwendigkeit für mich, über eine Änderung meines Trinkens nachzudenken.					
Ich ändere meine Trinkgewohnheiten genau jetzt im Moment.					
Weniger Alkohol zu trinken, ergibt für mich keinen Sinn.					

ANHANG I

Aktualisierte, bisher nicht veröffentlichte Fassung der Lübecker Alkoholabhängigkeitsskala LAS (John et al., 1992)

Die folgenden Fragen umfassen einen weiten Bereich von Themen, die mit Alkoholtrinken zu tun haben. Bitte lesen Sie jede Frage sorgfältig durch, aber grübeln Sie nicht zu lange. Denken Sie bitte an Ihre LETZTEN TRINKGEWOHNHEITEN. Kreuzen Sie bei jeder Frage die Antwort an, die AM MEISTEN ZUTRIFFT. Trinken heißt in diesem Fragebogen immer ALKOHOLTRINKEN.

Die folgenden Fragen beziehen sich auf die Zeit Ihres LETZTEN ALKOHOLKONSUMS.

		Nie	Seltener als einmal im Monat	Ein mal pro Monat oder öfter	Einmal pro Woche oder öfter	Täglich
1.	Betrunken werden war wichtiger als meine nächste Mahlzeit.					
2.	Ich trank soviel, wie ich wollte, egal, was ich am nächsten Tag zu tun hatte.					
3.	Ich wusste, dass ich unfähig war, mein Trinken zu beenden, wenn ich einmal damit begonnen hatte.					
4.	Es war schwierig für mich, Gedanken an Alkohol loszuwerden.					
5.	Ich zittere morgens stark am ganzen Körper, wenn ich nichts Alkoholisches zu trinken hatte.					
6.	Morgens zittern meine Hände.					
7.	Ich wache verschwitzt auf.					
8.	Ich kippte morgens erst einmal so schnell wie möglich etwas Alkoholisches hinunter.					
9.	Ich trank morgens Alkohol, um das Zittern loszuwerden.					

		Nie	Seltener als einmal im Monat	Ein mal pro Monat oder öfter	Einmal pro Woche oder öfter	Täglich
10.	Ich brauchte morgens Alkohol, um in Gang zu kommen.					
11.	Ich hatte einen „Jieper" („Janker", starken Drang) auf Alkohol, wenn ich aufwachte.					
12.	Ich kam in Panik, wenn ich fürchtete, ich könnte nichts zu trinken haben, wenn ich es brauchte.					
13.	Mein Drang, Alkohol zu trinken, war sehr stark					
14.	Alkohol zog mich wie magisch an.					
15.	Mein Drang zu Alkoholtrinken war stärker als bei den meisten Menschen.					
16.	Ich hatte den ganzen Tag und Abend einen starken „Jieper" („Janker", starken Drang) auf Alkohol.					
17.	Es war wie ein innerer Trieb, dass ich immer wieder trinken musste.-					
18.	Ich hatte das Gefühl, ohne Alkohol könnte ich nicht leben.					

ANHANG I (FORTSETZUNG)

Jetzt denken Sie bitte an Ihre GESAMTE TRINKENTWICKLUNG.

		Nein	Ja
19.	Ich trank in letzter Zeit mehr als früher, um die gleiche Wirkung zu erzielen.		
20.	Ich vertrug im Laufe der Jahre immer mehr Alkohol.		
21.	Ich vertrug in letzter Zeit immer mehr Alkohol als vor fünf Jahren.		
22.	Ich vertrug mindestens die dreifache Trinkmenge gegenüber der Zeit, als ich begann, Alkohol zu trinken.		
23.	Ich vertrug mindestens die fünffache Trinkmenge gegenüber der Zeit, als ich begann, Alkohol zu trinken.		
24.	Ich vertrug mindestens die zehnfache Trinkmenge gegenüber der Zeit, als ich begann, Alkohol zu trinken.		
25.	Ich vertrug erst mehr Alkohol als früher, und zuletzt weniger.		
26.	Ich trank in letzter Zeit weniger Alkohol als früher, hatte aber die gleiche Wirkung.		
27.	Ich brauchte in letzter Zeit immer weniger Alkohol, um ruhig zu werden.		
28.	Ich trank in letzter Zeit höchstens ein Viertel meiner früher üblichen Tagesmenge, hatte aber die gleiche Wirkung.		

ANHANG I (FORTSETZUNG)

Haben Sie einmal länger als 1 Woche keinen Alkohol getrunken, auch kein Bier und keinen Wein?

                 Ja O   Nein O

Wenn nein:
Gehen Sie bitte auf die nächste Seite über.

Wenn ja:
Fahren Sie bitte mit der nächsten Frage fort.

Ja, ich habe einmal länger als 1 Woche keinen Alkohol getrunken, und zwar bei dem letzten Mal vor dem Krankenhausaufenthalt.

.... Woche(n) oder.............   Monat(e) oder .... Jahr(e).

Das letzte Mal vor dem Krankenhausaufenthalt war vor

.... Woche(n) oder.............   Monat(en) oder .... Jahr(en).

Haben Sie bei dieser letzten Abstinenzzeit durchgehend ein Entzugsmedikament bekommen, z. B. Distraneurin?

                Ja O   Nein O   Weiß nicht O

Trat folgendes ein, als Sie nach der letzten Abstinenz wieder Alkohol tranken?

NACH DER ABSTINENZPERIODE:		Nein, nie	Ja, in den ersten beiden Tagen	Ja, in der ersten Woche	Ja, im ersten Monat
29.	Betrunken werden war wichtiger als meine nächste Mahlzeit.				
30.	Ich zittere morgens stark am ganzen Körper, wenn ich nichts Alkoholisches zu trinken hatte				
31.	Ich kippte schon morgens erst einmal so schnell wie möglich etwas Alkoholisches hinunter.				
32.	Ich hatte einen „Jieper" („Janker", starken Drang) auf Alkohol, wenn ich aufwachte.				
33.	Meine Hände zitterten.				

ANHANG J

Einverständniserklärung

Ich habe an einer Untersuchung zur Erforschung von Alkoholproblemen teilgenommen.

Ich wurde darüber informiert, dass die Angaben für Forschungszwecke verwendet und daher absolut vertraulich behandelt werden. Der Datenschutz ist gemäß den entsprechenden Gesetzen gewährleistet.

Ich bin damit einverstanden, für eine Nachbefragung unter meiner Adresse angeschrieben oder unter meiner Telefonnummer angerufen zu werden.

Ich kann dieses Einverständnis jederzeit widerrufen. Mein Name und meine Anschrift werden dann unverzüglich vernichtet.

Lübeck, den _____   _____
                                            Unterschrift

Der Autor

Dr. phil., Dipl.-Psych, Dipl.-Soz.-päd. Ulfert Hapke ist seit über zwanzig Jahren im Suchtbereich tätig. Er arbeitete in der Krankenpflege, als Sozialarbeiter und als Psychologe in der psychiatrischen Akutbehandlung, der ambulanten und stationären Entwöhnungsbehandlung, als Liaison- und Konsiliarpsychologe im Allgemeinkrankenhaus und als Supervisor von Alkohol- und Drogenberatungsstellen. Er wirkt bundesweit als Ausbilder in *Motivierender Gesprächsführung*. Der Fachöffentlichkeit ist er durch internationale und nationale Publikationen bekannt. Seit 1995 arbeitet er wissenschaftlich im Rahmen des Forschungsverbundes Analytische Epidemiologie des Substanzmissbrauchs (Max-Planck-Institut für Psychiatrie, München; Institut für Therapieforschung (IFT), München; Medizinische Universität zu Lübeck, Klinik für Psychiatrie; Universität Greifswald, Medizinische Fakultät, Institut für Epidemiologie u. Sozialmedizin). Er ist Mitglied des Vorstandes der *Deutschen Gesellschaft für Suchtforschung und Suchttherapie e.V.* Als Leiter der Abteilung Intervention am Institut für Epidemiologie und Sozialmedizin der medizinischen Fakultät der Universität Greifswald bildet das Thema Sucht sein primäres Tätigkeitsfeld in Forschung, Lehre und Versorgung.
Weitere Informationen: www.medizin.uni-greifswald.de/epidem/
Korrespondenzanschrift: Dr. phil. Ulfert Hapke, Dipl.-Psych., Dipl. Soz.-päd.; Universität Greifswald, Medizinische Fakultät; Institut für Epidemiologie und Sozialmedizin; Walther-Rathenau-Str. 48; 17487 Greifswald; Tel.: 03834 – 867700 oder 867719; e-mail: hapke@mail.uni-greifswald.de.